温病大家郭可明治疗乙脑实录

主　编　郭纪生

副主编　毛宇湘　郭　媛

编　委　（按姓氏笔画为序）

王瑞堂　毛宇湘　刘洪德　刘绪银

杨仲才　张学林　张照琪　张喜玲

范景芳　郑浩杰　姚慧芬　郭　媛

郭阳生　郭纪生

人民卫生出版社

图书在版编目（CIP）数据

温病大家郭可明治疗乙脑实录 / 郭纪生主编 . —北京：
人民卫生出版社，2017

ISBN 978-7-117-24433-6

Ⅰ . ①温…　Ⅱ . ①郭…　Ⅲ . ①流行性脑炎 – 中医临床 –
经验 – 中国 – 现代　Ⅳ . ①R512.3

中国版本图书馆 CIP 数据核字（2017）第 090783 号

| 人卫智网 | www.ipmph.com | 医学教育、学术、考试、健康，购书智慧智能综合服务平台 |
| 人卫官网 | www.pmph.com | 人卫官方资讯发布平台 |

温病大家郭可明治疗乙脑实录

主　　编：郭纪生
出版发行：人民卫生出版社（中继线 010-59780011）
地　　址：北京市朝阳区潘家园南里 19 号
邮　　编：100021
E - mail：pmph @ pmph.com
购书热线：010-59787592　010-59787584　010-65264830
印　　刷：北京铭成印刷有限公司
经　　销：新华书店
开　　本：710×1000　1/16　印张：17　插页：4
字　　数：296 千字
版　　次：2017 年 6 月第 1 版　2018 年 8 月第 1 版第 3 次印刷
标准书号：ISBN 978-7-117-24433-6/R · 24434
定　　价：56.00 元

打击盗版举报电话：010-59787491　E-mail：WQ @ pmph.com
（凡属印装质量问题请与本社市场营销中心联系退换）

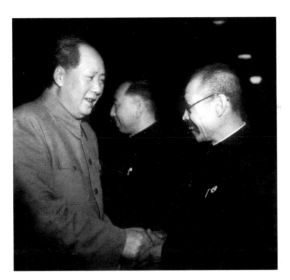

▲ 1956 年 2 月 5 日,在中南海怀仁堂,毛泽东主席亲切接见郭可明,并握手合影留念

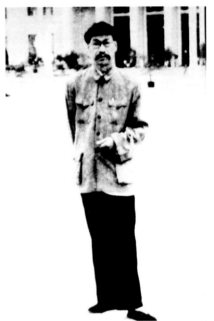

▶ 1957 年,郭可明先生帮助北京市治疗乙脑获得成功后,在人民大会堂前留影

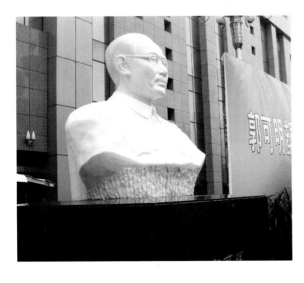

◀ 温病大家郭可明先生汉白玉雕像

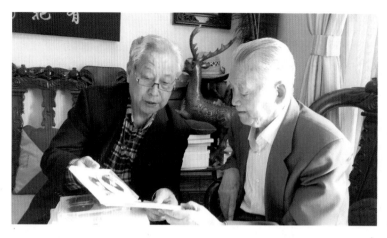

◀ 郭纪生拜会国医大师路志正先生

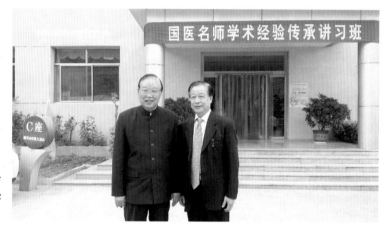

▶ 郭纪生拜会国医大师张学文先生

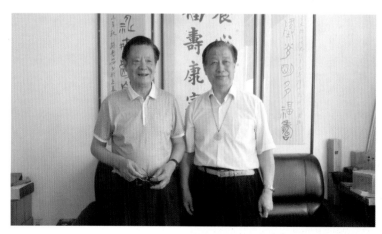

◀ 郭纪生拜会国医大师王琦先生

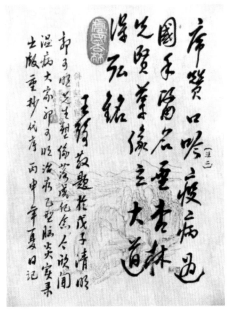

▲ 国医大师王琦先生题词（1）

▼ 国医大师王琦先生题词（2）

◀ 国医大师王琦先生题词（3）

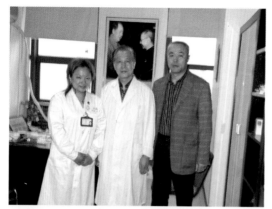

▷ 郭媛、毛宇湘跟师郭纪生主任医师

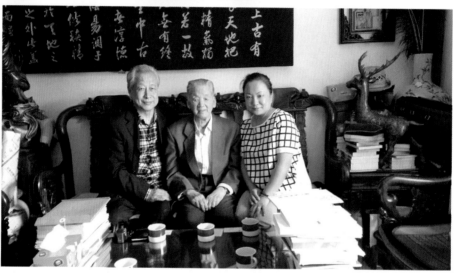

▲ 郭纪生、郭媛拜会国医大师路志正先生

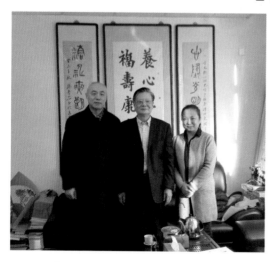

◀ 郭氏中医第五代传人毛宇湘、郭媛拜会国医大师王琦先生

郭可明（1902–1968），男，汉族，河北省正定县东仰陵村人，出身于中医世家，14 岁从父学医，20 岁独立应诊，后悬壶于石门（今石家庄市），1953 年组办石家庄市联合中医院，任医务主任，继而在市人民医院工作，1954 年调市传染病医院。

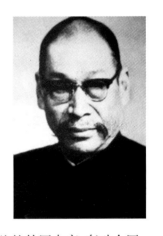

郭可明一生勤学古训，博览群书，见长于中医内、外、妇、儿各科，对温病的研究，独有发挥。尤其是对于流行性乙型脑炎，提出"清热、解毒、养阴"三大治疗原则，使用白虎汤和清瘟败毒饮，重用石膏。1954 年治疗乙脑 31 例，无一例死亡；1955 年也获得了 90% 以上的治愈率；1956 年初成功救治患重症乙脑的外国专家，轰动全国；1957 年赴北京帮助治疗乙脑也取得了同样的疗效。当时卫生部确认，这一疗法，是国内治疗乙脑最有效的方法，决定推广郭可明治疗乙脑的经验，在医学界产生了重大影响，被定为新中国成立后第一个部级甲等奖，并颁发奖旗一面，奖金一万元。1956 年 2 月 5 日，郭可明受到毛泽东主席、周恩来总理等党和国家领导人的亲切接见。

郭可明工作任劳任怨，工作态度和医疗作风堪为楷模，许多经他抢救和治疗过的病人及其亲属，都为他视病人如亲人的医德医风和高超的医疗技术而赞叹。他多次被评为省、市先进工作者；列席了全国第二届政协会议第二次会议；被推选为河北省政协第一届、第二届、第三届委员会委员及石家庄市政协第一届委员会委员，第二、第三届常务委员。

◎ 郭纪生简介

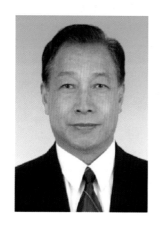

郭纪生（1939-2016），男，汉族，河北省正定人。中医研究生，主任中医师，欧洲科学院院士，是温病大家郭可明先生的传人，全国劳动模范、河北省劳动模范、河北省先进科技工作者，享受国务院政府特殊津贴专家，全国第四、五批老中医药专家学术经验继承工作指导老师，河北省首届名中医。曾任中华传统医学文化委员会副会长、河北省中西医结合学会副会长、河北省中医药学会温热病专业委员会主任委员、石家庄传统医学国际交流中心主任、石家庄大德中医门诊部主任、石家庄市医学科学研究院名誉院长、美国中国医学科学院名誉教授、日本中日气功研究所顾问等职。

郭纪生深得三世业医的经验真传，从事临床、科研、教学及卫生管理工作60余年，在中医医、教、研等多个领域取得显著成绩。重视脏腑学说，擅长治疗脏腑疾病，主张"调整阴阳，以平为期；调理脏腑，补泻兼施"的学术思想，力求阴平阳秘，兼顾脏腑，补泻结合，使阴阳和脏腑功能恢复到动态平衡的最佳状态而治愈疾病，主张专病专方，精准辨证，由博返约，以精准辨证和精炼的方药治愈疾病。他研制出20余种针对不同疾病的有效方剂，临床疗效显著。获得省市及国际级奖13项，出版专著17部，发表学术论文60余篇。

郭纪生治疗温病有独到的经验，形成温热病流派特色，建立了"国家名中医郭纪生学术传承工作室"，在1956年~1971年，他总结了中医治疗多种传染病的方法，包括流行性乙型脑炎、猩红热、麻疹、流脑、白喉、小儿麻痹、腮腺炎等，对传染病治疗有非常丰富的经验。2003年国内SARS流行，严重威胁人民的生命健康，他主动请缨上一线，亲自为SARS病人诊治，是全国中医在一线救治病人中岁数最大、坚守岗位时间最长的专家。河北省卫生厅和省中医药管理局专为他颁发了"父治乙脑立大德　子抗非典济苍生"的奖牌，2012年国家中医药管理局授予他"全国中医药应急先进个人"称号。

郭可明先生籍贯河北正定，与我的老家藁城是邻县，故我二人可谓是同乡也。新中国成立前我们虽未曾谋面，但我在正定和石门（今石家庄市）行医时，对其医术之精湛、为人之谦和早有耳闻。郭先生出身中医世家，14岁从父学医，20岁在家乡应诊，30岁悬壶石门；新中国成立后，他积极响应国家号召走中医合作化的道路，以其"碧云堂"为股份，组建了石家庄联合中医院（市人民医院前身），自此参加了革命工作。

1954年夏，石家庄地区因洪水泛滥、蚊虫孳生，导致乙型脑膜炎暴发流行。当时罹难人数很多，死亡率竟高达50%左右。在西医没有特效疗法的情况下，郭可明等七名中医专家应召走上了抗击"乙脑"一线。他们运用中医温病学理论，以"清热、解毒、养阴"为治则，遵"轻可去实、火郁发之、药不过病所、逐日更方、杂合以治"的古训，重用生石膏，方选白虎汤、清瘟败毒饮配以安宫牛黄丸、针灸等清热透邪之法，一般患者多在药后很快退热，1~2周痊愈出院。由于乙脑是当时全国重点防控的22种传染病之一，又由于郭可明专家团队创造了接诊31例病案，无一死亡且很少留下后遗症的佳绩，当他们的材料上报到中央卫生部后，部领导非常重视，当即决定，从部直属单位抽调人员组成专家组，赴石市进行调查核实。

由于我当时在卫生部中医司技术指导科工作，所以有幸成为三人调查组的成员。到石家庄传染病医院后，我们通过听报告、查阅住院记录，与医生、病人及家属座谈会的方式，初步肯定了"乙脑"治验的真实性和有效性。但是由于在治疗过程中，中西医专家都有所参与，且分别使用了中西药物。因此，在"到底是中医还是西医起到了关键的作用"这一问题上产生了重大分歧。西医出身的同志认为"主要是西医治疗措施的改进，不能全是中医参与的结果"；原为中医后改学西医的同志认为："中医治疗有疗效，但不一定起了主导作用"；而我认为：西医虽使用了青霉素、安替匹林、水合氯醛等药物，但这些药物均非治疗乙脑的专一特效药。纵观"乙脑"发病的全过程，无不符合中医温病学中"暑瘟证"的特点。中医治疗暑瘟始于汉唐，发展于金元，成熟于明清。既有理论，又有很多有效的方药。郭可明先生所用的白虎汤，就是汉代张仲景《伤寒论》里的一个著名经方，清瘟败毒饮、安宫牛黄丸等更是中医治疗温病的著名方剂。用这些方剂加减治疗阳明高热神昏，历代都有记载，我也有过类似的临床经验。因此我的结论是："在对'乙脑'的治疗过程中，中医药起到了决定性的作用。"

调查报告上呈中医司后，引起了薛司长和部领导的高度重视。当他们再次向我了解并征求意见时，我仍坚持了自己的观点；薛司长也觉得我这个"少数人"的意见值得重视，不应轻易放弃。本着实事求是的原则，部领导再次派人前去调查，结果与上次的结论一样，难分伯仲。在此情况下，于是就有了由主管中医工作的郭子化副部长亲自带队的第三次调查。在经过对原始资料的调阅分析、专家评审等一系列审查后，最后终于尘埃落定，肯定了中医药在对"乙脑"的治疗过程中的关键性作用，并向全国进行了推广。

中医治疗"乙脑"的石家庄经验，是新中国成立后，在党和人民政府领导下，面对重大疫情所取得的首战胜利，它有力地说明，中医不但善治"慢性病"而且善治"急症"；在重大疫情和卫生突发事件中，中医是一支不可或缺的生力军和中坚力量。

这尘封的往事已过去60余年了，60年来，继乙脑以降，流感、SARS、H5N1、H7N9、登革热、埃博拉等疫情或地震、洪水等自然灾害，在世界范围内不断袭扰人类。而与新中国成立初期相比，无论是中医从业人数和对急难病症治疗的技艺，都与当今社会和人民大众的需求相差甚远。当此之际，郭老长子纪生携吾弟子毛宇湘等人，几经寒暑，广为收集整理，纂成《温病大家郭可明治疗乙脑实录》，即将付梓。这不但对于继承、整理、发扬名老中医经验，提高中医从业人员运用"温病学说"治疗急性温热病及各种"急症"的能力，具有极其深远的历史和现实意义；同时，也是对郭可明老先生及其专家团队的最好纪念，故为序。

广州医者 路志正

乙未仲秋 于北京怡养斋

张学文序 ◎

　　我在多次学术活动上说过,中医的优势首先体现在急症上,尤其体现在防治瘟疫上。中医学术发展是以治疗急症为始,都是先有中医防治急症的重大突破,尔后才有中医理论的创新发展。我国最早的医事制度是以防治急症为主的,商周时分医科为食医、疾医、疡医、兽医,疾医的职责主要是防治急症。《周礼·天官》云:"疾医掌养万民之疾病。四时皆有疠疾……以五味、五谷、五药,养其病……两之以九窍之变,参之以九藏之动。凡民之有疾病者,分而治之。"《黄帝内经》将突然昏厥、病势发展急骤的疾病称为"厥证",将以发热为主的外感时行疾病称为"伤寒",并提出土疫、木疫(木疠)、火疫(火疠)、金疫、水疫,开中医急症认识之先河。汉末,瘟疫流行,医圣张仲景"感往昔之沦丧,伤横夭之莫救",乃勤求古训、博采众方,以《黄帝内经》为指导,总结当时防治经验,著《伤寒杂病论》,构建了中医辨证论治体系。金元明清时期,瘟疫流行,因既往防治方法疗效不佳,医家以《黄帝内经》为依据,总结前人经验和自身实践经验,创立卫气营血辨证、三焦辨证体系,发展和完善了温病学说。

　　纵观人类社会发展史,世界上有些文明古国,都因瘟疫流行而消亡。而中华民族历经多次瘟疫仍得以昌盛,就是因为中医药有系统的有效的瘟疫防治理论和方法。20世纪50年代,西北地区发生流行性出血热,河北石家庄地区发生流行性乙型脑炎,中医在温病学说指导下,采用清热解毒养阴等方法治疗,降低了死亡率,提高了疗效。1954年石家庄乙型脑炎流行时,在西医没有特效治疗方法的情况下,死亡率近50%,为提高疗效,成立了以石家庄传染病医院郭可明老中医为组长的中医专家组。在郭可明先生的主持下,专家组根据中医温病理论,基于时值暑季,气候炎热,从暑温论治,以清热、解毒、养阴为治疗原则,采用白虎汤、清瘟败毒饮、安宫牛黄丸、针灸等治疗34例,无1例死亡。材料上报卫生部后,在部领导的主持下,路志正等专家进行了认真详细的考察分析,充分肯定了中医药治疗乙型脑膜炎的疗效,卫生部对这一经验在全国进行了推广。后北京地区发生乙型脑膜炎流行,郭可明先生又参与救治,和其他专家一道,根据发病时令节气,从中医湿温病论治,用白虎汤等加减治疗,

11

亦取得显著疗效。2003 年,发生的由冠状病毒及其变种引起的人类新发现的严重急性呼吸综合征(SARS),中医在温病学说指导下分期辨证论治,以清热解毒、祛湿化浊、宣肺化痰、益气养阴等方法治疗,在缩短平均发热时间、降低发热程度、减少后遗症、降低死亡率等方面起到了显著作用,得到了广泛肯定。中国中医科学院屠呦呦研究员因从中药青蒿中提取出防治疟疾的青蒿素,于2015 年获得诺贝尔奖,震惊世界。这些足以证明,中医药对于防治现代急性疾病和在应对重大疫情及突发卫生事件中是一支不可缺少的生力军和中坚力量。

中医药学是中华民族优秀传统文化的重要组成部分,党和政府十分重视发展中医药。毛泽东主席指出:"中国医药学是一个伟大的宝库,应当努力发掘,加以提高。"1982 年,"发展现代医药和我国传统医药"被写入《中华人民共和国宪法》。2015 年 12 月 22 日,习近平主席在给中国中医科学院成立 60 周年的贺信中指出,中医药学是中国古代科学的瑰宝,也是打开中华文明宝库的钥匙。深入发掘中医药宝库中的精华,充分发挥中医药的独特优势,推进中医药现代化,推动中医药走向世界,切实把中医药这一祖先留给我们的宝贵财富继承好、发展好、利用好,在建设健康中国、实现中国梦的伟大征程中谱写新的篇章。2016 年 2 月 22 日,国务院印发了《中医药发展战略规划纲要(2016-2030 年)》,中医药事业迎来了发展的春天。值此之际,郭可明之子郭纪生携女儿郭媛,几经寒暑,广寻收集郭可明先生的医案、笔记、讲稿,在国医大师路志正教授弟子毛宇湘教授,和我与路志正教授、李今庸教授的弟子刘绪银主任医师等医林同道的协助下,编著成《温病大家郭可明治疗乙脑实录》,详细介绍了郭可明先生治疗乙型脑膜炎的学术思想、方药经验、医案,这对于总结、整理、继承、发扬名老中医经验,提高中医人员学习应用温病学说治疗外感热病及各种以发热为主的急症的能力具有重要意义,故乐之为序。

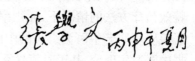

目　录 ◎

序 篇

中医治疗流行性乙型脑炎
从石家庄开始

　　流行性乙型脑炎是危害人民身体健康的烈性传染病。乙脑病原体最早于1934年在日本被发现，当时被命名为"日本乙型脑炎"，它经蚊子传播，发病于夏季，曾在亚洲远东地区和东南亚地区引起过暴发流行。本病起病急骤，病情进展迅速，患者伴有高热、神志昏迷、意识障碍、肢体拘急甚至抽搐等表现，由于当时没有特效治疗药物，故患者可在短时间内死亡，即便抢救成功也有相当一部分患者留有精神分裂、癫痫、痴呆等后遗症，属于病死率和致残率都很高的烈性急性传染病，是当时难以攻克的世界性医学难题。

　　1954 年的夏天，7 月 11 日，在连续七天七夜大雨之后，洪水泛滥，终于导致石家庄石宁堤决口，整个城市被淹没在汪洋中。天气潮热，加上洪水过境，湿气大盛，以致湿热熏蒸，污浊之气熏人。受当时卫生防疫条件所限，灾后石家庄蚊虫孳生，很快暴发了流行性乙型脑炎。由于当时缺乏有效的治疗手段，死亡病例快速增加，死亡率高达 50%，疫情一时难以控制。时任石家庄市卫生局局长的袁以群同志面对凶险的疫情，毅然决定让中医参与到乙脑救治中来，试图用中医的方法遏制住脱缰的野马，挽救大众的生命。

　　袁以群同志找到了当时在石家庄最有名气的 7 位老中医，他们是：郭可明、吉兆祥、梁清刚、高辅汉、李增树、闫全志、孙清河，由他们组成中医治疗乙脑小组，以郭可明为首。中医治疗小组成立后，7 位老中医就在一起共同商讨该如何治疗乙脑。当时手头可供参考的资料非常有限，只有山东济南市用安宫牛黄丸治疗乙脑 5 例的说法，其他再无可以借鉴。经过大家的讨论，最后决定还是应该运用中医温病的理论，用治疗瘟疫的方法，以白虎汤和安宫牛黄丸为主进行治疗。主意拿定，马上开始备药，准备了很多安宫牛黄丸，并且还制作了一批安宫牛黄散，为进驻一线做好准备。

　　起初袁局长计划让中医小组先治疗 7 天，先观察一下疗效，再说后续的治疗方案。中医小组进驻传染病医院后先接收了 3 个病人，接着又接收了 7 个病人，治了 7 天，病人不但都没病亡，病情还都得到了控制。袁局长得到汇报后很受鼓舞，当即决定所有住院病人都要接受中西医合作治疗（当时还没有"中西医结合"一词，只称为"中西医合作"）：先由西医对病人进行检查确诊，随后由中医开方用药，此即为"中西医合作治疗"。

　　当时，西医对乙脑的诊疗方案主要包括：抽脑脊液、查血象、补体结合实验、输液；使用的抗生素以青霉素、链霉素为主；当时应用的镇静剂只有水合氯醛、苯巴比妥；再加上安乃近、阿司匹林等解热剂；配合物理降温，使用温水擦浴、酒精擦浴、冰敷降温等方法。

　　最初交给中医治疗的病人主要包括两部分，一种是西医正在治疗的病人，以昏迷不醒、高热不退、抽搐或扭转痉挛为主要表现;另外一种是新入院的病人。关于疾病的治疗方案,在讨论之初,有人认为应该用白虎汤、清瘟败毒饮治疗,也有人认为该用小柴胡汤治疗,还有人认为是四逆汤证。最后大家终于统一了认识,认为虽然中医经典古籍中没有所谓"乙脑"的记载,但从乙脑的发病节气、以发热为主症,且具有强烈传染性等临床表现等方面来看,乙脑应该属于中医"温病"中"暑温"的范畴,并最终确定了郭可明的主张,以白虎汤、清瘟败毒饮为主方,重用生石膏,配合使用安宫牛黄丸和至宝丹治疗方案。1954 年在这种治疗方案的指导下,经中西医合作治疗的 34 名乙脑患者,无 1 例死亡,取得了奇迹般的效果。

袁以群同志听到汇报后非常高兴,他亲自督导,马上组织中医治疗小组认真总结了治疗成功的经验,以及在治疗中曾经走过的弯路。通过总结经验,提出了中医治疗乙脑"清热、解毒、养阴"三大原则,明确了中医临床辨证按照"轻、中、重、极重型"分型治疗的方案。

中医治疗方案重点强调了四点:第一,借鉴使用张锡纯的变通白虎汤治疗热病以及临床运用生石膏的经验;第二,运用余师愚《疫疹一得》中治疗疫证善用清瘟败毒饮的经验;第三,强调了关键药物的使用,比如生石膏与野台参配伍,组成人参白虎汤,重用羚羊角、犀牛角[1]以及安宫牛黄丸(散)以清热解毒开窍醒脑,重用蜈蚣、全虫等药镇惊止抽,平肝息风,选用上乘金银花、菊花以清热解毒等;最后,还总结提出了治疗过程中的"五忌三怕":忌汗、忌泻下、忌利小便、忌用辛辣刺激兴奋等药、忌冷敷;怕过度穿刺抽血、怕不当使用镇静剂安眠药、怕过度输液。

1955 年,在总结前一年治疗成功的基础之上,对乙脑继续进行中西医合作治疗,这一年的治愈率达到 92%。

石家庄市卫生局向卫生部和党中央报告了中医治疗乙脑取得的成绩,卫生部派出一位留美的专家来考察。这位西医专家当时认为中医治疗的是不是乙脑还不好确定,这样就基本上全盘否定了中医治疗乙脑的经验。随即,卫生部命令石家庄市卫生局到部里进行汇报。袁以群局长把所有原始病历装了满满两皮箱,全部带到了北京,请中央及部里的专家再做鉴定。经过审查,部里的专家认为袁局长所汇报的还是乙脑病例。

1955 年 7 月,卫生部第二次派出由中央人民医院、北京医院、北京市儿童医院及卫生部抽调的 2 名中医和 4 名西医组成的视察组,卫生部副部长郭子

---

1 编者注:现已禁用。

化同志带队,到石家庄二次考察中医治疗乙脑的情况。这次来的专家们通过多天实地考察、查房看病历看病人、走访患者和家属,他们看到了中医中药成功抢救多位危重乙脑患者的真实场景,见证了危重患者一步步逐渐康复的过程,目睹了患者家属笑容满面的喜悦心情,同时也惊叹郭可明为了救治患者日夜守在病房,每天只休息三四个小时的医德情操。最后专家组承认了中医治疗乙脑的病例真实可靠,中医治疗乙脑的效果实属奇迹:"这样卓越的疗效,在近代医学中对流行性乙型脑炎的治疗效果上,无出其右者。"专家组回京临行时,郭子化副部长接见了郭可明,并嘱咐他"一定要注意休息,保重身体健康。"

1955年9月2日,卫生部召开扩大部务会议,听取视察组关于石家庄中医治疗流行性乙型脑炎疗效的视察工作汇报。会议确认,中医治疗流行性乙型脑炎的显著疗效,并作出决定:"卫生部责成凡是有流行性乙型脑炎发生的地区的卫生部门及医院必须学习和推行这种疗法。"

1955年12月19日,在中国中医研究院成立大会上,卫生部向以郭可明为首的石家庄传染病医院流行性乙型脑炎中医治疗小组,颁发了新中国成立后的第一个部级科技进步甲等奖,同时颁授奖旗1面,奖匾1幅,奖金1万元。3米多高的奖旗上写着"奖给石家庄传染病医院治疗流行性乙型脑炎小组,中西医合作治疗流行性乙型脑炎取得的辉煌成就"。当时,石家庄市卫生局局长袁以群、石家庄传染病医院院长齐致宜以及郭可明一起前去领奖。中央新闻纪录制片厂还拍摄了纪录片,并将领奖时的照片刊登在《人民画报》上。卫生部决定向全国推广石家庄中医治疗流行性乙型脑炎的经验,并向世界公开。

1955年,一位援华的苏联专家,时任邮电部副部长,不幸罹患乙脑,病倒在北京。这位副部长的病好好坏坏,反复发作,前后治疗了将近6个月,始终不见起色。情急之下,卫生部李德全部长亲自点名,请石家庄传染病医院的郭可明大夫来给苏联专家治病,并委派卫生部中医司魏龙骧及西医专家林兆耆共同参与治疗。郭可明奉命连夜赶往北京,到了北京马上去看病人,不敢有丝毫懈怠。当时,患者高热昏迷,痰声辘辘,昏不识人。郭可明用人参白虎汤、安宫牛黄丸、至宝丹加减为主方,连续治疗7天,患者逐渐清醒,可以自主进食,并能够坐起身跟医生打招呼,用俄语问候"你好!谢谢!再见!"李德全部长接到汇报后,非常高兴,她对治疗效果非常满意,并称赞说:"中医不但治疗乙脑有效,对乙脑的后遗症治疗同样有效!"

恰逢全国第二届政协会议在北京召开,郭可明作为特邀代表列席参加了这次会议。李德全部长叮嘱到:"病要看好,会也要开好。"

在政协会议召开期间,也就是1956年2月5日,大会安排部分代表到中南海怀仁堂接受党和国家领导人的接见。晚7时,毛泽东主席、周恩来总理等党和国家领导人健步走入会堂,来接见大家了,会议代表们都激动地起立鼓掌。当毛主席走到郭可明面前时,李德全部长向主席介绍说:"这位就是石家庄的郭可明大夫,苏联专家的乙脑就是郭大夫治好的。"毛主席亲切地握着郭可明的手,说了很多话,但是由于主席湖南口音较重,郭可明也太激动,所以主席的话都没听太懂,但是主席说的最后一句话,"了不起啊,了不起",这句话,郭可明听懂了。于是,他也激动地握着主席的手说:"这都是主席英明领导的结果!"新华社的记者抓拍到了这珍贵瞬间,历史永恒地定格在这辉煌的一刻。

1957年夏,北京市再次出现流行性乙型脑炎疫情。当时采用了大锅汤煎服白虎汤的方法进行治疗,没想到治疗效果不甚理想,疫情没有得到有效的控制。此时有人开始质疑中医治疗乙脑的经验是否总结得早了、中医治疗乙脑是否真的真实有效,同时也引发了关于温病暑温治疗"湿重还是热重"的广泛讨论。在这种情况下,卫生部再次调郭可明进京,帮助北京市救治乙脑。

郭可明到北京市中医医院,与北京的名老中医宗维新、姚正平等一道,共同研究治疗乙脑。当年在北京市中医医院共收治乙脑患者50例,其中治愈45例,死亡5例,治愈率达到90%,再次用事实证明了中医治疗乙脑疗效的可靠。

北京市中医医院在送给郭可明的镜匾上写着"郭可明老大夫兢兢业业,废寝忘食抢救危重患者,并积极毫无保留地传授宝贵经验的精神令人钦佩,值得赞扬!"这些话其实也是郭可明一生的医德写照。

关于1957年夏北京治疗乙脑初期效果不佳的问题,并不是石家庄治疗乙脑经验灵不灵的问题,也不是白虎汤、清瘟败毒饮好使不好使的问题,而是是否正确认识了疾病、是否尊重客观实际、是否正确运用中医理论于临床的问题。甚至对于乙脑治疗中"湿重"还是"热重"的问题,郭可明也始终认为,还是应该遵循中医辨证施治的原则,根据客观病情随证用药,只有认证准确,辨证正确,才能用药得当,药到病除。

在北京工作期间,正赶上国庆8周年庆典。时年55岁的郭可明接到周恩来总理的邀请,登上了天安门观礼台,亲眼目睹了国庆盛典,也度过了他一生中难忘的一天。

有著名中医学者曾这样评价:"西医给中医开出的第一份优秀证明,就是中医对流行性乙型脑炎的治疗,这就是最好的中西医合作的奉献。"石家庄传染病医院治疗流行性乙型脑炎也堪称中西医合作的典范。

石家庄传染病医院始终贯彻中西医合作的治疗方案。中医治疗乙脑的疗效之所以这样高，与西医抢救、正确诊断、精密观察、科学护理，甚至后勤保障都是密不可分的。鉴于当时西医对于乙脑没有特效治疗药物，故而中西医合作基本上是西医确诊，以中医中药为主，配合西药支持及对症治疗的模式。在治疗乙脑的过程中，中西医之间、医护之间，甚至后勤部门之间都是团结起来，彼此学习，互相帮助，通力合作，默契有佳的。为了配合中医治疗，药房24小时值守，积极备药，保证常备药、必需药的及时供应。煎药室同样24小时不停运转，因为乙脑患者病情危重者居多，且病情变化迅速，故医生需要每天查房两三次，随时改方。病人每天服药可能两三服，就需要煎药室能随时煎药。煎药室总能及时为患者煎煮药物，从不耽误。总之，在石家庄传染病医院，无论中医、西医，包括所有医护后勤人员，大家都有一个共同的目标，那就是为了降低死亡率，为了乙脑患者全力以赴地工作。

郭子化副部长在1956年的中华医学会第十届会员代表大会上介绍："有组织有领导地在中西医密切配合下由中医主治流行性乙型脑炎则是在1954年毛主席对中医工作指示后从石家庄传染病医院首先开始的。"

当时的乙脑，发病以儿童、青少年为多，死亡率曾高达49%。1952年全国统计，乙脑的死亡率平均仍为28.2%。石家庄传染病医院的乙脑治疗小组，从一开始就非常重视病例收集整理工作。治疗小组安排专人整理病案资料，记录双轨病历（中西医合作治疗观察的双向记录），这样就全面掌握了治疗乙脑的第一手临床资料。

1955年，石家庄市卫生局将病案整理，出版了《对流行性乙型脑炎治疗的观察及纪实》一书，推广石家庄治疗乙脑的经验。同年5月，河北省卫生厅段慧轩厅长组织召开"中医防治流行性乙型脑炎座谈会"，郭可明、钱乐天等10位名中医出席，座谈会后卫生厅出台了《流行性乙型脑炎中医治疗法》。1957年又出版《中医治疗流行性乙型脑炎纪实》一书。后来，天津、沈阳、广州、长沙、上海、西安等地都开始学习石家庄的经验，也都获得了比较理想的疗效。至此，石家庄治疗流行性乙型脑炎的经验推广到全国，产生了巨大的影响，闻名国内外。

郭可明一生，静而多思，专注钻研，善于临床而不善言谈，但对传授后人却从不保守，培养学生称得起循循善诱，诲人不倦。

石家庄的治疗经验在全国推广后，为了更好地完成传帮带的任务，袁以群局长亲自安排郭可明授课，并嘱咐："郭老大夫说话声音低，一定要配上麦克风,还要刊印讲稿。"郭可明完成了在河北省中医进修学校的乙脑培训任务,使在学校进修的各位医生都掌握了中医治疗乙脑的经验,并到传染病医院临床观摩,为河北省培养了一批中医治疗乙脑的人才。石家庄传染病医院接待了来自上海、广州、长沙、内蒙古等全国各地参观学习的医生,郭可明还亲自带教中医学院到传染病医院实习的中医大学生,这些同学后来都在保定、唐山及四川等地中医领域发挥了重要作用。

郭可明经常给学生们讲经验、讲病案,不厌其详且不厌其烦,直至深夜。学生们都觉得能够跟郭老大夫学习真是受益匪浅、受教终生,都与老师有相见恨晚的感觉。郭可明培养的几位主要弟子,除本人外,还包括:王瑞堂、张信、王清顺、董荫庭等人,都在中医临床领域发挥了各自的作用。

我跟随父亲学习并临床15年,不敢冒称尽得其精髓,但确是跟随他时间最长、与他一起亲历治疗乙脑整个过程的弟子之一,也是目前在世的继承郭可明学术思想和临床经验最全面的传承人。

遥想当年曾与父亲一起经历过的那段难忘岁月,与父亲一起撰写乙脑的论文、整理乙脑的病案,后来又总结他治疗麻疹、猩红热、白喉、肠伤寒、流行性腮腺炎等传染病的经验,再后来继续学习、总结他治疗其他疾病,比如再生障碍性贫血、紫癜、冠心病等疾病的经验,所有这些跟师和实践的过程,虽然艰辛,但却都是我从医路上最可宝贵的财富,也是从医道路最坚实的地基。

有了这样的"底气",2003年SARS来袭时,我才有勇气有力量冲向一线救治病人,才能取得治疗SARS成功的成绩。当河北省卫生厅为我举办表彰大会,并且颁发表彰铜匾时,看到铜匾上写着"父治乙脑立大德　子抗非典济苍生",我感到受到了莫大的鼓舞,这个成绩不仅仅属于我个人,同时也属于郭可明。

转眼间,60年过去了。随着时间的推移,疾病谱已经发生了改变,流行性乙型脑炎的发生率已经明显降低,但每年仍然可以见到有个案报道。同时由于细菌病毒感染引起的其他大脑损伤也并不鲜见,这些疾病同样严重危害着人民的健康,必须引起重视。在人们越来越认为"中医不能治疗急症"的今天,在不断地同急性烈性传染病以及感染性疾病作斗争的今天,郭可明先生治疗乙脑的经验仍在临床发挥着重要的指导作用,所以我认为在此时重新整理出版郭可明先生治疗乙脑的经验和学术精华,供更多的中医同道参考,这是急需要做的一件事。

近年来,我曾有幸多次拜访国医大师、中医泰斗路志正先生,才知晓路老就是当年考察石家庄治疗乙脑的元老。见到路老,我备感亲切;与路老交谈,让我重温了那个难忘的年代。同时,我的研究生导师、国医大师王琦先生也多次提示我,要认识到郭可明先生用白虎汤、清瘟败毒饮治疗乙脑所取得的成就,堪为温热病学派的一个流派。两位国医大师的鼓励和鞭策更使我感到责任重大,肩上担子很重。

在这些思想促使下,我决心将当年郭可明治疗乙脑的详实情况如实还原,并重新加以评注。同时,当年跟随先父整理的相关论文、文章也公之于众,让这份宝贵的中医财富得以原貌重现,告慰先人。

这本书虽然写的是中医临床之道,但我想说,从父亲身上我学习到的不仅仅是学术思想和临床经验,更重要的是为医做人的道理,是医德应守的本分。现在我也带领着一批弟子,正在把中医学临床经验继续传承下去,把"不问贫富贵贱,一心赴救"的医德精神传承下去,让中医技术代代相传,薪火不熄。

郭纪生

2016 年 10 月

上　篇

郭可明治疗流行性乙型脑炎
中医学术思想

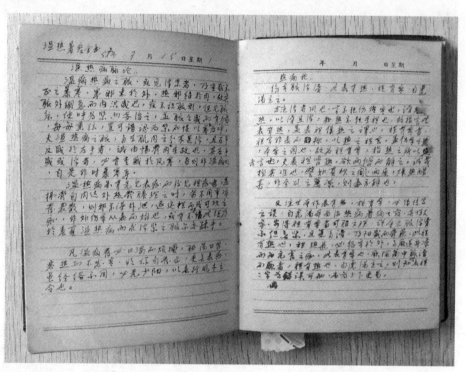

郭可明先生学术笔记

流行性乙型脑炎辨证论治及体会 ◎

一、中医对流行性乙型脑炎的概括认识

中医学中没有流行性乙型脑炎（下面简称脑炎）这个病名，经过几年来全国各地的临床治疗证实和发病季节与表现的症状，此病属于温病范畴中的暑病（暑瘟、暑厥、伏暑、暑风、暑痫、暑痉等）和瘟疫。

《黄帝内经》上说："先夏至日为病温，后夏日者为病暑"。余师愚说："……疫则头痛如劈，沉不能举……头汗独多……热注大肠，有下恶垢者，有旁流清水者，有日及数十度者"。中医认为面赤，身热，脉洪滑，头晕，汗出而渴者为暑温；夏令受热，昏迷若惊，四肢厥冷叫暑厥；暑热生风，四肢抽搐，昏迷不醒叫暑风；"长夏受暑，过夏而发"为伏暑；暑热神昏，状若惊痫叫暑痫；以及颈项强直，叫暑痉等。这些记载与脑炎的主要症状近似，所以治疗脑炎应当按照中医学中的暑病和瘟疫结合整个温病的特点来进行治疗。

二、对治疗原则的阐述

中医认为"毒热"是脑炎病症产生的根本原因，属于温病范畴。贯穿在整个温病学中的"清热、解毒、养阴"三法是治疗脑炎的基本原则。但必须根据病情的变化而加入"辛凉透邪、芳香开窍、芳香化浊、甘淡渗湿、镇肝息风"等药品，结合患者身体的虚实和病情发展等内在变化，和季节气候、生活环境等外在条件，制定具体措施。

1. 清热 脑炎病人呈现发热、口渴、头疼、抽风、吐泻等热性病症象，投以寒凉清热药物是主要的原则，此即《黄帝内经》"热者寒之"的精神。清热的含意并非单是降低体温，而是指只要有热病症状就使用寒凉药物而言。如果体温虽然正常，但仍有热象，也必须应用清热之法。

清热的应用范围很广，如①患者素日身体健康，未曾泻下或辛燥药发汗，暑热尚浅，"一经凉散，病即霍然"；叶天士说："病在表，初用辛凉"，即是清热之

13

一法。②热邪在里,则有达热出表的治法。③热盛汗多,阴阳受损,用白虎加人参汤治疗体虚热实之病。④邪蒙心窍,神昏谵语,宜清热之中兼用凉血开窍之品等等。说明热邪的所在不同而治法亦异的精神。

2. 解毒 立解毒之法以解除毒热。暑即热也,燥即火也,火极为毒。脑炎的病因不外"毒热"二字。重型病人其毒为甚,大量不断的使用解毒药品是很重要的,这样才能制止病情的发展,减低毒热的危害。根据症状的不同和其他方法灵活运用,如:①与清热药并施,达到清热解毒的目的。用药后多发黏腻臭汗可能与此法有密切关系。②与活络药同用能解除蕴伏在经络中之毒热,使经络条达无阻,肢体运动障碍自能恢复正常。③与养阴药同用,以育阴祛邪。毒热必然耗损津液,故经常合而为法。④与镇痉药同用,能达到毒解风息而痉止的目的等等。皆宜灵活掌握,临床权变。

3. 养阴 温病最善伤阴,"不燥胃津,必耗肾液"。历代温病学家都非常注意养阴,如《温病条辨·汗论》里说:"治温救阴在养津"。投以滋阴养液之药,正是《黄帝内经》"壮水之主,以制阳光"的意旨。养阴固属重要,单独使用并不能完全治愈脑炎,所以必须与其他方法合用才能收功。养阴的应用范围也很广,如:①脑炎初期,清热则病除而阴不伤,正是泻阳之有余,即所以补阴之不足。②病的中期,阴液或多或少的已经受到损失,在清热解毒药中加用养阴之品是需要的。③病的后期,养阴之品的使用在所必须。前面说过温病最善伤阴,病的后期养阴之法是很重要的。④若曾用过辛温药发汗或不适当的泻下,津液必受耗损,在治疗中应加入养阴之药,使津液充沛,才能收效迅速。否则只用清热解毒不顾阴分的消长,就难以收效。

总之,"清热、解毒、养阴"是密切联系不可分割的三种法则。有的解毒药品有清热养阴作用,有的清热药有解毒作用,有的养阴药有清热作用。应针对具体情况制定治疗方法,不可死板领会,偏执一法。

拿今年[1]来说,就是在上述原则下而灵活处理,做到证变药变,有是证即是药,病的前期仍以祛邪或兼顾正气、注意养阴为主,而中期则偏重于养阴、扶正、兼而清解余热。今年抽搐剧烈的病例很多,除了以清热解毒、镇肝息风外,还以中医"阴血不足,少水不能制盛火""水火不济、柔不济刚""木气太过而兼火化""木旺剋土"的理论根据,运用"养阴止痉"和"平肝扶土"等法来进行治疗,方剂的应用并不是原方搬用,而是参考古方,结合临床症状,选用适当药物,以达到治疗目的为原则。

---

1 编者按:1959 年。

三、证候分类及疗法

根据脑炎的临床症状和叶天士的卫、气、营、血证候分类法,予以分类,并立法如下:

1. **卫分症状** 微恶寒,发热,头痛,无汗或有汗不透,口干,渴饮不多,神志清醒,干呕,舌苔薄白,脉象浮数。治宜清热药中佐以辛凉透邪。

2. **气分症状** 高热,头痛,口燥咽干而渴,自汗出或无汗,呕吐,或有嗜睡,间有谵语,小便黄,大便秘结或腹泻,舌苔白黄而干,脉象洪数或滑数。治宜清热解毒兼顾养阴。

3. **营分症状** 高热不解,嗜睡,昏迷,谵语,抽风,有时四肢厥冷,舌苔黄厚而干或无苔,舌质赤红间或绛色,脉象沉数。治宜清热解毒养阴,佐以镇肝息风、芳香开窍。

4. **血分症状** 热势甚高,或表热不甚显著,而神志深度昏迷,四肢厥冷,舌卷囊缩,抽搐不止,角弓反张,或发斑疹、衄血、头汗不止,唇燥齿干,舌赤无津或绛干、或黑干,脉象沉细而数或沉伏不见。治宜清热解毒,大剂甘寒养阴,佐以镇肝息风、芳香开窍。

虽有以上证候分类,但在实际临床上往往不能各自独见,如卫分就是卫分症状,气分就是气分症状,而是互见者为多,如既有卫分症状也有气分症状,既有营分症状也有血分症状。虽病之初起也不一定就在卫分,此病多发病突然,在短时间(24 小时)内即呈现高热、头痛、嗜睡、抽风、呕吐、昏迷、烦躁不安、谵语等症。这些临床表现事实上就是气分和营分的症状,它并没有通过卫→气→营→血这样的传变规律。因而以上的分类仅供参考,在治疗中应根据表现症状的不同,在立法上根据清热解毒养阴的原则而灵活处理。

四、对脑炎偏热偏湿的认识

治疗脑炎是按着暑病和瘟疫来治疗的。自古至今都认为"暑多夹湿",诚确论也。但暑之为病,热多还是湿多呢?没有问题,一定热多湿少,要不为什么叫暑夹湿而不叫湿夹暑呢?湿多热少,那就叫湿温了。暑瘟为热多湿少,又有湿从热化之说。具体到脑炎更是偏热的多,偏湿的少了。在治疗中应当重点治疗偏于热的方面,热解湿自消矣。有的湿不能全被热化,在治疗中加用甘淡渗湿芳香化浊之药,湿去热亦易解。

偏热的症状是：口燥咽干，渴思冷饮，舌苔白黄而干；病之初起舌苔白薄而不干，舌质正常，口干不渴者多见；舌质红赤，脉之变化多端，但不见濡、缓之脉。

偏湿的症状是：头重如裹，目如蒙，身重，胸痞，病之初起虽有口干而不欲饮，后期有渴不能多饮，舌苔白腻或黄腻，脉象多见濡、缓。

五、临床治疗

（一）轻重类型的划分及治疗

1. 极轻型　体温38℃左右，稍感头晕乏力，精神不振，或轻度咳嗽及轻度腹泻，舌苔薄白，脉象浮数。治宜清热佐以辛凉透邪。

处方：生石膏八钱[1]、青连翘六钱、南银花四钱、苏薄荷一钱半、生甘草一钱，水煎服。

加减法：舌白腻不渴，头重如裹，为夹湿，加甘淡渗湿之滑石、云苓，芳香化浊之茵陈、佩兰叶等；咳嗽，加炒牛子、桑白皮等；腹泻，小便黄少，加川黄连、滑石粉等。

2. 轻症型　体温39℃左右，头痛、发热、微恶寒，自汗出或无汗，怠倦，不思饮食，小便黄、大便干燥或泄泻，常伴有嗜睡、呕吐、神志清醒，无昏迷及惊厥，口燥咽干，舌苔白薄或厚、或欲黄，脉象浮数、洪数或滑数。治宜清热解毒佐以辛凉。结合症状，根据白虎汤拟用下方。

处方：生石膏二两、南银花六钱、天花粉四钱、生山药三钱、大甘草二钱、青连翘五钱、苏薄荷一钱。水煎服。

加减法：表证未解，干热无汗，重用青连翘至一两，加蝉蜕衣，自汗出，去薄荷加桑叶；口渴重用花粉，加元参；呕吐加赭石、竹茹；烦躁不安重用石膏；若汗出很多而病不解，加野台参，重用山药，嗜睡加石菖蒲、川黄连、莲子心等。

3. 重症型　体温40℃左右，剧烈头痛，沉不能举，发热，恶寒或不恶寒；间或下身无汗，上身有汗，头汗独多；口燥咽干，渴思冷饮，舌苔白厚或黄厚，舌质赤红，时有抽风、谵语、昏迷、惊厥，大便干燥或腹泻，小便黄少，脉象滑数或沉数。治宜清热解毒养阴，佐以镇肝息风。根据症状和清瘟败毒饮、白虎汤所主之证拟用下方。

---

1 编者注：为保持文献原貌，计量单位未予修改。读者可按一钱3克换算。

处方：

（1）生石膏三两、天花粉六钱、南银花一两、大元参五钱、鲜生地五钱、青连翘五钱、粉甘草三钱、生山药五钱、大蜈蚣三条、淡全蝎一钱、川黄连二钱、条黄芩三钱。水煎分三次温服。

（2）安宫牛黄散六分，分三包，四小时服一包，白水送下，或汤药冲服。

加减法：大汗出，口渴甚，重用石膏、花粉、加野台参；抽搐不止，重用蜈蚣、全虫加钩藤、羚羊角、龙胆草；神昏加广犀角、石菖蒲、川郁金；体弱、热久不退，重用石膏、山药、党参等。

4. 极重型 体温41℃以上，高热自汗，抽搐不止，四肢厥冷。转入完全昏迷状态，面垢、齿燥，舌质赤红或绛，舌苔黄燥或黑裂，脉沉细而数或沉伏不见。宜大剂清热解毒，滋阴养液，镇肝息风，芳香开窍。根据以上症状和清瘟败毒饮、参白虎所主之证拟用下方。

处方：生石膏六两、广犀角五钱、羚羊角五分、天花粉一两、南银花一两、鲜生地八钱、大元参六钱、大蜈蚣六条、淡全虫二钱、川黄连三钱、条黄芩四钱、石菖蒲一钱半、天竺黄五钱、生山药八钱、野台参五钱、大甘草三钱。水煎分四、五次温服。另，安宫牛黄散八分，分三包，3~4小时一包。如热盛便燥可服紫雪。

加减法：有痰加竹沥、浙贝母、海浮石之类；衄血重用鲜生地，加鲜茅根、鲜大蓟；热盛发斑重用生石膏、元参、犀角，加粉丹皮等。

（二）合并症的治疗

对合并症的治疗，首先应当注意合并症的发生和发展，并及时给以适当处理。在治疗中如果单纯注意对脑炎的治疗，不注意对合并症的处理，往往在脑炎好转后，因合并症的发展加重而影响病人恢复健康，甚至死亡。我们已经有过这样的教训。因此，必须中西医密切合作，随时检查和处理。在治疗中要掌握轻重缓急，本末次序，抓住扼要，细心诊断，确诊疾病，找出原因。

病人旧有宿疾，在发生脑炎后也往往加重，这时应针对病情，若宿疾发展不快，对身体影响不大的情况下，应首先考虑如何治好脑炎，待脑炎好后，再治宿疾。如果脑炎不严重，宿疾却有危害生命危险，就应重点治疗宿疾，结合治疗脑炎。

下面简单谈谈合并高血压、支气管肺炎、白喉、中耳炎治疗的药物选择。

1. 合并高血压 根据病情的轻重，加入凉肝、镇肝、引血下行之药，如：生石决明、龙胆草、龙骨粉、牡蛎粉、怀牛膝等味。

2. 合并支气管肺炎 昏迷,抽搐,痰多,呼吸浅表,或体温高,二便不利,脉象滑数,舌苔白或厚,处方可选用:

（1）羚羊角、广犀角、生石膏、生山药、天花粉、浙贝母、天竺黄、全虫、蜈蚣、生龙骨粉、生牡蛎粉、钩藤、石决明、粉草,水煎分次服之,大便多者宜减石膏,元参或少用石膏而增加生山药。

（2）呼吸急促、痰多雍盛可选用:生龙骨、牡蛎粉、浙贝母、沙参、元参、麦冬,且须重用,水煎分二三次服。大便多者可删去元参,麦冬或少用。

3. 合并白喉 在治疗脑炎方剂中加用清肺养阴之品,如南银花、天花粉、大村冬、苦桔梗、苏栀子、枯黄芩等。

4. 合并中耳炎 必须注意清热解毒养阴之药的使用,尤应注意解毒药品的运用。另外可用黄连末滴耳,耳底散吹敷等。

（三）妊娠期脑炎的治疗

关于妊娠期脑炎的治疗,余氏论之较详,他说:"母之于胎,一气相连,盖胎赖母血以养,母病热疫,毒火蕴于血中,是母之血即毒血矣！苟不亟清其血中之毒,则胎能独无恙乎？须知胎热则动,胎凉则安,使母病去,而胎可无虑。若不知此,而舍病保胎,必致母子两不保也。"我们在 1954 年治疗脑炎中,曾经有过舍病保胎,结果母子两不保的教训。1956 年又治一例,略述如下:患者闫某,女性,20 岁。妊娠六个月得脑炎,头痛难忍,发热恶寒,烦躁不安,大便数日不通,小便短少,意识不太清楚。此例妊娠脑炎,我们仍按清热解毒养阴的原则治疗。其大便不通,不敢用元明粉、川军、赭石等药,而采用瓜蒌并重用生石膏以清热滋阴润便,大便即通。小便不利,采用导尿。病情很快好转,治疗月余痊愈出院。

（四）后遗症的治疗

根据脑炎病人的临床表现,急性期过后体温恢复正常没有其他合并症,而留有各种功能性障碍,均为后遗症。如失语,耳聋,失明,肢体瘫痪,颜面神经麻痹,动眼神经麻痹,肢体运动障碍,抑郁痴呆,记忆力减退,性格改变,精神异常,癫痫发作,扭转痉挛,舞蹈样运动,肢体震颤,吞咽困难,胃机能紊乱等。

治疗脑炎后遗症是和治疗脑炎分不开的,脑炎治疗得当则可能没有后遗症。否则不但会有后遗症,而且会有造成死亡的危险。有的极重型病例虽经过适当治疗,也往往留有后遗症,若能正确治疗尚有痊愈的希望,不过以早期治疗为好。

我们治疗后遗症主要是根据余师愚《疫症条辨》的理论作为临床指导，予以辨证施治的。细分如下：

1. 体温恢复正常而脑症状不除，如昏迷、抽搐、眼睛颤动等，是毒热深藏，热淫于肝所致。这时应用芳香透窍引毒外出之法，可投苏合香丸、局方至宝丹、紫雪散之类，兼服清热解毒养阴、镇肝息风之剂，如生石膏、石决明、龙胆草、川黄连、广犀角、生地黄、大元参、莲子心、石菖蒲、大蜈蚣、淡全虫等。

2. 在体温恢复正常脑症状已除的情况下，筋肉瞤动，全身震颤。若在伤寒则为亡阴；而今病瘟疫则为热淫于内，血被煎熬，筋失共养，故为之瞤动和震颤。宜清热药中再加凉血滋阴之品，如生石膏、细生地、大元参、杭白芍、丹皮、天花粉、石决明、龙胆草、生赭石、生甘草等。

3. 病愈后，牙关紧闭咽喉肿痛，吞咽困难，或咽中多痰，是毒火熏蒸之故；阳明胃络环绕口唇，热燥津液而脉拘急，则牙关不能开合，当用清热解毒凉肝滋肾利咽喉之品，如生石膏、南银花、天花粉、生地黄、知母、川黄柏、粉赤芍、粉丹皮、生甘草、桔梗、牛蒡子、射干、元参等。咽喉肿甚，不能下咽，可吹敷锡类散。

4. 体温恢复正常，一般症状解除之后，留下昏闷无声，舌强不能言，或吐舌弄舌，这是毒滞气闭心火炽盛所致。盖心之气出于肺而为声，窍因气闭，气因毒滞，心迷而神不清，窍闭而声不出，舌乃心苗，心属火，毒火冲击，二火相并，心苗乃动，是有吐舌弄舌不能言。法用清热解毒开窍宣通之剂。如生石膏、川黄连、莲子心、石菖蒲、马兜铃、枯黄芩、射干、通草、甘草、丹皮、生地黄、川郁金、桑白皮等。

5. 病愈后，体温正常，留有口眼㖞斜，半身不遂，这是因为毒热未净，毒滞经络所致。治宜清热解毒活络之药，如生石膏、忍冬藤、嫩桑枝、丝瓜络、大蜈蚣、淡全虫、紫丹参、天花粉、广地龙、南银花、川续断、生乳香、明没药等。

6. 体温正常而留有狂躁不安，胡言乱语，不避亲疏，乱喊乱叫，甚则登高而歌，弃衣而走，逾垣上屋，力倍常时，舌苔黄燥或黑裂，大便燥结，乃内有毒热积滞，阳明实热上扰神明之故，宜用攻下、清热养阴交替使用之法，或两法并使。攻下用赭石粉、川大黄、元明粉、青蒙石、甘草等。清热养阴之药参看他条。

7. 病愈后而遗有骨节腰腿疼痛，是淫热之气流入肾经，或失治于前，热流下部，毒滞经络所致，治宜大清肾热宣通经络，在清热解毒养阴药中加入川黄柏、川牛膝、宣木瓜、川断、忍冬藤、桑枝等加减治疗。

8. 遗有声颤无力，言语微细，语不接续，或有声不能言，是元气无根，气虚不能上接,或水亏不能上接于阳,或疫热耗损肺阴,或痰热滞于肺络之故。宜培补元气滋阴润肺之药,如野台参、杭萸肉、枸杞果、天门冬、麦门冬、淮生地、淮熟地、北沙参、生山药、东阿胶、鸡子黄等。如果是痰热滞于肺络,当用清肃化痰之药,竹沥汁、大贝母、石菖蒲、天竺黄、川枳壳、沙参、瓜蒌、炙杷叶等。

9. 病愈后,惊悸,怔忡,遗精。惊悸者为血虚,也有痰热未清而致者,怔忡是水衰火旺之故,遗精是心肾不交或精因火动所致。治宜清热、养血、镇惊、安神、交通心肾之药,如川黄连、生龙骨、牡蛎粉、杭萸肉、柏子仁、莲子心、川黄柏、钩藤、茯神、淮生地、大元参、朱砂等,痰热未清者用生石膏、竹沥、青竹茹、清半夏、石菖蒲、天花粉、炒蒌仁等。

10. 病愈后,心神不安,虚烦不眠,乃心之气血亏损,余火扰动之故。药宜清热滋阴养心之类,如生石膏、野台参、生地黄、大寸冬、生百合、苏栀子、莲子心、石菖蒲、方茯神、东阿胶、生枣仁、熟枣仁、柏子仁、元肉、龙骨、牡蛎等。

11. 病愈后,终日昏睡不醒,错语、呻吟,乃邪热未净伏于心包所致。宜清热药中兼用芳开之品引毒外出,如生石膏、川黄连、莲子心、石菖蒲、栀子、甘草、牛黄清心丸等。若夹痰者,选用祛痰之药。

12. 病愈后,耳聋,乃肺气不宣,热蕴肾经之故,以肺主听,肾主耳也。以清肾热宣肺气之剂,如生石膏、生地黄、元参、青连翘、南银花、马兜铃、炙枇叶、黄芩、黄柏、知母等。

13. 病愈后,循衣摸床,精神朦胧,热淫肝经,邪扰神明所致。治宜镇肝凉肝清余热,方用龙胆草、石决明、杭白芍、生赭石、生石膏、川黄连、生地黄、栀子、甘草等。

14. 病愈后,不思饮食,食不消化,脾胃虚弱所致。不欲食,病在胃,养以甘凉;食不化,病在脾,补以温运。方用野台参、生山药、生薏仁、大寸冬、茯苓、白术、甘草、大枣等。

15. 病愈后,失明或视物不清,是肝热阴虚之故。以清热凉肝滋阴之药,如生石膏、龙胆草、石决明、草决明、杭萸肉、杭元肉、野台参、大元参、杭白芍、生地黄、枸杞果、甘草等。

16. 体温正常,抽搐不止,大便恶臭或便燥,重用生龙骨粉、生牡蛎粉、杭白芍、生地、钩藤、石决明,并佐以全虫、蜈蚣、生石膏、龙胆草,亦可兼服局方至宝丹,便溏者可加滑石、生山药减石膏。

17. 脑炎病中期及后期,若有不规则发热,多是体弱阴虚,应以养阴为主,甘寒法主之。可重用元参、麦冬、生地、鲜石斛、沙参、生山药、犀角、牡蛎粉、阿胶,或佐以石膏、野台参。

六、白虎汤、白虎加人参汤的临床应用及体会

我们在临床上绝大多数是以白虎汤、白虎加人参汤为基础，经过化裁来进行治疗脑炎的，它的效果很好，是治疗中极其常用的方剂，因而我们有必要探索一下它的理论根据以及我们的应用与体会。

（一）白虎汤、白虎加人参汤的理论根据

白虎汤由生石膏、知母、甘草、粳米组成，加人参即成人参白虎汤。二方均以石膏为君药，所以就必须详尽地了解它的性质与功能。《神农本草经》上说："石膏味辛微寒，主中风寒热，心下逆气，惊喘，口干舌焦，不能息，腹中坚痛。"陶弘景先生认为石膏可以除时气头痛，身热，三焦大热，皮肤热，肠胃中结气，解肌发汗，止消渴烦逆，腹胀暴气，喘息和咽热。王孟英说："……纪文达公云：乾隆癸丑，京师大疫，以景岳法治者多死，以又可法治者亦不验，桐乡冯鸿胪星实姬人，呼吸将绝，桐城医士投大剂石膏药应手而痊。踵其法者活人无算……"余师愚在清瘟败毒饮方解中说到："……重用石膏，直入胃经，使其敷布于十二经，退其淫热……则甚者先平，而诸经之火自无不安矣。若疫证初起，恶寒、发热头痛如劈，烦躁谵妄，身热肢冷，舌刺唇焦，上呕下泻，六脉沉细而数者即用大剂（六两至八两），沉而数者即用中剂（二两至四两），浮大而数者用小剂（八钱至一两二钱）……《本草》言石膏性寒，大清胃热，味淡气薄，能解肌热；体沉性降，能泄实热，恍然大悟，非石膏不足以治热疫。"李杲说石膏除胃热，肺热，散邪热，缓脾益气。《本草备要》认为："石膏……辛能解肌；甘能缓脾益气，生津止渴；治伤寒郁结无汗，阳明头痛，发热恶寒，日晡潮热，肌肉壮热，小便赤浊，大渴引饮，自汗，口干；能发汗又能止汗；舌焦，牙痛。又胃主肌肉，肺主皮毛，为发斑疹之要品，但用之甚少则难见功。"

以上是对石膏性能的阐述。关于白虎汤和白虎加人参汤的记载叙述如下：

仲景《伤寒论》上说："伤寒（注：温病者伤寒之类也）脉浮滑，此里有热，表有寒，白虎汤主之。""三阳合病，腹满身重，难以转侧，口不仁而面垢，遗尿；发汗则谵语，下之则额上生汗，手足厥冷；若自汗出者，白虎汤主之。""服桂枝汤大汗出后，大烦渴不解，脉洪大者，白虎加人参汤主之。""伤寒若吐若下后，七八日不解，热结在里，表里俱热，时时恶风，大渴，舌上干燥而烦，欲饮水数升者，白虎加人参汤主之。""伤寒无大热，口燥渴，心烦，背微恶寒者，白虎加人参汤主之。"《金匮要略》上说："太阳中热，暍是也，其人汗出恶寒，身热而渴，

白虎加人参汤主之。"《仲景幼科》上说:"中暑发热,汗出头痛,口渴,烦躁不宁,恶寒足冷,气乏神倦,治以人参白虎汤。"明王纶说:"暑热发渴,脉虚宜人参白虎汤。"刘完素《河间六书》上说:"中暑,大汗自出,脉虚弱,头痛、口干、怠倦、烦躁……无问表里,通宜白虎汤。"陶华《六书》:"中暑脉虚而伏,身热,背恶寒,面垢,自汗,烦躁,大渴……用白虎汤。"《景岳全书·阳暑论治上》曰:"凡暑热中人者,其气必虚,以火能克金而伤气也……若气不甚虚,但有火者,宜白虎汤;若汗出,脉虚浮,烦躁,有火而少气者,宜白虎加人参汤。"

统观以上所述,可见石膏为清热之要药,能生津止渴又能除烦止狂,为治疗暑病之主药,治疗热疫之佳品。同时可以看出治疗暑热和瘟疫是以白虎汤、白虎加人参汤为主的。脑炎属于温热病中的暑病和瘟疫,所以使用白虎汤、白虎加人参汤治疗脑炎是合乎古人的经验和理论的。

(二) 白虎汤、白虎加人参汤的临床应用

我们用白虎汤、白虎加人参汤治疗脑炎,并不是搬用古人的原方,而是根据古人的经验和理论,结合脑炎的具体情况,加以化裁而订出的。药味虽少而寓有清热、解毒、养阴之意。现在将方剂组成,方义,煎服法,适应证和加减法分述如下:

1. 方剂组成

(1) 白虎汤:生石膏、天花粉、生山药、生甘草。

(2) 白虎加人参汤(简称参白虎):生石膏、天花粉、生山药、生甘草、野台参。

2. 方义
生石膏为治疗暑热、瘟疫之主药,前面已详细论及,此不赘述。

以天花粉易知母,是因为知母苦寒性降,且脾胃虚弱,大便溏者忌用,和石膏并用影响辛凉透邪之意。脑炎患者本系内热耗阴,多显脉象无力,不宜苦寒下降之品以养邪伤胃,所以选用甘苦微寒之花粉易知母。天花粉能清热,润燥,生津,止渴,解毒,通络,又其味甘而不伤胃,有补虚安中之誉。我们始终以天花粉辅佐石膏运用,似能减少肢体运动障碍之后遗症,盖凡藤蔓之根皆有活络之力,况且此品又有解毒之功,具体到治疗脑炎花粉优于知母。但并不是说知母不可用,如果患者表证已解,大便干燥,里热炽盛,也可酌情加入知母,苦寒泻热,性降润便,要灵活掌握,不可死板领会。

以山药易粳米。白虎汤中的粳米主要是固中气护脾胃,防止石膏性沉下降,然其作用远不及生山药。山药性平味甘,色白入肺;味甘归脾;津液稠黏,补肾填精,滋润血脉。为健补脾肺肾三经之药,滋阴养液之品。并因其煮汁稠

黏能逗留石膏在胃,不致重坠速下。温热之病最耗阴液,以滋阴养液之山药辅佐,优于粳米。

甘草,味甘性平,生用微凉泻火,炙则补益三焦,有补脾、润肺、益精、养气、解毒、泻火、长肌肉、通九窍、养阴血、利百脉、除邪热、散表寒之功。同热药用之缓其热,同寒药用之缓其寒;使补药不至于骤,泻药不至于速。用于白虎汤中寓有甘寒化热,生津益胃之意,并取其性缓,使药力不至速下。

以野台参易人参,白虎汤加入人参取其生津益气。然古之人参出于野山,性本微寒,正当其用。后世之人参多为人工种植,恐虫为害,又多用砒石防之。砒石之性燥烈非常,因气化之故,参也燥热。燥热之药以治热病,本非所宜,故以味甘微寒之野台参易人参。《本草纲目》上说野台参功用可代人参,况且野台参的功用是补中益气,生津液,治烦渴,凡病后元气虚损皆可用。其性微寒,和石膏等药并用,以治体虚热实之病诚为良药。如无野产台参,东党参也可代用。其他参不可用,因多系人工种植,其性与野产者不同,且功用也有异。

3. 煎服法　石膏必须生用,轧成极细粉或再用甘草水飞过备用。煎服时先煎石膏数十沸,然后纳入诸药。煎取的药汁要多些(约200~500毫升),服药时要徐徐温服。多煎徐服者欲其药力常在中上焦,不致寒凉下侵,酿成滑泻也。服药时要徐徐温服。服药后适当盖被(如毛巾、床单),不可盖之过厚,以利于内热外达。这些都是重要问题,不可忽视。

4. 适应证及加减法　上面说过,治疗脑炎是以白虎汤、参白虎为主要方剂,但是我们不能拘泥于一方一药来治病,必须在辨证施治的原则上,根据身体虚实、病情变化、季节气候、生活环境等,各种情况,随症加减,灵活运用,才能收功。如病之初期,恶寒发热,表热无汗,舌苔薄白,脉象浮数,可酌情加入薄荷、虫退、连翘、银花、牛子等药;咽痛红肿加牛子、元参;剧烈头痛可酌情加入菊花、桑叶,且须重用生石膏;舌质深红,舌苔白黄微干,有入营之势者,可酌情加生地、元参、丹皮;热势甚高欲神昏者,可加黄连、犀角、菖蒲、郁金等;暑热内陷,热极生腻,发现抽搐者,可加入羚羊角、犀角、钩藤、蜈蚣、全虫、石决明等镇肝息风之品;热传心包,蒙闭心窍,昏迷谵语者,可加入莲子心、鲜生地、川黄连、犀角、菖蒲、郁金等,并可送服局方至宝丹、安宫牛黄散、紫雪散等芳香开窍之品;痰盛者可加用莱菔子、天竺黄、竹沥汁、胆南星等药;口舌干枯无津,可加入阿胶、鸡子黄、地黄、天冬、花粉等;大渴引饮舌光如镜,加服西瓜汁、鲜生地汁、鲜甘蔗汁等;已转入轻症及恢复期者可加入鲜生地、鲜石斛、润元参、二门冬、肥玉竹等滋阴养液之品;在正气已受损失的情况下,脉弦芤或散大无力或结代,或经误治(辛温发汗吐下等),渴引饮,皆宜参白虎。

(三) 体会与讨论

1. 脑炎属于中医学的暑病和瘟疫,而治疗暑病和瘟疫的有效方剂是白虎汤、白虎加人参汤,根据清热、解毒、养阴的原则予以辨证施治,如加入芳香开窍、镇肝息风、芳香化浊等,并注意参考整个温病的特点和疗法,灵活的运用,是会收到良好的效果的。

2. 很多方书记载,对白虎汤的使用有很多顾虑。如《温病条辨·上焦篇》第九条上说:"白虎本为达热出表,若其人脉浮弦而细不可予也,脉沉者不可予也,不渴者不可予也,汗不出者不可予也"。我们认为,白虎达热出表的解释是正确的,但脉浮弦而细、脉沉、不渴、汗不出皆不可投白虎的说法是不全面、欠妥当的。具体分析如下:温热之脉未有不数者,吴氏但言脉浮弦而细,未曾言数。我们在临床上尚未遇到过浮弦而且细的脉象同时并见。吴氏对此脉的提出可能有两种含义:一是表证未解,一是气血两虚。浮弦无力而数的脉象是有的,浮而无力是气虚;弦是胃气衰败,木邪乘土;数是阴虚,这是阴阳俱虚的脉象,虽有实热,单用白虎当在禁例,然后参白虎加减则为正用之法。以白虎清实热,野台参健胃气、补虚损,加于寒润药中能济肾中真阴上升,则有益无损也。在表证未解的情况下单纯用白虎汤是不恰当的,但经过化裁加入辛凉之品,则不在禁忌之内。脉沉者不可予白虎汤。沉滑还是沉涩,沉迟还是沉数,沉细还是沉弦,有力还是无力? 皆未言明,只根据脉象而给出白虎之禁,是不合适的。

余师愚说:"疫疹之脉未有不数,有浮大而数者,有沉细而数者,有不浮不沉而数者,有按之若隐若现者,此《灵枢》所谓阳毒伏匿之象也。诊其脉即知其吉凶,浮大而数者,其毒发扬,一经凉散,病即霍然。沉细而数者,其毒已深,大剂清解犹可扑灭。至于若隐若现者,其毒重矣,其症险矣……即用大剂清瘟败毒饮重用石膏,或可挽回。"由此可见,脉越沉数,热势越重,石膏越应重用。根据我们的临床经验,余氏之说是非常正确的。

不渴者不可用白虎汤的说法是不够全面的。在温热病中,渴者固属多见,但不渴者并非没有,如温热病夹湿者,口燥咽干而不渴,或病之初期、口齿发干而不渴。虽不渴但其他症状具备(如发热、脉滑数、小便黄、大便燥)也应用白虎之类以清其热。

汗不出不可用白虎的说法是没有道理的。吴鞠通自己说白虎本为达热出表,但却规定汗不出不可予,是自相矛盾的。既然它能达热出表,又为何不可予？温热病表里俱热，虽汗不出，白虎也为正治之法。张氏锡纯驳地好，他说："……白虎汤所治之症两见于伤寒论，一在太阳篇，一在阳明篇。太阳篇提纲中未言出汗，至阳明篇提纲中始有自汗出之文，由斯知外感之热深入已实，无论有汗与无汗皆可投之，此为白虎汤之定法。岂吴氏但记阳明篇用白虎汤之法，而忘太阳篇用白虎汤之法乎？又伤寒论用白虎汤之例，渴者加人参，其不渴而有实热者单用白虎汤可知。吴氏则谓不渴者不可用白虎汤，是渴者可但用白虎汤无须加人参也。由斯而论，吴氏不知白虎汤之用法，并不知白虎加人参汤之用法矣！"

通过以上分析，使我们更进一步地理解白虎汤和参白虎的功能，解除运用白虎汤和参白虎的顾虑，以更好地使用它，发挥其应有的医疗作用。

3. 脑炎常有大便干燥者（非指阳明脑炎），我们不用硝黄等攻下之品，而治以白虎或者参白虎往往就能收到应有的效果。盖石膏体沉性降能泻实热，内热即清大便亦自下矣，况石膏还有性降之力欤！但也有大便燥结只凭白虎之力不能为者，可酌情加入清热缓下之品。曾治患者张某，男，51岁，得病3天未大便，高热40℃，剧烈头痛，有时神志不清，口燥咽干，渴思冷饮，舌苔白厚欲黄，脉象沉数无力，治以参白虎，石膏重用五两、天花粉一两、生山药五钱、粉甘草三钱、野台参八钱，另加生地黄六钱、大元参八钱，水煎三次温服，服药后神清热退，大便也通。

4. 内有实热而表不解者，我们在临床上运用白虎汤加入辛凉透邪之药，则可迅速地收到清里解表的功效，远胜于先解表再清里的治法。曾治张某，男，11岁，恶寒发热，体温39.3℃，头痛、口干、恶寒、干热无汗、多睡、舌苔白薄，脉象浮洪而数，投以白虎汤，用生石膏二两、天花粉四钱、生山药三钱、青连翘五钱、南银花四钱、桑叶二钱、杭菊花三钱、薄荷一钱，煎服一剂，身得微汗，恶寒发热头痛即除，去解表之药又进一剂痊愈。

5. 在临床上有体弱阴虚之人，用白虎汤加减治疗后体温反见增高，这是掌握不够全面，忽略了台参和滋阴药的加入，如果这时症状不见好转，加入野台参，体温会很快下降，但总不能降至正常，这时加上野台参也能收到如期的效果。曾治患者陈某，男，56岁，2天来发热微恶寒，头痛而晕，恶心呕吐，不思饮食，精神倦怠，口燥咽干，体温39℃，脉不浮不沉一息七至，舌苔白薄，治以生石膏二两、天花粉五钱、青连翘五钱、南银花五钱、大元参四钱、大甘草二钱、粳米五钱。次日重用生石膏三两，又进一剂，病情不见好转，发热更高，体温40.1℃，多睡，脉数无力，一息八至，急加野台参八钱、大生地六钱，一剂病大减，继服数剂而愈。此即年长阴虚先投白虎而体温反增，加台参始愈之例。

6. 参白虎可以代替二甲复脉汤与三甲复脉汤。二甲复脉汤所主之证是热邪深入、脉沉数、舌干、手指蠕动，用以防痉；三甲复脉汤所主之证是热深厥深、脉细促等。经我们临床应用，其效果远不及参白虎。曾治脑炎患者刘某某，男，成人，高热，昏睡已4天，四肢厥冷，神昏不语，口唇干裂，舌质红赤，舌苔燥黄脉象沉细而数，热深厥深之象。治以大剂参白虎加味，用生石膏八两、野台参一两半、生山药一两、大甘草三钱、广犀角五钱、大生地一两、润元参五钱，水煎分五次温服，尽剂四肢温暖，高热下降，继服数剂而愈。

7. 白虎、参白虎治疗脑炎后遗症也有相当的疗效，在治疗中绝大部分仍采用白虎、参白虎，在辨证施治的基础上加减治疗。如张某患脑炎经治疗后，体温正常，但留有两手抽搐，紧抱胸部不能伸开，两腿屈伸不安，面肌痉挛，不能言语之后遗症，只用活血活络之药治疗四十天不见好转，于原方加入生石膏一两，次日即见好转，此后每日或增一两，或增五钱，增至每剂五两，连服十七天诸症痊愈。

8. 每味药的分量多少和药物的配合是很重要的。石膏能清热，如果一剂只用一钱则不能收效，用十斤就会坏事。再者必须和他药配合，只用一味药或一个成方来治疗千变万化的疾病是极不合理的。比如：蜈蚣、全虫，有镇痉作用，但只用蜈蚣、全虫镇痉，而没有他药的配合则难以收效。总之，分量的多寡和药物的配伍是治疗中的关键问题。

9. 幼小儿童，年迈之人，体虚之人，劳心劳力之人，或经汗下后，皆宜白虎汤加野台参。脑炎患者常有六脉沉伏不见或沉细而数，此所谓壮火食气，阳毒伏匿之象也，给予正确治疗，灵活运用参白虎往往可以收到良好的效果。如脑炎患者马某，女，61岁，高热40.6℃，恶心呕吐，昏迷，不会说话，大小便失禁，右半身不灵活等症，左脉沉数而滑，右脉微细，治以参白虎重用生石膏三两、野台参八钱、生山药五钱、粉甘草三钱、竹茹、川连、蜈蚣等药，兼服牛黄散五分，次日神志完全清醒，体温正常，除感乏力外，诸症皆愈。此例若非加入台参，收效是不会如此迅速的。

10. 有合并症者也不能忽视白虎或参白虎的运用。如脑炎合并白喉患者常某，男，7岁。高热无汗，神志昏迷，不断抽风，口角左斜，两目上视，咽下困难，喉有白膜（经西医确诊为脑炎合并白喉），二便失禁，脉象沉细而数一息九至，用白虎汤加广犀角、蜈蚣、全虫、寸冬、桔梗、生地、钩藤、安宫牛黄散等加减治疗，最后脑炎、白喉皆愈。再如脑炎合并高血压患者杨某，男53岁。高热昏迷，面赤，便燥，以白虎汤加入石决明、龙胆草、龙骨、牡蛎、怀牛膝等凉肝镇肝、引血下行之品,服数剂痊愈出院。

11. 患者自汗出,但仍恶寒,发热,口燥咽干等病,参白虎汤加减治疗是有效的方法。虽无汗出,若阴气虚,阳气盛,热邪内陷,身发热,口燥干,背恶寒者,宜清之,参白虎也是有效的方剂。如脑炎患者刘某,得病3天,汗出多,头汗尤甚,背恶寒,身高热,口燥咽干,脉虚数无力。投白虎数剂而愈。又如张某患脑炎病数天,因阳盛阴弱,热邪内陷,身高热,脉沉细而数。初认为是表证未解,投辛凉解表之剂,汗虽出而病不解,恶寒更甚,发热益高,遂改用参白虎加减治疗,石膏重用八两、野台参一两半、生山药一两、天花粉一两、细生地八钱、大元参四钱、粉甘草三钱,数剂而愈。此种治法正合叶氏之意:口燥干,热内陷,背恶寒,白虎加人参汤主之。

12. 脑炎患者当用白虎加台参者,应及早加入,晚则延误病人。曾治谭姓兄妹,男5岁,女4岁,发病日期相差无几,病情轻重相同,都是治以清热、解毒、养阴之药,但男者先期未会注意野台参的使用,病之后期虽然加入,但已晚矣!结果未免死亡。女者入院即加入野台参,结果很快痊愈。盖幼小儿童阴亏多火,况又温热耗阴,故即时的加入,当属必须。

七、治疗脑炎成功必须全面配合

1. **中西医配合治疗问题** 对于治疗脑炎,尤其是重型和极重型的抢救,中西医的配合是不可缺少的。如患者发生心肺衰竭而出现呼吸困难时,中医虽有处理方法,但远不及西医的输氧、注射强心药来得快。我们在治疗中有过不少输氧、注射强心剂争取了治疗时间而治愈的例子。患者痰涎壅盛有气闭身亡的危险时,西医采用器械吸痰是很好的急救方法。患者神志昏迷,不能饮食,不能服药,用鼻饲法便捷巧妙。在治疗中必须中西医紧密团结,互相取长补短,共同完成任务。

2. **护理方面的配合** 护理方面的配合对于治疗脑炎起着很大的作用。如输氧、鼻饲、吸痰、注射等技术操作。发现患者病情恶化——呼吸急促、发绀、脉微、虚脱⋯⋯立即报告医生进行抢救。经常变换病人卧位,防止痔疮和肺炎发生。除观察记录饮食、大小便的情况等护理常规之外,又必须适应中医的治疗特点,如病情严重的服药次数宜多,须日夜按时投药;病势轻的服药次数就少,夜间不须服药。观察记录服药后的病情变化,以使医生了解情况,供处方时的参考。

饮食方面,高热进行期患者应供给充足的水分,可给有清热滋阴作用的西瓜汁、梨汁、茅根汁、芦根汁、甘蔗汁、绿豆汤、果子露等；如病势已减可用豆浆、牛乳、米汤、藕粉、鸡子汤等；恢复期患者已想吃饭的情况下，可给吃稀饭、面汤、牛乳、蛋糕、鸡蛋等食物。

　　患者不想饮食或不能饮食，不应让其强进饮食，强进饮食不但不会营养吸收，反而有助病邪。肉类和黏腻等不好消化的食物必须禁忌。肉类是产生体温的主要原料，热病加热实不相宜。《黄帝内经·热论》上说："帝曰：病热当何禁之？岐伯曰：病热少愈，食肉则复，多食则遗，此其禁也。"我们在临床上曾经有过治疗痊愈食肉复发的教训，因而必须引起我们的高度注意，肉食是绝对不能食的。

　　3. 药房工作的配合　　药房方面的配合也是很重要的。如药品的储存，药的性能各不相同，在储存的方法上就不能一样对待，密封、通风、阴放等各得其当才能发挥应有的作用；再如药品炮制，制与不制性能各异，该炒不炒则效力减低；应轧成细粉不轧细则煎不出力量等皆不能忽视。又如煎药，应视药剂之大小，以确定需水之多少；看药之功用，确定火候之强弱；以及煎药时间之长短，先煎、后入、临时冲服，剩余药汁的多少等皆与治疗脑炎的效果有相当关系。

　　4. 针灸治疗的配合　　针灸对于脑炎的治疗有一定的作用，尤其对于后遗症的治疗效果更佳。在病的早期和发展期针刺可以帮助减低体温，改善病情；在病的后期可以促进机能恢复，特别是各种运动机能障碍，如牙关紧闭、半身不遂等，针刺多有效验。配合药物治疗常能解决药物难以达到的治疗目的，不可不加重视。

八、治疗脑炎应当注意的几个问题的讨论

　　根据古人的经验和各地的报道以及我们的临床体会，中医治疗脑炎和以下几个问题有相当关系的。讨论如下：

　　1. 误汗问题　　我们知道，乙型脑炎属于温病范畴，所有温病都有程度不同的口干和口渴，口干和口渴是热邪耗阴的明证，多数脑炎病人有自汗出，汗出是津耗的表现。根据这些现象才决定了"保存津液"的原则。吴氏鞠通说："忌汗，汗之不惟不解，反生它患；汗为心液，心阳伤而神明乱，谵语、癫狂、甚至有内闭外脱之变。"其他关于忌汗的描述还很多，不能一一列举。所谓误汗有两种含义：一是不应发汗而妄用发汗药，这就要耗伤津液，促使病情加重；一是辛温药发汗，汗后可能暂时体温降低一些，但旋即升高，甚至发生内闭外脱的

危险。

辛凉透邪外出是治疗初起温病的法则之一,吴氏鞠通说:"温病最忌发汗,只许辛凉解肌,妙在导邪外出。"叶天氏说:"暑热……状如外感风寒,忌用柴葛羌防,如肌表热无汗,辛凉轻剂无误。"说明在症状具备的条件下,辛凉解表可以应用。具体到治疗脑炎不用清热药物而只用解表的机会是很少的。

汗出是消耗津液的明证,脑炎多有自汗出者,能不能止汗保存津液呢?不能。《黄帝内经·热论》篇上说:"暑当与汗出勿止。"如果强止其汗实际上是帮助毒热的内攻,消减自身的抗力。这时应当尽快治好疾病,病愈之后汗就自然不出了。

2. 误下问题 误用泻下,能使患者受到不应有的损失——耗伤阴液。尤其表证未解,更不能用下法,无论是药物攻下,或是灌汤通便。"表证未解下之为逆"。病之初期正当机体与毒热相争之时,泻下能使阴液受到损失,消减机体的抗力,帮助毒热的内攻。余师愚说:"疫热乃无形之火毒,病形虽似大热,而脉象细数无力,所谓壮火食气也。若以无形之火热,而当硝黄之猛烈,毒热焉有不乘虚而深入也。怯弱之人,不为阳脱,即为阴脱;气血稍能驾驭者,亦必脉转沉伏,变证蜂起,或四肢逆冷。或神昏谵语,或郁冒直视,或遗尿旁流,甚至舌卷囊缩,循衣摸床……"前贤经验证明疫热是不能用下法的。据我们实际经验,诚不误也。温热是全身受害的疾病,肠也不能例外,若是只见大便干燥而妄投泻下药,势必毒热乘虚而入,况且泻下能增加肠的损害与刺激。

虽然表证已解,但患者仍有高热,下剂的应用也是不适当的。那么大便干燥怎么办呢?我们仍然按照治疗脑炎的大法——清热、解毒、养阴的原则,重用石膏加赭石,或加服玉泉散大便即通,热也可以随之缓解。若大便仍不通时,可重加清热滋阴润便之赭石、瓜蒌等。

不应泻下而泻下是为误下。应当泻下的还得用泻下药,如患者体温不甚高,腹满硬,不大便,有燥屎者,或狂躁不休,大便燥结或黑黏,脉滑实者,是阳明腑实,可以运用下法,使热有所去,而病自易愈。

3. 利小便问题 发热汗出对于液体的消耗是很大的。脑炎必有发热,多有出汗,故小便黄少乃为常见。我们不能但见小便黄少而妄投利尿药,因为利尿能减少机体的液体,增加脏器的损害。此即所谓劫其在里之阴,热邪乘之内陷也。如果病人有尿潴留现象,应在清热解毒养阴药剂中加用导热利尿之药,如滑石粉、淡竹叶之类。病势急迫,导尿在所必须。五苓散等温燥利尿药绝不能用。

4. 用辛温燥热药物问题 我们知道脑炎是毒热所致。关于"暑"的记载,

《黄帝内经》上说:"在天为热,在地为火,其气为暑。"治疗脑炎应当以"热者寒之"的精神来治疗,如果误用辛燥温热之品,就等于火上加油,促使病情加重。吴鞠通说:"若真能认得温病,断不致以辛温治伤寒之法治温病。"

患者急性期过后,仍有闭证,热毒深藏,可以选用芳香开窍之苏合香丸引毒外出,但必须结合清热解毒养阴的药品。

5. 冷敷问题 脑炎患者身发高热,这是病人自身对毒热抵抗的反应,是放散毒热的正常现象。冷敷后,会使局部毛细血管收缩,毒热不能外敷。常有脑炎患者服了石膏等清热解毒药品之后,全身透发黏腻恶臭之汗,这种臭汗的发出,表示着毒热的外散。这种汗出之后,病即逐渐好转。如用冷敷,势必影响这种毒热的排出,致使达不到治疗目的。同时冷敷与古人所谓"暑当与汗出勿止"的经验是不相符的。

在患者身发高热而无汗的情况下,用酒精或温水擦澡对病人有一定帮助,可以采用。

有人这样说:将一杯热水,放在冷水里,它能散热,热被冷水很快吸收,热水即变冷水。《黄帝内经》上说:"诸热病,以饮之寒水,乃刺之;必寒衣之,居之寒处,身寒而止。"根据这些理由用冷敷或冷水灌肠当有益无损也。我们不以为然。一杯热水是一种无生命的物质,人是有生命的机体,如果一杯热水放在一般的室温处,它能慢慢散热最后变凉;人发热卧在同等温度的床上,就不能热降身凉。热极的物体放在太冷之水中容易炸毁,这是大家都知道的。一个高热的病人,竟用零度以下的冰块敷其身,极冷之水灌其肠,会给他一个突然的过冷的刺激。当时体温虽有所下降,但里热不减,病不能愈。更不能和饮寒水相比拟,饮寒水并不是饮的冰水,而且是病人自觉地乐饮,并不是强迫地灌入。饮寒水的目的在于驱热外出,并且用针刺皮肤导热外散;冰水灌肠只是冰水灌肠,这种下夺之法,并不同于饮寒水、针刺皮肤导热外散。穿寒衣,居寒处,是说热病人应穿上清洁干净的衣服,不要穿的厚了;要居住凉爽安静的房间,不要严闭其门窗。我们是这样理解的。

6. 腰椎穿刺及抽血问题 在临床实践中,有的病人一经腰椎穿刺和抽血后尤其数次穿抽之后,病情加重。有的重病人,高热昏迷,经治疗热退神清,为了检查进行腰穿和抽血,病又加剧发热昏迷。如张某,入院时高热昏迷,经治疗热退神清,穿刺后又发生高热昏迷。再如患者魏某某,原有发热,神志清楚,抽血后体温更为增高,并加昏迷。

关于抽血和腰椎穿刺使病情加重的解释,现在只能用避免外来刺激和血与脑脊液的减少来解释,其他原因尚不明了。

脑压高的病人经抽脑脊液后,病情反见好转。有的病人虽经一次抽血病情并不加重,但多次抽血和腰穿对病人是不利的。

为了确定诊断,检查脑脊液和补体结合试验是很必要的。我们规定在入院时穿抽一次,以明确诊断;在治疗的过程中避免腰穿和抽血;病人痊愈后,到出院时再作一次穿抽以便观察疗效。

7. 用解热发汗药和安眠镇静药问题 有的使用解热发汗药后体温更为增高病情恶化;也有用药后汗出很多,体温暂时降低一些,不但达不到汗出痊愈的目的,反而在数小时内体温复又增高,病情恶化;也有服解热药后,当时体温反见增高的。

上面说过,不适当的发汗对病人是不利的。既然用药后有汗出,自然就得耗伤水分,减低病人自身的抗力,从而也就减低了中药的疗效,致使病程延长。这些解热药对脑炎的治疗作用不大,因此考虑不用。

在临床中发现有的病人用了安眠镇静药,尤其多次大量使用之后,再用中药治疗效果较差,病程延长。从后遗症的病例分析发现,部分患者会用过大量安眠镇静药,是否这些药品对后遗症的发生有关系,还是因为病情较重的缘故,值得进一步研究。

镇静药是暂时治标的一种方法,我们应当标本同治,从整体出发,单用镇静药是不能达到治疗目的的。中医治脑炎抽风是在清热解毒养阴的方剂中加入镇肝息风之品。嗜睡、昏迷是脑炎的部分症状,中医认为是邪蒙心窍所致,选用清热解毒开窍并用之法,以使患者神志清楚。安眠镇静药的使用,能使患者处于朦胧状态。这是中西医治疗上的不同。因此服用中药治疗的病人,应该避免安眠镇静药的使用。

8. 高热时输液问题 高热时输液,有的体温增高,病势加重;有的随即昏迷不醒,阴囊收缩。虽不是高热病人,有的在输液后也能使体温增高1℃,停止输液后,体温就又下降。大量输液增加患者心肾的负担。因此高热病人输液体温增高,病势加重是很可能的。如患者汗出甚多,有明显脱水现象,输液是有效的急救方法,应当输液。并须做加温处理。

九、结　语

1. 本文介绍了脑炎的辨证治疗,治疗脑炎的大法是"清热、解毒、养阴"。

2. 以白虎、参白虎、清瘟败毒饮加减为主治疗脑炎是有效的方剂。对白虎、参白虎作了重点论述。

3. 治疗脑炎必须全面配合，才能收到良好的效果。

4. 对于治疗中应当注意的几个问题进行了讨论，仍需今后进一步研究。

郭可明　王瑞堂　郭纪生

（此文曾发表于《广东中医》1960 年第 8 期）

中医对流行性乙型脑炎后遗症的 ◎ 辨证施治

脑炎后遗症的发生与乙型脑炎一样,同样危害着人的生命健康,所以研究乙型脑炎后遗症及其治疗方法,摸索更有效的治疗方法和治疗规律是需要迫切解决的问题。

中医对脑炎后遗症是否有办法呢? 通过我院(编者注:石家庄传染病医院)十年来临床资料及外地一些报道来看,可知祖国医学对乙型脑炎后遗症是有一定的疗效的。现在单将我院中西医合作治疗乙型脑炎后遗症的方法向大家汇报如下:

一、我院中医治疗乙型脑炎后遗症概况

我院中医治疗乙型脑炎后遗症是从 1954 年开始的。1954 年治疗 31 例,全部治愈,与此同时也治疗了一些脑炎后遗症,均获得很好疗效,取得与积累了一些经验。1955 年又取得一些经验。由于对脑炎后遗症积累了一定的经验,所以 1956 年对苏联专家的脑炎后遗症的治疗取得了成功。

几年来,我院治疗乙型脑炎的法则,在"清热、解毒、养阴"的原则下,进行辨证施治中医治疗。

二、祖国医学对脑炎后遗症的认识

(一)脑炎后遗症的临床表现

流行性乙型脑炎急性期后,由于神经细胞受损,以致遗留长期的或短期的精神或神经症状的后遗症,一般认为乙型脑炎后遗症的发生率是 5%~20% 之间,脑炎后遗症的种类很多:

1. 大脑皮质的损害可引起痴呆、智力减退、精神病、失语、失明。
2. 运动神经受损可引起:面神经麻痹、吞咽困难、强直性瘫、弛缓性瘫、四

肢瘫、两上肢瘫、偏瘫、截瘫、单瘫、颈肌瘫。

3. 锥体传导障碍可引起：肢体震颤、舞蹈样运动、扭转痉挛。

4. 植物神经紊乱可引起：出汗、流涎、大小便失禁。

我院收治的 217 例乙脑患者中，初步统计有后遗症患者 42 例，后遗症发病率 19.35%。计有各种后遗症 18 种，其中以瘫痪为最多，有 30 例，占后遗症患者的 71.42%，其中强直性瘫痪 24 例，占 80%，弛缓性瘫痪 6 例，占 2%；其次，失语者共 26 例，占 61.9%；一个患者常患数种不同的后遗症，最多者达到 5 种之多。

（二）它属于中医的什么病？

中医没有乙型脑炎的病名，也同样没有乙型脑炎后遗症的病名。现在全国已公认乙型脑炎属于中医学温病范畴，与暑温和瘟疫相似或相当，那么脑炎后遗症又是中医学的什么病呢？我认为乙型脑炎后遗症仍属于中医学的温病范畴，相当或近似于中医学所说的"瘥后诸症"和"温热遗症"，当然它还是包括在暑温和瘟疫之中。

（三）对中医治疗乙脑后遗症治疗法则的探讨

从文献中可以看出，中医学对脑炎后遗症的理法方药有一定认识。《疫疹一得》中有"瘥后二十症"，阐明了瘥后大便燥结、四肢浮肿、半身不遂、惊悸怔忡、失音、郑声、喜睡、多言、遗精、恐慌、昏睡、自汗盗汗、心神不安、虚烦不寐、皮肤痛痒、食少不化、瘟毒发疮、食复劳复等，二十症的病因病机及治疗方药。此外，在《疫症条辨》中静躁失常、骨节烦痛、腰如被杖、筋抽脉惕、昏闷无声、筋肉瞤动、吐舌弄舌、头汗如涌、发狂、咬牙等，也都是脑炎后遗症中所常见之症。

从"瘥后二十症"中可看出，其病因多见"脾胃虚弱""热病肠胃干燥""血不能润，气不能运""疫症热流下部泄于经络""瘥后血虚肝失其养""水亏火旺，心肾不交""胃虚而有余热""胃热乘心犹有余热""其火已熄，尚有余烟"等原因。

在《疫症条辨》中所例 8 条，又多认为是"淫热之气，流于肾经""毒热内扰""毒闭气泄""血被煎熬，筋失其养""毒火冲突，燔炙少阳""烈毒鼎沸于内""肝经热极筋失其养""阳明邪热扰乱神明"，均由毒火所引起。

从"瘥后二十症"的病因中又可看出属于余热、也就是"其火已熄，尚有余烟"范畴者有 9 条；属于虚者有 11 条，而虚者又以"水亏""阴虚""血虚"者为多；"气虚""阳虚""脾虚"较少。

看起来,有关后遗症的病因多数是由于毒热或余热和阴虚两个方面(当然气虚、脾虚也不可否认)所造成。

其治疗方法《疫症条辨》是以清瘟败毒饮为主方进行辨证施治的,"瘥后二十症"的治疗中也有用清瘟败毒饮的加减方。如:半身不遂宜小剂败毒饮加木瓜、牛膝、续断、萆薢、黄柏、知母、威灵仙;在补益方剂中多是选用了益气补阴的方剂,如参麦饮、酸枣仁汤、宁志丸、参麦黄连汤等,多用甘寒之药。

所以我认为在《疫疹一得》中记载了对温热病瘥后的理法方药,贯穿清热解毒养阴的治疗原则是比较正确的。

《重订广温热论》一书中记载了温热遗症疗法 24 种,他认为"温热二病,凡有遗症者,皆由余邪未尽或由失于调理,或由不知禁忌所致。"记载了瘥后发肿,皮肤甲错,发疮,发痿,发蒸,发颐,额热,妄言,语謇,惊悸,不便,喜唾,调理禁忌……等 20 种。看来是在《疫疹一得》"瘥后二十症"的基础上衍变而来的。

如对"瘥后发疮"一症,书中记载:"温热新瘥,发疮者最多,乃余热深入肌肉也,若照寻常疮症温托妄施,断不能救,惟多服清凉解毒兼养气血药自愈。"这较《疫症条辨》中"疫疮发论"宜清瘟败毒饮加石膏、生地、川连、蒲公英等专主清热解毒又增添一法:兼养血气。这很有临床价值,在临床中脑炎后遗症患者多是消瘦不堪,气血受损,此时发疮,说明血中毒热未清,固然清热解毒势所必然,但兼养其已虚之气血也应考虑到。

再如:"皮肤甲错"条中论:"温热愈后,身体枯瘦,皮肤甲错者,乃热伤其阴,阴液不能滋润皮肤也",治法以其养阴为主,吴氏人参养荣汤。

清燥养荣汤:白知母、天花粉、当归身、白芍、生地、新会皮、甘草,加灯芯煎服。

叶氏加减复脉汤尤效:炙甘草、大生地、真阿胶、麦冬、吉林参、生薏仁、北沙参、燕窝、枇杷叶,用枣二枚;咯血加白及;夜热加地骨皮;便溏舌燥去生地。

又如瘥后发蒸,蒸蒸骨热如痨瘵者,乃余热留于阴分也,不可以其赢瘦而遂用虚损门治法;必察其六腑有结邪则仍以攻邪为主,次察其经络有壅瘀,仍以通瘀为主。次察其气道有痰涎,仍以祛痰涎为主。数者俱无方可清热,或无邪而阴伤,方可纯用养阴之药或分其余邪之轻重,亏损的多少而兼用养阴清热药进退加减以和之更妙。

脑炎后遗症也常有发颐之症,"瘥后发颐"条中说得很清楚:"治法以解毒清热,活血疏散为主。"又说:"此症初起宜消散,缓则成脓,不可轻补于未溃之前,补早则必成脓,尤不可纯用寒凉于将发之际,恐闭遏而毒不得发,故必兼疏散为要。"

"瘥后调理"条中说得也很恳切:"说调理当分补虚清热之项。补虚有二法:一补脾一补胃,中气虚者,以四君子汤,营气建中汤温补之,如其人阴分虚者,必有余邪未尽,舌燥口渴,二便艰涩,脉兼微数等症,宜小甘露饮,叶氏养胃汤清养之。清热也有二法,初病时为实热,宜用苦寒药清之;大病后热为虚热,宜用甘寒药清之。二者有霄壤之殊,生津液即是补虚,故以生津之药含甘寒泻热之药而治愈后的虚热,皆为合法。仲景、河间主用竹叶石膏汤、天水散以清虚热,也取其甘凉之义。"又说:"至于饮食之补,但取其气,不取其味,如五谷之气以养,以五菜之气以充之,每食之间便觉津津汗透,将身中温蓄之邪热,以渐渐运出于毛孔,何其快哉!"这与临床所见颇为一致,丝毫无夸张,在脑炎后遗症病人中,尤其是将要好转的病人,往往见到此种情况。并说,凡病新瘥,只宜先进白稀粥,次进浓者,又次进糜粥,亦须少少与之,不得早吃肉食,恐其油腻,阻滞经络,邪热不能外出,久久充养宣固,愈无出期。

在"瘥后禁忌"中言的也甚合乎情理,记载有温热大病后,正气未复,凡饮食起居俱不可不慎,如酒肴、甘脆、肥鲜、生冷等物,皆不可犯,只宜糜粥自养,少食而频,则易运化,不可过饱,凡病皆然,温热证尤甚。

通过以上所引证,余热淫于肌肉而发疮,宜多服清凉解毒,兼养气血之药。或热伤其阴,肌肤甲错,以养阴为主;或瘥后发蒸,分其余邪之轻重;亏损之多少而兼用养阴清热药;或瘥后发蒸,以清热解毒活血疏散为主;以及阴分虚者必有余邪未尽及清热宜用甘寒之药以治感后虚热之说,皆可说明凡遗症者皆有余热未尽,或失于调查,或失于禁忌而致气阴受损之规律,其治疗原则也是以清热解毒养阴来进行辨证施治的,与《疫疹一得》的认识基本一致。

《疫疹条辨》中"瘥后二十症"与《重订广温热论》中"温热遗症疗法"是叙述温热病后遗症的专篇,除此以外,其他一些温病著作中的治法和方药也很适用于脑炎后遗症的治疗。如《温病条辨·上焦篇》中说:"手太阴暑温,发汗后暑证悉减,但头微胀,目不了了,余邪不解者,清络饮主之。"清络饮方:鲜荷叶、鲜银花、西瓜翠衣、鲜扁豆花、丝瓜皮、鲜竹叶心。又如《温病条辨·中焦篇》说:"阳明温病无上焦证,数日不大便当下之,若其人阴素虚不可行承气者增液汤主之",以作增水行舟之计。元参、麦冬、细生地,此方寓泻于补,以补药之体作泻药之用,既可攻实,又可防虚,此方救温病体虚泻下者或病后之阴虚者皆宜。在《温病条辨·下焦篇》证有:"误用升散,脉结代,甚则脉两至者,重与复脉,虽有它证后治之,此留人治病法也。即仲景里急,急当救里之义。"热邪深入下焦均宜复脉汤:炙甘草、干地黄、生白芍、麦冬、阿胶、麻仁;并有热邪深入下焦脉沉数,舌干齿黑,手指但觉蠕动,二甲复脉汤主之,三甲复脉汤主之;也有热邪久羁,吸烁真阴,或因误表或因妄攻,神倦,脉气虚弱,舌绛苔少,时欲脱者大定风珠主之:白芍、龟板、鳖甲、牡蛎、贡胶、麦冬、麻仁、五味子、炙甘草、鸡子黄、地黄。并谓"惊厥神昏,舌短烦躁,手少阴证未罢先与牛黄紫雪辈,开窍搜邪,再与复脉汤存阴,三甲潜阳",还说"邪气久羁,肌肤错甲,复脉汤热饮之,虚盛者加人参"。

以上诸方皆是在温病后期,尤其是在温病遗症中温邪久羁,阴液已亏情况下所需要运用的方剂。

根据以上 31 证和分析,我认为乙型脑炎后遗症的治疗原则应该是"清热解毒养阴",并根据兼证不同而选用芳香开窍、潜镇息风、通经活络、护阳和阴、清热解毒、养阴清肺、益气生津、通里逐秽、开窍豁痰等法主之。基本代表方剂是人参白虎汤,以此方为基础,随其兼证而加减变化用之。

三、治 疗 方 法

对脑炎后遗症的治疗,可分为:中药治疗、针灸治疗、西药配合治疗、饮食疗法、按摩疗法五部分。

(一)中药治疗

基础方剂是人参白虎汤,药味组成是:野台参、生石膏、天花粉、生山药。

辨证施治:

1. 体温基本正常而昏迷不醒,不断抽搐,或眼球震颤,肢体羸瘦,四肢拘紧强硬难伸,是属毒热未除,内蒙心窍,淫于肝经,滞于经络所致,法当清瘟解毒,养阴活络,潜阳息风及芳香开窍法。宜以参白虎汤加减,龙齿、牡蛎、天竺黄、大生地、白芍、蜈蚣、全虫、丝瓜络、忍冬藤、嫩桑枝、龟板、鳖甲之品主之,并据其热之多少而选用局方至宝丹、安宫牛黄散、苏合香丸。

2. 单纯肢体拘紧难伸或疼哭叫喊,或半身不遂,口眼喎斜是属毒滞经络,宜以参白虎加减,银花、桑枝、忍冬藤、丝瓜络、大生地、阿胶、生蒲黄、五灵脂、秦艽、元胡索、全虫、蜈蚣等品,加用苏合香丸;肢体痿软无力,加用元肉、杭萸肉、萆薢、怀牛膝、木瓜等。

3. 失语 ①痉后声颤无力,言语微细,语不接续,或有声不能言,是气虚,元气无根,水亏不能上接于阳,阴气大虚,此时或有惊悸,或有低热,或有面赤,法当培补气阴,兼清余邪,方宜参白虎,选用元肉、萸肉、沙参、生地、阿胶、石菖蒲之类。②痉后气因气闭,窍因气闭,而昏闷无声,或言语謇涩,法当清肺解毒,舒郁开窍,宜白虎汤,选用射干、桑白皮、石菖蒲、蝉蜕之品。③瘥后心肾虚而舌不灵动,痰阻脾络,肝风内扰而言语謇涩,法宜息虚风而清痰火,方宜参白虎加减钩藤、石菖蒲、竹沥、竺黄、瓜蒌、枳实、麦冬、牡蛎等味。

4. 瘥后失明,是属肝肾衰,方用参白虎加用石决明、草决明、菟丝子、元肉、萸肉、枸杞、五味子等。

5. 瘥后发狂,体温正常,但神志不清而静躁不常,较之癫狂或妄言妄见,或骂詈不避亲疏,或弃衣而走,登高而歌,力倍常时,证属毒热,痰火余邪,内扰神明之故,法宜一清再清,一下再下,大剂白虎汤加减石菖蒲、川郁金、青礞石、生赭石清之,再以承气汤下之,或以白虎承气汤攻下之。

6. 瘥后而吞咽不畅快,牙关紧闭,是属肺胃之热,熏蒸之故,阳明胃经环绕口唇,热燥津液,则脉拘急,则牙关不能开合,肺主咽喉,肺热熏蒸则吞咽不利,法宜清宣肺胃之热,方宜白虎汤加减细生地、元参、射干、桔梗、甘草、牛子、丹皮、胆草、石决明等味。

7. 瘥后发黄,午后低热或夜间低热,属阴虚,胃腑无结邪,经络无阻滞,气道无痰涎而内热者,法当壮水制火,法当参白虎选加大生地、元参、麦冬、常山、大青叶、牡蛎、杭萸肉等味主之。

8. 瘥后发疮,温热新瘥而发疮,或发于头面或发于四肢,是余热淫于肌肤,是为毒之聚,且勿温托妄施,宜清温解毒凉血为法,白虎汤加减、蒲公英、银花、生地榆、黄芩、生地、漏芦、丹皮等味。

9. 瘥后斑疹透露,是毒热外散之象,但其发愈迟,其毒愈重斑疹遗未透尽,疫疹为火之苗,火为疹之根,如欲其苗之外透,非滋润其根,何能畅茂。法宜清温解毒,滋阴凉血,方宜清瘟败毒饮或犀角大青汤加紫草、蝉蜕、薄荷叶主之。

10. 瘥后头痛不除,或头痛倾侧难举,记忆力减退,证属余热不退,毒火参于阳位,热邪耗伤心血之故,法宜清热养阴,清解上焦毒热,头痛者宜白虎汤加大青叶、夏枯头、石决明、蔓荆子、酒黄芩、薄荷叶等味,头痛甚者重用石膏,记忆力差者选用远志、萸肉、麦冬、枣仁等补心之品。

11. 瘥后面色苍白,脉象结代,精神疲困等气血受损之象,法宜益气养血之中兼清余邪,方宜参白虎,炙甘草汤,不用桂枝主之。

12. 瘥后不思饮食,食不消化,余热未除,脾胃虚弱所致,法宜当补之以温运,六君子汤,香砂理中汤主之:党参、白术、淡干姜、炙草、广木香、砂仁。

13. 瘥后不寐,面色㿠白,舌质红绛无苔,少气无力,头痛而昏闷不清,脉气虚弱,证属心肾不交,心血虚损而余火扰动之故,法宜培补气血,可选用党参、麦冬、枣仁、五味子、龙骨、牡蛎、炒栀子、茯神等味,或黄连、阿胶汤以清滋之。

14. 瘥后浮肿 ①脾胃虚弱,不能消谷者,脾虚不能制水,其身重小便利者,枳实、白术、薏米仁、泽泻、车前之类主之。②毒火内扰,膀胱积热,小便黄赤或闭塞,而致水肿者,清心利小便法主之,清热剂中加白茅根、云苓、木通等味主之。③气血大亏,阴虚未复而肿者,其身轻而小便不利,复脉汤主之。以复其亏损之阴阳。

15. 瘥后神志不清,抽搐不止,或夜间抽搐,肢体羸瘦,脉象细数,证属毒热内扰,气阴不足,血不荣筋,肝风内动之故。方宜参白虎加生龟板、生鳖甲、全虫、蜈蚣、贡阿胶、龙骨、牡蛎、鸡子黄、钩藤、竺黄等久服。

16. 瘥后咳嗽或有顽痰不化,证属余热不尽,客于胸腑,上焦有热,法宜滋养肺胃之阴,白虎汤加浙贝母、桔梗、枇杷叶、天竺黄、石斛、云苓、杏仁、桑皮,顽痰不化再加龙骨、牡蛎。

(二) 针灸治疗

脑炎后遗症在中药治疗的同时,也以针灸疗法作为辅助治疗,以通其筋脉,和其荣卫。

1. 抽搐取穴人中、承浆(深刺)、印堂、百会、涌泉,热盛者十宣放血。

2. 口眼㖞斜取穴地仓、颊车、合谷、太阳、承泣、睛明。

3. 肢体拘紧或半身不遂取穴

上肢:肩井、肩髃、曲池、尺泽、手三里、内关、外关、合谷、后溪。

下肢:环跳、肾俞、命门、风市、伏兔、梁丘、阴陵泉、阳陵泉、委中、足三里、绝骨、三阴交、解溪、昆仑。

4. 失语取穴人中、哑门(深刺八分)、风府、通里。

5. 失明取穴太阳、睛明、承泣、丝竹空、攒竹、合谷。

6. 头痛取穴太阳、百会、上星、风府、风池、头维、印堂、合谷、列缺、足三里。

(三) 西药配合治疗

宜采取对症疗法:有并发肺炎者,使用抗生素治疗;抽搐或狂躁者使用镇静剂;肢体羸瘦者,注意输血补液,补充葡萄糖、蛋白与维生素。

西药的配合治疗,往往使病者机体情况好转,抵抗力增强,对疾病恢复起到很大作用。

（四）饮食疗法

脑炎后遗症必须强调饮食调理，前者增强提升瘥后调理，除在药物上选用清热及补虚之外，更需要强调饮食之补，所以在脑炎后遗症期中，当阴气受损，肢体羸瘦之际，不加强营养，是不会使疾病痊愈的。

脑炎后遗症会出现不同程度的虚象，但以阴虚为主。阴不足者，自然玉液枯干，肌肤甲错，其症状都是大病后或久病后所遗留下的久而不复的损症，所以我认为脑炎后遗症也是包括在中医学的四损与四不足之中的（四损者：凡大痨、大欲、大病、久病后，气血两虚，阴阳并竭，即为四损；四不足者：气、血、阴、阳不足，即为四不足）损的治疗必须注意养正。

《重订广温热论》说得很清楚："每见温热症屡复后，兼此虚损症候者，总不可正治其邪，必以养正为要……养正以达邪祛邪以安正，互相增减。"

如何养正呢？我认为除了药物，滋补之外，就应该靠饮食来调理。

《理虚元鉴》中说得很清楚："血症生死之辨，以大肉不消者其病轻，大肉渐消者其病重，若大肉脱尽者，万无生理，倘虚热已退，诸症已止，痰嗽皆除，而大肉未消或既消而脾胃犹强，兼食滋补，大肉渐渐长起，则犹可治。"以上虽然说的是血症，但其大肉晚尽，肌肤甲错之虚证是与脑炎后遗症的损症相符的，既是血症中出现的损症可以靠饮食滋补，何尝脑炎后遗症中出现的损症就不能用饮食来滋补呢？所以我们认为以饮食来养正达邪是相当重要的。

脑炎后遗症的饮食以什么食物为好？从医籍中看来是清淡稀粥为最好。章虚谷说："余热留藏于经络血气中而未净，因食助气，则两热相合后复炽，故食肉病必复发，多食谷则邪遗留，必淹缠难愈，故当戒口清淡稀粥，渐为调养。"

有的医家认为，凡病新瘥，只宜先进白稀粥，次进浓者，又次进糜粥，亦须少，与之，不得早吃肉食，还以为酒肴、甘脆、肥鲜、生冷等物不可犯，只宜糜粥自养，少食而频，则易运化。

在临床实际中，我们是按"糜粥自养，少食而频"的方法进行饮食调养的，除此之外，少数病人还增加了炖鸡汤、肝汤的饮食，临床上未发现特殊变化。

（五）按摩疗法

主要适用于瘫痪病人的治疗，主要是按揉其四肢肿硬之筋腱，帮助患者肢体做被动运动，促其经络通畅，功能恢复。

四、病案举例

孙某某,男,7岁,1963年8月19日发病,9月3日出院,9月22日再次入院。诊断:乙型脑炎。

患儿发病后高热41℃,昏迷,抽风不止,痰涎壅盛,自鼻衄血,经服大剂清瘟败毒饮及犀角地黄汤后,于9月3日痊愈出院。但出院后2日,渐有烦躁不安,不语,再次来院治疗。

9月22日检查,患儿体温正常,神志尚清醒,不能对答,但时有哭闹,烦躁不安,夜眠很少,左上肢时不自主运动,右上肢软瘫,右下肢运动也差。舌披黄白色苔,舌尖红赤,六脉滑数。

方用:生石膏、天花粉、生山药、石菖蒲、桑白皮、忍冬藤、牡蛎粉、粉甘草、生赭石、连翘。

水煎400毫升,至5次,1小时1次。

另服苏合香丸1丸、止痉散2钱,分2次,1小时1次。

9月25日,生石膏加至9两,另加野台参、生地黄。

9月26日,服药4剂后,能叫爸爸妈妈。

9月27日,烦躁哭叫减少,夜眠安宁,睡眠增至7小时。

（郭可明　郭纪生）

◎ 对温病的认识和治疗

一、中医学有关温病的概述

中医学论温病是由少到多,由一个论点到一种学说而逐渐发展成为丰富多彩具有临床价值的学派。

早在《黄帝内经》中就有专论热病的热论、刺热、体热病论和逆调论等,为后世温病学说的发展和形成孕育下良好的种子。《黄帝内经·热论》篇中记载:"凡伤寒而成温者,先夏至日者为温病,后夏至日者为病暑,暑当与汗出自止",为后世伏气温病奠定了最基本的理论基础。

《素问·生气通天论》曰:"冬伤于寒。春必病温。"《金匮真言》论曰:"夫精者身之根本也,故藏于精者春不病温。"这不但说明伏气温病的久病之因,并且还说明了预防之法,这与《黄帝内经·四气通神大论》篇所说的:"冬三月,此是闭藏,使志若伏若匿若有私意,若已有得,去寒就温。无泄皮肤……"是极为相合的。

在《黄帝内经·刺热》篇中还有五脏热症的记述(见表1)和具有诊断意义的"肝脏病者左颊先赤,心热病者颜先赤,脾热病者鼻先赤,肺热病者右颊先赤,肾热病者颐先赤"的认识,并说见赤色者刺之。名曰治未病,这对热病症状有了一定的认识。在治法上还说出了"治诸热病,以饮之寒水乃刺之。必寒衣之,居之寒处,身寒为止"的治疗方法。

表1 《内经》刺热篇五脏热病症状

五脏	症状
肝热	小便先黄,腹痛多卧,身热,热争则狂言及惊,肋满痛,手足躁而不得安卧
心热	先不乐,数日乃热,热争则头痛,面赤,无汗
脾热	先头痛,颊痛,烦心,颜青,欲呕,身热,热争则腰痛,不可用仰俯,腹满泄而颔疼
肺热	先渐然,厥起毫毛,恶风寒,舌上黄身热,热争则喘咳,疼走,胸膺背,不得太息,头痛不堪,汗出而寒
肾热	先腰痛,骭废,苦渴数饮,身热,热争则项痛而强,形寒目废,足下热不欲言

在诊脉方面，《黄帝内经·论疾诊尺》篇里说："尺肤热甚,脉盛躁者病温也;其脉盛而滑者病且出也。"《黄帝内经·平人气象论》也说："人一呼脉三动,一吸脉三动而躁,尺热曰病温。"等记载。

在饮食禁忌方面,有禁忌肉食、食肉则复、强食则遗的记载,更多的记载不胜一一列举。

从以上所列,可以看出早在两千年前中医学对热病的发病原因、诊断治疗和饮食所忌以及预防方面都有了相当的研究。

汉张仲景《伤寒论》提出了温病的病名,他说："太阳病发,热而渴不恶寒者为温病",还说："若发汗已身灼热者名曰风温……若火熏之,一逆尚引日,再逆促命期。"治法中在《伤寒论》中使用白虎汤较多,可归纳为以下几条:

1. 阴阳脉浮而紧,咽燥口苦,腹满而喘,汗出不恶寒仅恶热身重……若渴欲饮水,口干舌燥者,白虎加人参汤主之。

2. 三阳合脉,腹满身重难以转侧,口不渴而面垢,谵语遗尿,发汗则谵语,下之则额上生汗,手足逆冷先自汗出者白虎汤主之。

3. 伤寒脉浮滑者,此表有寒里有热,白虎汤主之。

4. 伤寒脉滑而厥者,此里有热也。白虎汤主之。

5. 伤寒无大热,口燥渴心烦,背微恶寒者,白虎加人参汤主之。

6. 伤寒脉浮发热无汗,少表不解者,不可与白虎汤,渴欲饮水,无表证,白虎加人参汤主之。

7. 伤寒病若吐下后七八日不解,热结在里,表里俱热,时恶风,大渴,舌上干燥而烦,欲饮水数升者,白虎加人参汤主之。

到了晋代,王叔和又叙述了伤寒、温病和时行的区别:"……伤于四时之气,皆能为病。以伤寒为著者,最成杀伤之气也,中而即病者名曰伤寒。不即病者,寒毒藏于肌肤,至春变为温病。至夏变为暑病,暑病者热极重于湿也……凡时引者,春时应暖而复大寒,夏时应大热而反大凉,秋时应凉而反大热,冬时应寒而反大温,此非少时而有少气,是以一宗之中长幼之病多相似者,此时行之气也。"

隋朝,巢氏《诸病源候论》,分时病 40 疾,热病 26 疾,温病 34 疾。详述其病源。对温病理论有一定的提高。

金代,刘河间善用寒凉,当时有"外感宗仲景,热病宗河间"之称。直到元末王安道才另立温病一门,王安道认为温病是温病,伤寒是伤寒。不得混称。温病是热自内达外,郁其腠理,无寒在表,治法当清里热为主。

明代汪石山提出了新感和伏邪两种温病,直到明末吴又可著成《温疫论》

后，使温病学说有了进一步的发展，他认为温病和瘟疫相同，是感大地之疬气，邪自口鼻而入，无论老少强弱，触者即病，并创立了达原饮的方剂，他的学说对后世影响很大。

到了清代温病学说大为盛行，论温专书如雨后春笋。

叶天士的《外感温热篇》中"卫气营血的转变规律和望舌验齿的诊断方法"，吴鞠通的三焦辨证纲领以及王孟英搜罗诸家记载的《温热经纬》，其中薛生白的《温热篇》和余师愚的《疫病篇》和《疫证条辨》对后世治疗有相当大的指导意义。有许多新的发展，并达到了体系完整、诊断精密、治法完备的境界。

当时的医案也是丰富多彩。例如：孙文垣治一老妪，三日患头疼，身热口渴水泻不止，身重不能反侧，日渐昏沉耳聋，眼花，谵语。诸医有主补中益气者，有主附子理中者，煎成未服。孙诊之，六脉洪大，面色内红外黑，口唇干燥，舌心黑胎，不省人事。曰：此疫症也，法当清解，急以小白汤进之，犹可生也，益气理中杀之矣，安可用！问小白何汤也？曰：小柴胡合白虎汤即是。或曰泄泻如此石膏可用！此协热下利，当早服之。既服至夜半神气更醒，惟小水不利。热渴未退。张仲景法渴而身热，小便不利者当利少小便，乃以辰砂六一散二两，灯心汤调服之两帖而愈。

前人译曰：此亦即曰合病之类，一白虎汤定以了之，兼用小柴胡汤原不甚谬。但柴胡半夏究嫌升燥；故热渴而小便不利。待六一散之清热而后解，非因少利小便也。

一人感疫发热烦渴思饮冰水，医者禁服生冷甚严；病者苦索不与，遂至两目火迸。咽喉焦燥，昼夜不寐，目中见鬼。病人困剧、自谓得一滴冷水下咽，虽死无恨。于是乘凉匍匐窃取井水一盆，置之枕旁，饮一杯目顿清亮。二杯鬼物潜消，三杯咽喉声出，四杯筋骨舒畅，不觉熟睡。俄而汗出如雨，衣被湿透。胜然而汗，盖少人瘦而多火，素禀阳藏。医与升散，不能作汗则病转剧；今得冷饮，表里和润自然汗解矣，这与《黄帝内经》中饮之寒水很相符。与西瓜汁为天然白虎汤无异。

直到现在，温病的治疗仍有很大的实用价值，现在对乙型脑炎、流行性脑脊髓膜炎、小儿麻痹、麻疹、猩红热、痢疾、流感和其他一些热性病的治疗都是在这些经验积累和理论指导下而获得成功的。

看来中医学有关温病的认识是由少至多，由片言只语一个论点发展到系统完整、丰富多彩的学说。这是中医学的光荣。值得我们虚心学习，发扬光大。

二、温病的种类

温病是多种热性病总的名称。正如伤寒一样，范围颇为广泛，但是它不同于伤寒，它是在《伤寒论》的基础上，通过临床实践而发展起来的一种新的学说。无论在理论上、治法上和辨证纲领方面都和伤寒有一些差异，但又有一定的联系。

比如伤寒以六经为辨证纲领，而温病却以三焦和卫气营血为辨证纲领，叶天士曾说：辨营卫气血与伤寒同。若问治法则与伤寒大异。从治法上看，《伤寒论》要比《黄帝内经》详细，而温病的治疗方法又多从《伤寒论》中沿用下来。如白虎汤、黄连阿胶汤等，所以温病和伤寒是有一定联系的。《伤寒论》为温病学说奠定了良好的基础。

温病是热性病的总称。其包括之范围很广。战国时代统称热病。到汉朝开始有温热之病名。但仍包括在伤寒之中。

隋朝巢氏《诸病源候论》中，有时行热病及温病疾，元末王安道明确了温病的病名，列为独立的一种病。明朝王石山创新感和伏气两种温病，吴又可又提出了瘟疫，并自认为温病与瘟疫相同。只不过是发病的多寡轻重之不同。前人说："一人受之则为温，一方受之则为疫。"若以四时常见温病来分，可分为春温、风温、暑温、(中暑、伤暑、暑痫、暑秽、暑瘵)湿温、伏暑、秋燥、冬温。其中春温、伏暑属于伏邪，其他种类温病则属新感。总之，温病种类相当繁杂。以四时分，可分为7种。对临床中要因人、因地、因时制宜是相当重要的。当然古人有："名称虽繁而究其治法，只须细审其温邪之兼湿与否，及湿与温二邪，孰多孰少，以为用药之差别"，以及杨栗山所说："非清则下，非下则清"，看起来比较直截了当，但需审慎辨证而处理。

三、辨证纲领和寒温之辨别

正确的治疗必须依靠正确的辨证，常说"治病容易，认病难"就是这个道理。要想有正确的辨证就要了解温病的辨证纲领、温病的特点和伤寒与杂病的异同点，为了更好地研究与学习温病，特搜集有关论述阐明于后，以供临床辨证之参政：

1. 叶天士的卫气营血的辨证分型 兹将叶天士所著卫气营血的辨证纲领，并根据我院(石家庄传染病医院)246例乙型脑炎关于卫气营血的辨证分型一并提出，以供参考：

叶天士说："温邪上受，首先犯肺，逆传心包，肺主气属卫，心主血属营，辨卫气营血，虽与伤寒同，若论治法则与伤寒大异。"并说："大凡看法，卫之后方言气，营之后方言血，在卫汗之可也，到气才可清气，入营犹可透热转气，如犀角、元参、羚羊角等物。入血就恐耗血动血，直须凉血散血，如生地、丹皮、阿胶、赤芍等物，否则前后不循缓急之法，虑其动手便错，以致慌张矣！"

这说明外感病其传变规律是温邪由表传里，沿卫→气→营→血顺序而传，若由卫而直达营分是为逆传，形成卫→营→血的传变次序是为逆传。

凡温病初感发热而微恶寒者，邪在卫分；不恶寒反恶热，小便色黄，已入气分矣；若脉数舌绛，邪入营分；若舌深绛烦躁不寐或夜有谵语，已入血分矣。在卫分汗之，宜清凉清解，清气热不可寒泻，到气才可清气，入营可加犀角、元参、羚羊角等，入血用生地、丹皮、阿胶之类。症候、治法可见表2。

表2　现将卫气营血各种类型的症候治疗分类表

类别	症候	治法
卫分	发热微恶寒为必有之象，或头疼咳嗽，恶心呕吐，口渴无汗或有汗不透，脉多浮数，苔白滑	辛凉解表
气分	不恶寒而恶热，小便色黄，舌苔黄为必有之状，或有头痛，烦渴大汗出，脉象洪数，大便或干燥或溏泄，或热结在下，胸腹满疼烦躁谵语，大便秘结	大清气热
营分	脉数舌绛，烦躁不寐，或夜有谵语，或有斑疹隐现，或逆传心包而神昏谵语，舌寒足厥	透热转气 清营透邪
血分	舌色深绛或紫而干晦，斑疹透露，吐衄，或神昏疼厥，谵语、瘈疭	咸寒潜镇 凉血散血

其传变规律一般是卫→气→营→血，但往往逆传心包或相兼出现或是卫气两分之证，或见气营之证或见营血症状，所以治法要随其变化而衡量佐使，不可拘泥一经。在我院246例脑炎治疗中卫分者9例，占3.7%；气分者14例，占29.2%，卫分与气分相兼出现的14例，占5.7%；气分与营分相兼者52例，占21.1%，营分者75例，占30.15%；血分者29例，占11.8%，可作参证。

2. 吴鞠通的三焦学说　吴鞠通著《温病条辨》，以三焦为纲，病名为目，进行辨证论治，其三焦为上、中、下三焦，其包括症状如下：

上焦温病：上焦属心肺，手太阴肺主气属卫，手少阴心主血属营，包括温病初起邪在卫分的证候,和逆传心包而传变为高热神昏的证候,和叶天士的温邪上受,首先犯肺逆传心包的症状有一定联系。

中焦温病:中焦属足太阴脾和足阳明胃,包括温邪由卫分传气分,热结肠胃而出现口大渴,汗大出,日晡热甚,面红赤,脉洪数之阳明经证和腹胀满而掣痛,苔黄厚,脉沉实的阳明腑证,还包括脾经内蕴湿热而胸痞脘闷,身重,发热不扬,大便溏泄,舌苔腻滞的证疾。

下焦温病:是足厥阴肝和足少阴肾经的证疾,温邪久羁热邪深入,真阴欲竭而出现脉象细促沉数或结代。舌干齿黑,舌强神昏,憺憺大动,手足心热或神倦瘛疭,痛厥神昏,肌肤甲错,种种恶候均属足少阴肾和足厥阴肝经之症。

可以看出三焦的传变次序是由上而下,与卫气营血之由表入里显然不同。但其上焦之证候多为卫分的症状,和逆传心包的症状。其治法也当轻清发散,上焦如雾非轻不举,法宜轻清透邪,与卫分之证治相同。到气则清气,若邪深入中焦,则多为气分之症状,而多用清气之剂,如白虎汤之类。阳明腑实则选用承气汤之类。温邪深入下焦则为营血分症状。而多用血分药,以甘寒、咸寒之剂,以凉血滋阴扶正祛邪。看来,卫气营血与三焦分型是有区别而又有密切联系的两种温病辨证纲领。若能细心体会,灵活运用对临床辨证施治会起决定性作用。

3. 寒温之辨别　除以上辨证纲领外,清代吴又可的《温疫论》中辨气、色、舌、神、脉的五种辨法,余师愚的《疫疹一得》以及杨栗山《寒温条辨》等的一些理论认识均有良好的指导作用。由于有关温病的辨证论治是相当繁多,今就个人学习所得综合比较重要的几点论述于后。可列为伤寒与温病的差异。作为鉴别:

(1)辨气:风寒之气,从外收敛入内,病无臭气触人,间有臭气者,必待数日转阳明腑证之时,只作腐气不作尸气。温热及湿热之症,其气从中蒸达于外,一病即有臭气触人,轻则盈于床帐,重则蒸然一室,知为温热而非伤寒。若见于头痛发热诸表证,不得误用辛温发散,于诸里证当清当下者亦不得迟回瞻顾。凡是温热病的临床医师多会感到一接触到温热病人时,病人的口臭气,大便臭气或汗臭气和牙臭气会迎面扑来,的确是轻者盈于床帐,重者蒸然一室。

(2)辨脉:风寒从皮毛入,一二日脉多浮或兼紧,兼缓,兼洪。无不浮者,传里始不见浮脉,其至数清楚而不模糊。温热其至数则模糊而不清楚,凡初起脉沉迟勿作阴证,沉者邪在里,迟者邪在脏,脉象同于阴寒,而气色、舌苔、神志依前诸法辨之自有不同,或数而无力,亦勿作虚观,因其热蒸气散壮火食气,脉自不鼓指,但当解热,不当补气。

　　杨栗山的温病和伤寒不同诊脉义(诸书未载)中说:"凡温病不浮则沉,中按洪长滑数,右手反盛于左手,总由怫热郁滞,脉结于中故也。若左手脉盛或浮而紧,自是感冒风寒之病非温病也。"并说:"若热郁少阴则脉沉伏欲绝非阴脉也……温病内外有热,其脉沉浮不洪不数,但指下沉涩而小急,断不可误为虚寒,若以辛温之药治之是益其热也",并谓"脉原不可一途而取,以神气,形色,声音证候彼此相参,以决死生安危方为尽善。"

　　余师愚论疫疹之脉谈到:"疫疹之脉未有不数者,有浮大而数者,有细而数者,有不浮不沉而数者,有按之若隐若现者。此灵枢所谓阳毒伏匿之象也。诊其脉即知其病之吉凶,浮大而数,其毒发越,一经凉散病自霍然;沉细而数者,其毒已深,大剂清解犹可扑灭……"这也说明了脉象在诊治中的重要作用,不同的脉象有不同的治疗方法。以上所引各论皆说明脉象以及证脉结合的重要意义。

　　(3)辨渴:《伤寒论》中说:"太阳病发热而渴,不恶寒者为温病,太阳中热,汗出恶寒身热。"可见渴为温病症状之一。《温疫论》记载;"时疫初起以渴为机括,渴甚则热甚,渴微则热微,而在末路,尤以渴为有余邪,不渴为无余邪也。"杨栗山说:"凡伤寒外入内,从气分入,始病发病热恶寒,一二日不作烦渴。脉多浮紧,不传三阳,脉不见沉……温病由内达外,从血分出,始病不恶寒而发热,一热即口燥咽干而渴、脉多洪滑,甚则沉伏,此发表清里之,所以异也。"可见辨渴在温病的鉴别诊断和治疗中都是很有实用价值的。

　　(4)辨色:风寒面色多绷急光洁,温热面色多松缓垢晦,人受蒸气则津液上溢于面,头目之间多垢滞或多油腻,或如烟蒸熏之可憎,此温热之色。若见头痛发热即不得用辛温发散。经常观察温热病人的医师,当一接触温热病人时,其面垢滞而垢晦的面色,会给你很有特征的辨证依据。

　　(5)辨舌:风寒在表,舌多无苔,即有白苔也薄而滑;渐传入里,方由白而黄,由黄而燥,由燥而黑。温热一见头痛发热,舌上便有白苔,且厚而不滑或色兼淡黄或粗如积粉,或兼二三色,或白苔即燥。又有至黑而不燥,则以兼湿热之故,然必按之粗涩或兼有朱点,不可以为黑寒阴结,治温热者能先于表证辨之,不能辛温发散,见里证即用清凉攻下。

　　以上是专论温热之舌苔与风寒之区别,可作为临床鉴别之用,而苔之薄白或黄,舌绛或深绛紫晦薄舌又为诊断温邪在卫、在气、在营、在血的有力依据,不可不知。至于舌色光泽与枯燥又象征着阴液的耗竭的程度,是立法用药的重要依据。当然更多的有关舌苔的鉴别诊断不再一一列举了。

　　(6)辨神:风寒中人,令人心知所苦而神自清,如头痛寒热之类,皆自知之,至传里入胃或有神昏谵语之时,缘风寒为病,其气不昏而神清。温热初起,便令人神情异常而不知所苦,烦躁者居多或多梦寐不安,如痴如醉,闭目若有所见,起初必急从凉散;若逆传心包而神昏者,尚需观面色舌苔以选用泻卫透营及芳香开窍之品,以开其闭。

(7)辨头痛:《温疫论》记载:"风寒头痛至甚痛而不昏闷,时疫头不甚痛而昏闷。"《疫疹一得》记载:"太阳阳明头痛不至如破,而疫则头痛如劈,沉不能举。"看来两种说法似有矛盾,不过以临床经验来谈,温病头痛多是昏闷而痛甚,沉不能举,亦有头疼轻者,而胀或沉重是为相同,可为临床寒温之辨。

(8)辨汗:《疫诊一得》中记载:"伤寒无汗而疫则下身无汗,上身有汗,惟头汗更盛。"临床中多见此种证疾,也可为临床之辨。

从以上所列的八辨来看,我们可以归纳温病8个特点:

(1)始病不恶寒而发热,口热即口燥咽干而渴,脉多洪滑甚则沉者为温病。

(2)不浮不沉中按洪长滑数,右手反盛于左手之脉为温病之脉。

(3)温病头痛如破如劈而胀,沉不能举。

(4)温病面色头目之间多垢滞或油腻,或如烟熏,望之可憎。

(5)温病舌苔白厚而不滑,成色兼淡黄或粗如积粉或兼二三色,或白苔即燥,若黑而不燥,亦必按之,粗涩或兼米点。

(6)温病一病则有臭气,轻则盈于床帐,重则蒸然一室。

(7)温病神情异常不知所苦,烦躁者居多或多梦寐不安。如痴如醉,闭目若有所见。

(8)温病多是下身无汗,上身有汗,惟头更盛。

通过以上八条之分析,在临床中鉴别温病就容易多了。假如已经确定为温病,就当按温病治疗,即使见到一些阴寒之证也不可妄投温药,以免误治,如杨栗山说:"凡浮诊,中诊浮大有力,浮长有力,伤寒得此脉自当发汗,此麻黄桂枝证也,温病始发虽有此脉,切不可发汗,乃白虎泻心证也,死生关头全于此分。"

四、温病治疗原则和方剂

温病治疗以卫气营血为准,分为卫分治法、气分治法、营分治法和血分治法。我院治疗乙型脑炎(暑温)是按"清热、解毒、养阴"的治疗原则进行辨证论治的,清热、解毒、养阴是治温的大法,为了进一步掌握温病的治疗原则。重点加以按语,以示古人对其法的认识,便于临床论治。

（一）卫分治法

1. 辛凉解表法　适用于温邪上受，首先犯肺而出现恶寒、口渴、咳嗽、舌白、脉浮数内热而有新感者。

例方：

（1）银翘散：辛凉平剂，银花、连翘、桔梗、薄荷、竹叶、生甘草、荆芥穗、淡豆豉、牛蒡子，水煎服。

（2）桑菊饮：辛凉轻剂，杏仁、连翘、薄荷、桑叶、菊花、桔梗、甘草、芦根，水煎服。

（3）连翘：二两，水煎服。

按：叶天士说："温邪热变最速，未传心包，邪尚在肺，肺主气，其合皮毛，故云在表，初用辛凉轻剂……挟风加入薄荷、牛蒡之属，挟湿加芦根、滑石之流。"可谓是辛凉散风和甘淡驱湿。温病断不可以辛温药发汗。常言温病忌汗，汗之不惟不解，发生他患此即是指辛温误汗而言。仲景《伤寒论》记载"若发汗已，身灼热者，名曰风温"，即是温病误用辛温发汗以致出现汗出身重、鼻鼾鸣、语言难出等坏证的结果。《金匮要略·痉湿暍病脉证第二》中也说："若发其汗者，寒湿相得，其表益虚，即恶寒甚。"在《温病条辨·六气当汗不当汗论》中记载："温暑门之用防羌柴葛，产后亡血家之用当归川芎泽兰炮姜，同一杀人利剑，有心者共筹之。"可见先人对温病误汗的认识。吴鞠通说："汗为心液，心阳受伤，必有神明内风，谵语癫狂，内闭外脱之变，再误汗，重曰伤阳，汗乃五液之一，未始不伤阳，用药又复伤阴，岂不为贼立帜乎？"

辛凉发散以治外感温病，是清凉轻剂，使热从汗解，表邪清而里热也除。

（二）气分治法

1. 大清气热法　温邪深入气分而出现口渴，汗出，脉洪数，发热不恶寒反恶热，舌赤等症即可使用辛凉重剂，大清气热法。

例方：

（1）白虎汤：辛凉重剂，生石膏、肥知母、粳米、甘草，水煎服。

（2）变通白虎汤：生石膏、天花粉、生山药、甘草，水煎服。

2. 清热解毒法　适用于一切火热，表里俱盛，狂躁烦心，口干咽疼，大热干呕、错语不眠、呕血衄血、热甚发斑

例方：

清瘟败毒饮：生石膏、小生地、黄连、犀角、黄芩、栀子、知母、桔梗、元参、连

翘、赤芍、鲜竹叶、丹皮、甘草,先煮石膏数十沸,后下诸药,犀角磨粉和服。

3. 苦寒直折法 适用于湿热化火,里热口苦,烦渴,舌苔黄腻,边尖红绛之症。

例方:

黄连解毒汤:黄连、黄芩、黄柏、栀子,水煎服。

按:以上三法可为气分之基本治疗原则,清热解毒为其特点,但各有侧重:

(1)白虎汤为达热出表之剂,其方本是阳明经热证所适用,症见发热、口渴、脉洪数,即可使用,白虎汤与变通白虎汤之区别在药味上是以天花粉代替了知母,山药代替了粳米,这样变通白虎汤就具有了清热、解毒,养阴而清气化热的作用,能清热也能养阴,且不滞腻。郭可明大夫临床中多用此方,其加减法如下:

1)温病初期恶寒发热,无汗,舌苔薄白,脉象数浮,小便黄,可加入薄荷、蝉蜕、连翘。

2)咽痛红肿加山豆根、元参。

3)头痛剧烈加入菊花、桑叶、薄荷,并重用石膏。

4)舌绛苔黄而烦躁不寐,温邪有入营之势,加元参、丹皮、黄芩、犀角等。

5)高热神昏,加黄芩、黄连、菖蒲、郁金,送服安宫牛黄丸。

6)温热内陷、热极生风、抽搐项强、背紧张者加犀角、全虫、蜈蚣、钩藤、石决明、龙胆草、天竺黄等。

7)痰热俱盛加天竺黄、浙贝母、竹沥汁、胆南星。

8)发热而口干无津加阿胶、鸡子黄、天冬、麦冬、元参等。

9)大渴引饮,舌光如镜,加服西瓜汁、鲜生地,重加天花粉。

10)脉弦细艽迟而内热不解,大渴引饮,宜加野苦参。

对于吴鞠通所说白虎四禁:脉浮弦而细者不可与也,应当灵活掌握,需要诸症合参,并正确认识白虎汤的作用,以免此四禁束缚临床治疗。

(2)清瘟败毒饮为十二经泻火药,是白虎汤、黄连解毒汤及白虎加地黄汤之合剂,其功效是既清热又养阴,其石膏的用量应本着脉象的不同而使用大、中、小三种剂量。脉象浮数者用小剂八钱至一两二钱,脉象沉数者用中剂四两至六两,脉沉细而数或沉伏者用大剂六两至八两。

清热解毒为治温病吃紧之大纲,杨栗山说:"急以逐秽为第一义。上焦如雾,升而逐之,兼以解毒;中焦如沤,疏而逐之,兼以解毒,下焦如渎,决而逐之,兼以解毒,恶秽既通,乘势追拔,勿使潜滋,所以温病非泻则清,非清则泻,原无多方。"可见清热解毒的重要性。

4. 咸寒攻下法 适用于发热狂躁,静躁不常,较之癫狂,登高而歌,弃衣而走,踰垣上屋,力倍常时,脉象沉实,舌苔黄厚,痞、满、燥、实具备者。

例方:

(1)增液承气汤:元参、麦冬、生地、大黄、元明粉,水煎服。

(2)白虎承气汤:即白虎汤加小承气汤。

按:下法在温病治疗上有极其重要的意义,如上面杨栗山所说温病的治法"非清则下,非下则清",陈平伯认为"温热病大便不闭者为易治者,以脏热移腑,邪有下行之路,所得腑气通则脏气安也。温热虽不比疫症之下不嫌早,而喜其便通,宜用清凉,故结成燥矢者较少。"可见治温病清凉法已寓有通下之作用,但温病用泻法,需要慎重从事,余师愚说下法的使用"必审其脉之有力,疫热乃无形之毒,病形虽是大热而脉象细数无力……若以无形之毒火热而当硝黄之猛烈,热毒焉有不乘虚而深入耶,怯懦之人,不为阴脱即为阳脱……"可见下法的使用必须是脉证俱实,方可顾虑使用,余氏之谈可作参考。

(三)营分治法

1. 清营法　脉数舌绛,小便黄,烦躁不寐,仅有谵语或斑疹隐现为适用。

例方:

清营汤:犀角、生地、元参、竹叶心、麦冬、丹参、黄连、银花、连翘,水煎服。

2. 芳香开窍法　适用于热入心包及湿浊蒙闭,痰迷灵窍而神志昏蒙,谵语如狂。

例方:安宫牛黄丸、至宝丹、紫雪丹均可选用。

3. 气营两清法　适用于气营两燔,既有口渴、汗出、身热、苔黄之候,又有舌绛、脉数、烦躁不寐或谵语妄言之症。

例方:

(1)白虎汤加生地、元参。

(2)安宫牛黄丸之类。

4. 芳香化浊　适用于脾蕴湿热,胸痞腹满,无汗身重,渴不饮水,舌苔厚腻或白滑,脉象濡数,大便不爽或溏泄。

例方:

(1)甘露消毒丹。

(2)新加香薷饮:香薷、银花、连翘、鲜扁豆花、厚朴,水煎服。

(四)血分治法

1. 凉血解毒法　适用于热邪深入血分,脉数而细,舌深绛而神昏谵语,斑疹透露或衄血,便血。

例方:

（1）化斑汤:即白虎汤加元参、犀角。

（2）犀角地黄汤:犀角、生地、丹皮、白芍,水煎服。

2. 镇肝息风法 适用于热极生风,高热神昏,惊厥抽搐,脉象沉伏。

例方:

经验方:生石膏、黄芩、石决明、天花粉、钩藤、广地龙、蜈蚣、全虫、甘草,水煎服。

3. 甘寒益阴法 用于身热不退,口舌干燥,大便秘结者。

例方:

白虎汤加生地黄汤。

4. 咸寒益阴潜镇法 适用于热邪深入下焦,口燥咽干,神昏欲眠,手足蠕动或惊厥瘈疭,脉结代者。

例方:

（1）加减复脉汤:炙甘草、生地、白芍、麦冬、阿胶、麻仁。

（2）一甲复脉汤:上方加牡蛎。

（3）二甲复脉汤:上方加牡蛎、生鳖甲。

（4）三甲复脉汤:复脉汤加牡蛎、龟板、鳖甲。

按:养阴在温病治疗中是很重要的治疗原则之一,温病最善伤阴,有温病"不燥胃津,必耗肾液"之说,吴鞠通曾说:"温病养阴为吃紧之大纲,若留得一分津液则有一分生机。"还有"温邪存津液为第一要著"的说法,可见养阴的重要性。初期阴液未伤,泻阳之有余,即所以补阴之不足,温病后期,当根据阴分之清长而使用甘寒益阴或咸寒潜镇等增阴之法。

但用滋阴药应防止"滋腻难散"而使病深不解的现象,所以有的放矢,不可乱投薄腻药,防止腻邪透出。

五、结　语

本文从辨证论治角度出发,重点介绍了中医学中温病学说的概念以及其辨证论治要点。为了更好地运用于临床治疗,又阐明了八条温病与伤寒的鉴别方法,最后阐明了治疗温病的基本大法和临床用药。我们认为,通过系统学习中医学中的温病学说会提高对温病的理论认识和治疗水平。通过寒温症状的鉴别,会避免"治伤寒者,每误以温热治之;而治温热者,又误以伤寒治之"

的现象。由于温病学说所涉及内容丰富多彩，一言半语恐不易谈的透彻，加之个人水平所限，难免发生错误或不当的说法，请各位指正。

郭可明　郭纪生

（此文曾在 1960 年石家庄中医学会"乙脑治疗经验交流大会"上宣讲）

郭可明先生治疗乙脑的学术经验 ◎

目前,随着新传染病的不断出现,急性温病困扰着人类,治疗急性热病仍然是临床医家面临的严重挑战,二十世纪五十年代郭可明先生应用中医疗法治疗流行性乙型脑炎成功后,撰写了《流行性乙型脑炎的辨证论治及体会》一文,结合协助袁以群同志撰写的《流行性乙型脑炎中医的治疗纪实》中的27个典型病例,通过这些资料,我们将郭可明先生治疗流行性乙型脑炎的理法方药进行了临床研究,展示如下:

一、流行性乙型脑炎的中医病名

郭先生认为:流行性乙型脑炎是夏季流行的疾病,《黄帝内经》云:"先夏至日者为病温,后夏至日者为病暑。"余师愚曰:"……疫则头痛如劈,沉不能举……头汗独出……热注大肠,有下恶垢者,有旁流清水者,有日及数十度者。"中医认为:面赤,身热,脉洪滑,头晕,汗出而渴者为暑温;夏令受热,昏迷若惊,四肢厥冷叫暑厥,暑热生风,四肢抽搐,昏迷不醒叫暑风;"长夏受暑,过夏而发"为伏暑;暑热神昏,状若惊痫叫暑痫;以及颈项强直,叫暑痉等。这些记载与脑炎的主要症状相近似。流行性乙型脑炎属于中医的"暑病""瘟疫"的范畴。

二、流行性乙型脑炎的病因

郭先生认为:流行性乙型脑炎的病因为"毒热",其中暑即为热,燥即为火,火极为毒,毒热甚者,就要大量不间断地使用解毒药品,才能遏制病情的发展,减少毒热的危害。乙脑正是暑热季节,一般讲暑多夹湿,但乙脑病,偏热者极为多见,偏湿者很少。

三、流行性乙型脑炎的辨证方法和治疗法则

郭先生认为:根据流行性乙型脑炎的临床症状与叶天士的卫气营血辨证方法相吻合,并将乙脑的卫气营血症状和疗法进行了概括:

1. **卫分症状** 微恶寒,发热,头痛,无汗或有汗不透,口干,渴饮不多,神志清楚,干呕,舌苔薄白,脉象浮数。治宜清热药中佐以辛凉透邪。应用自拟汤:生石膏24克,青连翘18克,南银花12克,苏薄荷5克,生甘草3克。

2. **气分症状** 高热,头痛,口燥咽干而渴,自汗出或无汗,呕吐,或有嗜睡,间有谵语,小便黄,大便秘结或腹泻,舌苔白黄而干,脉象洪数或滑数。治宜清热解毒兼顾养阴。方用自拟汤:生石膏60克,南银花18克,天花粉12克,生山药9克,大甘草6克,青连翘15克,苏薄荷3克。

3. **营分症状** 高热不解,嗜睡,昏迷,谵语,抽风,有时四肢厥冷,舌苔黄厚而干或无苔,舌质赤红间或绛色,脉象沉数或沉细而数。治宜清热解毒养阴,佐以镇肝息风,芳香开窍。方用自拟汤:生石膏90克,大元参15克,鲜生地15克,天花粉18克,南银花30克,青连翘15克,甘草9克,生山药15克,大蜈蚣3条,淡全虫3克,川黄连6克,条黄芩9克。

4. **血分症状** 热势甚高,或表热不甚显著,而神志深度昏迷,四肢厥冷,舌卷囊缩,抽搐不止,角弓反张,或发斑疹、衄血,头汗不止,唇燥齿干,舌赤无津或绛干、或黑干,脉象沉细而数或沉伏不见。治宜清热解毒,大剂甘寒养阴,佐以镇肝息风,芳香开窍。方用自拟汤:生石膏180克,广犀角15克,羚羊角1.5克,天花粉30克,南银花30克,鲜生地18克,元参18克,大蜈蚣6条,淡全虫6克,川黄连9克,条黄芩12克,石菖蒲5克,天竺黄15克,生山药24克,野台参15克,大甘草9克。

四、治疗流行性乙型脑炎的基本原则

"清热、解毒、养阴"。在此原则基础上,根据病情变化而加入"辛凉透邪、芳香开窍、芳香化浊、甘淡渗湿、镇肝息风"等治法。

清热法:它是治疗温病的基本方法,即《黄帝内经》"热者寒之"之意,清热法不单是降低体温,只要有热象就可以用,其应用指征如下:①病程尚短,病在表,可用辛凉。②热邪在里,可达热出表,有时体温在37℃以下,还用石膏150克。③热盛汗多。④邪蒙心窍,神昏谵语。

解毒法：脑炎的病因是"毒热"，大量、持续地应用解毒药是重要的，其应用指征如下：①与解热药并施，以达到清热解毒的目的。②与活络药并施，能解除蕴伏在经络中的毒热。③与养阴药并施，以育阴祛邪。④与镇惊药并施，能达到息风止痉的目的。

养阴法：温病最善伤阴，养阴是必要的。其应用指征如下：①脑炎初期，泻阳之余，即所以养阴。②病的中期，阴液即有耗损，要清热结合养阴。③病的后期，养阴之法在所必须。④误汗误下之后，阴津受损，治疗中应加入养阴法。

在《流行性乙型脑炎中医的治疗纪实》中记载了 26 个有效病例，其中 19 个病例是 1954 年的，7 个是 1955 年的。轻型患者 3 例，重型患者 9 例，危重型患者 14 例。354 个中医辨证处方，我们共选择 137 个典型处方进行分析，综合了发热、抽搐等 6 个症状和体征，以求探讨郭可明先生治疗乙脑的临床经验。

1. **发热**　发热是乙脑的基本表现，是决定乙脑严重程度的指征之一，快速降低体温是保证疗效的重要治疗方法。在统计的 137 张处方中体温在 37℃以上的治疗处方有 93 张，其应用频率在 50% 的有 4 味药，依次是炙甘草（82 次），生犀角（62 次），石膏（57 次），银花（56 次）。体温在 38.5℃以上的治疗处方有 43 张，其应用频率在 50% 的有 6 味药，依次是炙甘草（37 次），生犀角（34 次），石膏（32 次），安宫牛黄丸（25 次），银花、茵陈（各 24 次）。体温在 40℃以上的治疗处方有 11 张，其应用频率在 50% 的有 8 味药，依次是石膏（11 次），炙甘草（10 次），生犀角（8 次），安宫牛黄丸、茵陈、蜈蚣、全虫（各 7 次），天花粉（6 次）。随着患者体温的升高，石膏出现的频率越来越高，还有生犀角、安宫牛黄丸、银花、茵陈、炙甘草等，除了炙甘草在处方中有调和诸药的功能，其他全是清热药，生石膏的剂量 30~150 克，犀角的剂量 3~15 克，安宫牛黄丸（当时用的散剂）的剂量 1.2~2.7 克，银花的剂量 12~75 克，茵陈的剂量 6~15 克。炙甘草的剂量 3~9 克。

2. **意识不清**　这是乙脑最基本的症状。在统计的 137 张处方中 57 张处方中患者有此症状，其中 86% 的患者伴随体温的升高。处方中生犀角应用频率最多，为 49/57 次，石膏为 33/57 次，安宫牛黄丸为 28/57 次，说明生犀角是治疗神志不清的主要药物，其用量为 3~15 克，平均为 11.7 克。

3. **抽搐**　这是乙脑的常见症状之一。在统计的 137 张处方中有 24 张处方中患者有此症状，全部伴随体温升高，也就是说抽搐症状出现在乙脑早期。处方中药物出现的频率依次是生犀角 21/24 次，生石膏 20/24 次，蜈蚣、全虫均是 16/24 次，银花 14/24 次，钩藤 13/24 次，安宫牛黄丸 12/24 次。不难看出清热凉血是治疗的主要原则，主要用生犀角、生石膏，或配以银花、安宫牛黄丸，并结合镇惊息风,药用蜈蚣、全虫、钩藤,以达到清热息风的目的。

4. 四肢逆冷　这是乙脑的常见症状之一。在统计的 137 张处方中有 16 张处方中患者有此症状,全部伴随体温升高。有 3/4 的患者体温在 38.5℃以上,这体现了"热深厥也深"的温病特点。处方中药物出现的频率依次是生犀角 13/16 次,银花、茵陈 10/16 次,连翘、天竺黄 9/16 次,生石膏、蜈蚣、全虫、天花粉、生山药 8/16 次。治疗本着凉血清热的原则,加了清肝经热的茵陈,及养阴的天花粉、生山药,以滋养经脉。

5. 肢体活动障碍　乙脑的常见后遗症之一。在统计的 137 张处方中有 33 张处方中患者有此症状,是肝经受累的表现。处方中药物出现的频率依次是蜈蚣、全虫 23/33 次,生石膏、钩藤 21/33 次,地龙 20/33 次,以蜈蚣、全虫镇肝息风,蜈蚣用量 1~12 克,全虫用量 1~20 克,其他药清热解肌、镇肝息风活络。

6. 失语　乙脑的常见后遗症之一。在统计的 137 张处方中有 12 张处方中患者有此症状,是心经受累的表现。处方中有 5 种药物出现的频率较多,依次是生犀角 11/12 次,羚羊角 10/12 次,生石膏 9/12 次,莲子心、玄参 8/12 次。从药味上可以看出热伤心阴是基本病机,这 5 种药的平均值分别是:13.6 克、1.19 克、95 克、10.5 克、12 克。在重用清气营药的同时,加入滋阴养心的莲子心、玄参,滋养心阴,疗效很好。

乙脑是急性热病,郭可明老先生在治疗乙脑过程中首推 3 个处方:①白虎汤:是根据郭可明老先生的临床研究,并结合先贤张锡纯先生的理论,有所发扬。创制"变通白虎汤"药味组成为:生石膏、天花粉、生山药、炙甘草。此方甘寒生津,不伤胃气,更适合治疗乙脑。②参白虎汤:即上述白虎汤加野台参。野台参补中益气,生津液,止烦渴,用于热病后虚损更好。③清瘟败毒饮:清热力大,范围更广,气营两清。

关于药物应用,郭可明老先生讲:唯一能够驱逐内脏毒素和炎症及其所产生温热的有效药品莫如生石膏,尤其需要重用才行,其次解毒的药品如羚羊角、犀角、银花、连翘,都是不可缺少的药品。他特别重视生石膏的应用,其用量最多 150 克,作用主要是清热,再者是解肌,治疗肢体障碍者。

以上浅显的总结了郭可明老先生治疗乙脑的临床学术经验,如今,不断有新发热性病、传染病的出现,希望能使同行有所借鉴。

张照琪　郭媛　郑浩杰　刘洪德　范景芳　张喜玲

（此文曾发表于《河北中医》2009 年第 10 期）

郭可明治疗流行性乙型脑炎 ◎ 临证经验及学术思想

一、临 证 经 验

流行性乙型脑炎(epidemic encephalitis B,简称乙脑),是由乙脑病毒所致的中枢神经系统性传染病。乙脑经蚊传播,流行于夏秋季,主要分布于亚洲和东南亚地区。流行地区主要感染人群是 10 岁以下儿童,以 2~6 岁发病最高。临床以急起发病,高热、头痛、意识障碍、惊厥、强直性痉挛和脑膜刺激征等为特点,重型患者病后往往留有后遗症。乙脑的病死率和致残率都很高,部分患者留有严重后遗症,重症患者病死率较高。中医学中自古没有乙脑这个病名,郭可明老(简称郭老)根据本病的发病季节、传播途径、发病特点与临床表现,认为属于中医学温病中"暑温"范畴,又乙脑具有强烈的传染性,属于中医瘟疫病范畴,故该病考虑为暑温中具有强烈传染性的一类病证"暑瘟",为具有强烈传染性的急性外感热病。

(一)病因病机

暑瘟(乙脑)是由于夏季外感暑热疫毒之邪所致病,临床表现为初起即见壮热、头痛、汗出、烦渴、喘息,甚则意识障碍、颈项强直、抽搐等为主要表现的急性外感热病。其特点是发病急骤,高热势盛,易耗气伤阴,其病变化多端而急速,极易热毒深入内陷,出现窍闭动风及津气欲脱等危重证候。

《黄帝内经》中虽未明确提出暑温之名,但对暑之为病已有相当的论述,如《素问·热论》说:"今夫热病者,皆伤寒之类也……凡病伤寒而成温者,先夏至日者为病温,后夏至日者为病暑,暑当与汗皆出,勿止。"《素问·生气通天论》亦云:"因于暑,汗、烦则喘喝,静则多言。"对于暑病属于热病范畴,发病季节和临床特点,都有一定的认识。汉代张仲景在《金匮要略·痉湿暍病脉证第二》云:"太阳中热者,暍是也,汗出恶寒,身热而渴,白虎加人参汤主之。"尤在泾在《金匮要略心典》解释"中热"和"暍"时说:"中暍即中暑,暑亦六淫之一……中热亦即中暑,暍即暑之气也。"对暑病病因病机有了进一步的认识。

晋代王叔和《伤寒例》云:"暑病者,热极重于温也。"对暑温特点有了认识。宋《太平惠民和剂局方》中提到"夏月中暑毒""伤暑伏热""冒暑伏热"等与本病相似。明清对暑温病机和辨证的论述渐臻系统、完善。明末张凤逵在《伤暑全书·中暑》总结本病病因病机为"乃夏属阴虚,元气不足,湿热蒸人,暴伤元气"。清代喻嘉言《医门法律·热湿暑三气门》在病机上提出:"夏月人身之阳,从汗而外泄;人身之阴,从热而内耗,阴阳两俱不足。"治疗上:"但取甘寒,生津保肺,固阳益阴为治"。而后清代张璐《张氏医通·诸伤门·暑》提出本病病位是"暑气扰于营,伤肺胃之气而干于心"。清代吴鞠通对本病进行了系统全面的研究,首先将本病定名为"暑温",在《温病条辨·暑温》中云:"形似伤寒,但右脉洪大而数,左脉反小于右,口渴甚,面赤,汗大出者,名暑温。""暑温者,正夏之时,暑病之偏于热者。"随后,清代程芝田《医法心传》认识到暑温同霍乱、痢疾、风温、冬温一样,"俱能传染、谓之杂疫",确属灼见。

暑瘟的病因,主要是夏秋之季,外受暑热疫毒所致病。夏主暑,秋主燥,夏秋之季,温热干燥,热带、亚热带气候炎热,极易形成暑热毒邪,而成为本病的高发区和流行区。因小儿稚阴稚阳之体,体质娇嫩,元气不足,不耐邪气,故本病多发生于儿童。夏秋季节蚊虫孳生繁多,机体失于调摄,正气不足,暑热疫毒(乙脑病毒)随蚊虫叮咬而进入人体。暑热疫毒自皮毛肌肤而入机体,可深入皮肤肌肉脉络。初起邪袭皮毛,肺外合皮毛,主气属卫,卫气为外邪郁阻,开合不利,而出现发热、微恶风寒、头痛、口渴等卫分症状。继而邪侵肌肉,脾胃主肌肉,阳明多气多血,暑热疫毒之邪侵犯则速现高热面赤、汗多烦渴、头痛脉数等热盛阳明的气分症状。因暑热疫毒为毒热之邪,最易化火,伤津耗气,伤人最速,来如奔马,传如电掣,短暂卫分过程后速入气分或卫气同病,如正气不足或感邪重者,常无卫分表现而直接出现气分或气营同病症状。进而邪入脉络,循血运行,深入营血,心主血脉。如《素问·缪刺论》云:"邪之客于形也,必先舍于皮毛,留而不去,入舍于孙脉,留而不去,入舍于络脉,留而不去,入舍于经脉。"暑热疫毒深入营血或气分毒热不解则循脉络(毛细血管和淋巴管)内传入营血,与血搏结,煎熬阴血,形成营血证候。毒热壅盛,毒瘀互结则高热稽留不解。热盛生风,肝风内动,出现颈项强直、角弓反张、四肢抽搐;毒热循经脉上炎巅顶,损伤脑髓则引起脑髓脑神广泛病变,如剧烈头痛、壮热面赤、胸腹灼热、喘息吐泻、频繁抽搐、四肢厥冷等危重症状;热盛炼液成痰,痰阻气道,肺气不利则出现喘促痰鸣;痰热互结,蒙蔽清窍则出现窍闭神昏。暑热疫毒为"毒热"之邪,毒热燔灼,易耗气伤阴,毒热化火,灼伤营阴,阴液涸竭则气无依附而外越而气息不匀、呼吸微弱甚则停止,阳气外脱则面色苍白、肢冷汗出、脉微欲绝,均为危候;后期邪热渐去,气阴亏损,可见低热、心悸、烦躁,甚则虚风内动,手足蠕动;毒热炼液为痰,壅滞清窍则神情呆痴、反应迟钝或者失语;痰阻脉络则热退之后仍可见手足拘挛,重则强直抽搐。病情重者,痰瘀阻滞脉络,气血亏耗,筋脉失养而瘫痪。

郭老认为由于受邪的浅深和个体抗病能力的差异,因而临床反映的病情有轻、重及险恶的区别,暑热疫毒之邪虽属温病范围,但与一般温病的传变规律有所不同,乙脑的发病,尤其是重型病例,来势急剧,有"小儿暑温一经发热,即见猝然惊厥"的特点,因而卫、气、营、血各阶段之间的传变界限有时很难分辨。如清代余师愚说:"……疫则头痛如劈,沉不能举……热注大肠,有下恶垢者,有旁流清水者,有日及数十度者。"中医认为面赤,身热,脉洪滑,头晕,汗出而渴者为暑温;夏令受热,昏迷若惊,四肢厥冷叫"暑厥";暑热生风,四肢抽搐,昏迷不醒叫"暑风";"长夏受暑,过夏而发"为"伏暑";暑热神昏,状若惊痫叫"暑痫";以及颈项强直,叫"暑痉"等。暑为阳邪,易化火动风(高热抽风),风动生痰(抽风昏迷及痰堵咽喉),痰盛生惊(痰堵气道,促使抽风),故"热""痰""风"三者是互相联系,互为因果的病理转归,临床即出现高热、抽风、昏迷等一系列症状,甚则可致正气内损,正不胜邪,而发生"内闭外脱"的危象。暑多夹湿,故早期阶段的某些病例中,由于暑湿郁阻,而见头痛如裹,身热不扬,胸闷呕恶,神萎嗜睡等湿伏热郁的证候。在疾病后期,由于暑邪伤气,伤阴,筋脉失养,或因余热未清,风、痰留阻络道而产生不规则发热、震颤、失语、痴呆、吞咽困难、四肢痉挛性瘫痪等症状,少数重症病例,因在病程中气阴耗损,脏腑经络功能未能及时恢复,出现痰瘀阻滞脉络,气血亏耗,筋脉失养而瘫痪,留下后遗症。

(二)治疗原则

对于暑温的治疗,历代的认识不断丰富、完善。《黄帝内经》中虽未明确提出暑温之名及治则,但对暑之为病已有相当的论述,如《素问·热论》说:"……凡病伤寒而成温者,先夏至日者为病温,后夏至日者为病暑,暑当与汗皆出,勿止。"《素问·生气通天论》亦云:"因于暑,汗,烦则喘喝,静则多言。"对于暑病属于热病范畴,发病季节和临床特点,都有一定的认识,并提出勿要止汗。汉代张仲景在《金匮要略·痉湿暍病脉证第二》提出:"太阳中热者,暍是也,汗出恶寒,身热而渴,白虎加人参汤主之。"对暑病病因病机、主要症状,有了进一步的认识,明确提出以白虎加人参汤为主方。晋代王叔和《伤寒例》云:"暑病者,热极重于温也。"指出了暑病的性质及特点。宋《太平惠民和剂局方》

中提到"夏月中暑毒""伤暑伏热""冒暑伏热"等与本病相似,提出用白虎汤、香薷圆、冰黄散治疗。宋代朱肱《类证活人书·卷六四十一》根据夏暑特点,提出"夏月药性须带凉,不可太温",告诫说"近人多不明中暑,或作热病法治之,复用温热药,必致斑出,更为蓄血,尤宜戒之"。金代刘完素《伤寒标本心法类萃·中暑》提出"中暑……无问表里,同宜白虎汤"。金代张子和在《儒门事亲·暑》说:"三日以里,宜辛凉解之,或辛温解之,如不已,里症未罢,大不可下。"为后世治暑禁下之先声。李东垣用生脉散救治夏暑之伤津气,并制清暑益气汤,融清暑燥湿、补气生津于一炉。明代王纶在《明医杂著·暑病》说"火热致金不能平木,抽搐不省人事",提出暑热引动肝风。明末张凤逵在《伤暑全书·中暑》根据暑温的性质及其病情发展变化的特点提出"暑病首用辛凉,继用甘寒,终用甘酸敛津,不必用下"的治疗原则,为后世推崇。清代吴鞠通首先将本病定名为"暑温",在《温病条辨·暑温》中创用上中下三焦结合六经、卫气营血的方法进行辨证,并对本病病因病机、病位、兼夹证、变证转归、主治大法、方药均有论述,并对暑温和湿温做了明确的鉴别。以上医家的论述对暑瘟的治疗均有指导借鉴意义。

　　暑瘟(乙脑)是由于夏季外感暑热疫毒所致病,为具有强烈传染性的急性外感热病,有别于一般意义上温病中的"暑温",为暑温中具有强烈传染性的一类病证。郭老认为"毒热"是暑瘟(乙脑)病症产生的根本原因,属于温病疫病范畴,贯穿在整个温病学中的"清热、解毒、养阴"三法是治疗乙脑的基本原则,但必须根据病情的变化而加入"辛凉透邪、芳香开窍、芳香化浊、甘淡渗湿、镇肝息风"等药品,结合患者的身体虚实和病情发展等内在变化,和季节气候、生活环境等外在条件,制定具体措施,辨证施治。

　　1. 清热　乙脑病人呈现发热、口渴、头痛、烦躁、抽风、吐泻等热性病征象,投以寒凉清热药物是主要的治疗原则。此即《素问·至真要大论》"热者寒之"的治疗学精神。清热的含义并非单是降低体温,而是指只要有热病症状就用寒凉药物而言。如果体温虽然正常,但仍有热象,也必须用清热之法。

　　清热的运用范围很广,如:①患者素日身体健康,未曾泻下或辛燥药发汗,病程尚短,暑热尚浅,"一经凉散,病即霍然",叶天士说"病在表,初用辛凉",即是清热一法。②热邪在里,则有达热出表的治法。③热盛汗多,阴阳受损,用白虎加人参汤治疗体虚热实之病。④邪蒙心窍,神昏谵语,宜清热之中兼用凉血开窍之品等。说明热邪的所在不同而治法亦异的精神。

　　2. 解毒　立解毒之法以解除毒热。暑即热也,燥即火也,火极为毒。乙脑的病因不外"毒热"二字。重型病人其毒为甚,大量不断的使用解毒药品是很重要的。这样才能制止病情的发展,减低毒热的危害。根据症状的不同和其他治疗方法灵活配合运用,如:①与清热药并用,达到清热解毒的目的。乙脑患者用药后,多发黏腻臭汗可能与此法密切相关。②与活络药同用,能解除蕴伏在经络中的毒热,使经络畅达无阻,肢体运动障碍自能恢复正常。③与养阴药同用,以育阴祛邪。毒热必然损耗津液,故经常合而用之为法。④与解痉药同用,能达到毒解风息而痉止的目的。皆宜灵活掌握,临床权变。

3. 养阴 温病最善伤阴,乙脑更是这样,温病有“不燥胃津,必伤肾液”之说。历代温病学家都非常注意养阴,如清代吴鞠通《温病条辨·汗论》里说“治温救阴在养津”。投以滋阴养液之品,正是唐代王冰对于《素问·至真要大论》“诸寒之而热者取之阴”的注语“壮水之主,以制阳光”的旨意,是用滋阴壮水之法,以抑制亢阳火盛的意思。后又简称为“壮水制阳”“滋水制火”“滋阴涵阳”。养阴固然重要,单独使用并不能完全治愈乙脑,所以必须与其他方法合用才能收功。养阴的应用范围也很广,如:①乙脑初期,清热则病除而阴不伤,正是泻阳之有余,即所以补阴之不足。②乙脑中期,阴液或多或少的已经受到损失,在清热解毒药中,加用养阴之品是有必要的。③乙脑后期,养阴之品的使用在所必须。前面说过温病最易伤阴,病的后期养阴之法是很重要的。④若曾用过辛温药发汗或不适当的泻下,津液必受耗损,在治疗中应加入养阴之药,使津液充沛,才能收效迅速。否则只用清热解毒不顾阴分的消长,就难以收效。

总之,“清热、解毒、养阴”是密切联系不可分割的三种法则。有的解毒药品有清热养阴作用,有的清热药有解毒作用,有的养阴药有清热作用。应针对具体情况制定治疗方法,不可死板领会,偏执一法。

(三)辨型论治

在暑瘟(乙脑)的临床治疗当中,郭老根据患者的病情轻重的不同表现,按病情轻重分为轻型、普通型、重型和极重型四型治疗。

1. 轻型 患者发热,或稍感恶风,体温 38~39℃左右,头痛,烦渴,或感头晕乏力,精神不振,或轻度咳嗽,或轻度腹泻,舌红苔薄白,脉象浮数。

治法:清气泄热、辛凉透邪。

处方:石膏银翘汤(郭可明经验方)。

药物:生石膏 24~30 克、青连翘 15 克、南银花 12 克、苏薄荷 4.5 克、生甘草 3 克。水煎服,每日分 2~3 次温服。

上方以生石膏清气泻热、除烦止渴,既可内清里火,又可外解肌表之热;青连翘、南银花辛凉透邪、清热解毒;苏薄荷透邪清热、清利头目,合生甘草解毒利咽;生甘草清热解毒,调和诸药;连翘、南银花、薄荷皆气味芳香辛透,有辟秽化浊、解暑热疫毒多夹秽浊之气的特点。

加减法:如头重如裹,舌苔白腻不渴,为夹湿,加甘淡渗湿的滑石、云苓,芳香化浊之茵陈、佩兰等;若出现咳嗽,加炒牛子、桑白皮等;若伴腹泻,小便黄少,加川黄连、滑石粉等。

2. 普通型　患者发热,或稍感恶寒,体温39~40℃左右,头痛较剧,自汗出或无汗,倦怠,不思饮食,小便黄、大便干燥或泄泻,常伴有嗜睡、呕吐,神志清醒,无昏迷及惊厥,口燥咽干,舌苔白薄或厚、或欲黄,脉象浮数、洪数或滑数。

治法:清热解毒、辛凉透邪。

处方:白虎银翘汤(郭可明经验方)。

药物:生石膏60克、南银花18克、天花粉12克、生山药9克、大甘草6克、青连翘18克、苏薄荷6克。水煎服,每日分2~3次温服。

上方以生石膏清热解毒、除烦止渴,既可内清里火,又可外解肌表之热;天花粉能清热解毒、生津润燥,合生石膏清热解毒、生津止渴;生山药性平味甘,健脾益肺、补肾养阴,并因其煮汁稠黏能逗留生石膏在胃以利清热,不致重坠速下而致滑泄;青连翘、南银花辛凉透邪、清热解毒;苏薄荷透邪清热、清利头目,合生甘草解毒利咽;生甘草清热解毒,调和诸药;连翘、南银花、薄荷皆气味芳香辛透,有辟秽化浊、解暑热疫毒多夹秽浊之气的特点。

加减法:若表证未解,干热无汗,重用青连翘至30克,加蝉蜕;自汗出,去薄荷加桑叶;若口渴,重用花粉,加元参;若呕吐加赭石、竹茹;若烦躁不安,重用生石膏;若汗出很多而病不解,加野台参,重用山药;若嗜睡加石菖蒲、川黄连、莲子心等。

3. 重症型　患者发热,恶寒或不恶寒,体温达40℃左右或更高,剧烈头痛,沉不能举,自汗,或下身无汗,上身有汗,头汗独多;口燥咽干,渴思冷饮,舌苔白厚或黄厚,舌质赤红,时有抽风、谵语、昏迷、惊厥,大便干燥或腹泻,小便黄少,脉象滑数或沉数。

治法:清热解毒,凉血养阴,通络止痉,镇惊息风。

处方:清解养阴息风汤(郭可明经验方)。

药物:生石膏90克、天花粉18克、南银花30克、大元参15克、鲜生地15克、青连翘15克、粉甘草9克、生山药15克、大蜈蚣3条、淡全蝎3条、川黄连6克、条黄芩9克。水煎服,每日分3~4次温服。

上方以生石膏清热解毒、除烦止渴、解肌泻热;天花粉清热解毒、生津润燥,合生石膏清热解毒、生津止渴;生山药健脾益肺、补肾养阴;川黄连、条黄芩苦寒泻火、清热解毒;大元参、鲜生地清营凉血、养阴清热;大蜈蚣、淡全蝎解毒通络、镇痉息风;青连翘、南银花辛凉透邪、清热解毒,使营分邪热转出气分而解;生甘草解毒利咽,调和诸药。

安宫牛黄散 1.8 克,分三包,四小时服一包,白水送下,或温药冲服。

加减法:如大汗出,口渴甚,重用石膏、花粉,加野台参;如抽搐不止,重用蜈蚣、全虫,加钩藤、羚羊角、龙胆草;若神昏加广犀角、石菖蒲、川郁金;体弱,热久不退,重用石膏、山药、党参等。

4. 极重型 患者发热,体温达 40.5~41℃或 41℃以上,高热自汗或头汗独多,头痛如劈,抽搐不止,四肢厥冷,转入完全昏迷状态,面垢,恶心呕吐,不能进食,二便不畅或失禁,舌质赤红或绛,齿燥,舌红或绛,舌苔黄燥或黑裂,脉沉细而数或沉伏不见。

治法:清热解毒,滋阴养液,镇肝息风,芳香开窍。

处方:大剂清瘟败毒饮、白虎加人参汤加味。

药物:生石膏 180 克、广犀角 15 克、羚羊角 1.5 克、天花粉 30 克、南银花30 克、鲜生地 24 克、大元参 18 克、大蜈蚣 6 条、淡全虫 6 克、川黄连 9 克、条黄芩 12 克、石菖蒲 4.5 克、天竺黄 15 克、生山药 24 克、野台参 15 克、大甘草 9 克。水煎服,每日分 4~6 次温服。

安宫牛黄散 2.4 克,分三包,3~4 小时一包。如热盛便燥者可加服紫雪散。

加减法:如有咳痰黄黏,加竹沥、浙贝母、海浮石之类;若衄血,重用鲜生地,加鲜茅根、鲜大蓟;若热盛发斑,重用生石膏、元参、犀角,加粉丹皮等。

(四)辨证论治

根据暑瘟(乙脑)的临床症状体征,参照叶天士的"卫气营血"辨证分类方法,予以辨证分类,并立治法方药如下:

1. 卫分证 症见微恶寒,发热,头痛,无汗或有汗不透,口干,渴饮不多,神志清醒,干呕,舌苔薄白,脉象浮数。治宜清热佐以辛凉透邪。

治法:辛凉解表法。

主方:银翘散或桑菊饮加减。

2. 气分证 症见高热,头痛剧烈,口燥咽干而渴,自汗出或仅头汗出,或无汗,呕吐,或有嗜睡,间有谵语,小便黄,大便秘结或腹泻,舌红苔白黄而干,脉象洪数或滑数。

治宜清热解毒兼顾养阴。治法:

（1）大清气热法：适用于口渴，汗出或仅头汗出，头痛剧烈，发热不恶寒反恶热，舌红苔薄黄或黄，脉洪数等症。

主方：白虎汤加减。

（2）清热解毒法：适用于表里俱热，病势凶猛，头痛如劈，汗多口渴，咽痛，呕吐，泄泻，狂躁谵语，不寐或嗜睡，舌绛苔黄，脉滑数或沉数。

主方：清瘟败毒饮加减。

（3）直折法：适用于热盛，里热口苦，头痛咽痛，烦渴多饮，舌苔黄腻，脉数。

主方：黄连解毒汤加减。

（4）攻下法：适用于发热狂躁，静躁不常，腹满腹痛，舌红苔黄，脉象沉实。

主方：增液承气汤加减。

3. 营分证　症见高热不解，头痛，心烦不寐或嗜睡，昏迷，谵语抽风，有时四肢厥冷，舌质赤红或绛色，舌苔黄而干或无苔，脉象沉数或沉细而数。

治宜清热解毒养阴，佐以镇肝息风，芳香开窍。

（1）清营透热法：适用于高热，头痛，小便黄，烦躁不寐，或有谵语或斑疹，舌绛脉数。

主方：清营汤加减。

（2）气营两消法：适用于气营两燔，高热，头痛剧烈，口渴，汗出或头汗，烦躁不寐，谵语甚至昏迷，舌绛苔黄，脉数或细数。

主方：白虎汤和清营汤加减。

（3）化痰开窍法：适用于热入心包或痰迷灵窍，神志昏蒙，发热谵语，舌绛苔黄腻，脉数或滑数者。

主方：黄连温胆汤送服安宫牛黄丸或至宝丹。

（4）芳香化浊法：适用于脾蕴湿热，发热，胸痞腹满，无汗身重，渴不欲饮，大便不爽或溏泄，舌苔厚腻或白腻，脉濡数。

主方：甘露消毒丹加减。

4. 血分证　症见热势甚高，或表热不甚显著，而神志深度昏迷，四肢厥冷，舌卷囊缩，抽搐不止，角弓反张，或发斑疹、衄血、头汗不止，唇燥齿干，舌赤无津或绛干、或黑干，脉象沉细而数或沉伏不见。治宜清热解毒，大剂甘寒养阴，佐以镇肝息风、芳香开窍。

（1）凉血解毒法：适用于热邪深入血分，高热，呕恶，神昏谵语，斑疹透露或便血，舌红绛，脉数或细数。

主方：犀角地黄汤加减。

（2）镇肝息风法：适用于热极生风，高热神昏，惊厥抽搐，舌绛苔黄干，脉象沉伏。

主方:清镇熄风汤加减(郭可明老经验方:生石膏、黄芩、石决明、天花粉、鲜生地、钩藤、地龙、蜈蚣、全蝎、生甘草,水煎服)。

上方以生石膏清热解毒、解肌泻热;天花粉清热解毒、生津润燥,合生石膏清热解毒、生津止渴;黄芩苦寒泻火,清热解毒;大元参、鲜生地清营凉血、养阴清热;地龙、蜈蚣、全蝎解毒通络、镇痉息风;石决明、钩藤清泻肝热,息风止痉;生甘草清热解毒,调和诸药。

(3)甘寒益阴法:适用于身热不退,口干咽痛,大便秘结,小便黄赤,舌绛干黄或无苔,脉细数者。

主方:白虎汤加地黄汤加减。

(4)益阴法:适用于热邪深入下焦,口燥咽干,神昏,手足蠕动或惊厥瘛疭,舌绛无苔,脉细数者。

主方:加减复脉汤加减。

虽有以上证候分类,但在实际临床上往往不能各自独见,如卫分就是卫分症状,气分就是气分症状,而是互见者为多,如既有卫分症状也有气分症状,既有气分症状也有营分症状,既有营分症状也有血分症状。患者发病之初也不一定就在卫分,此病多发病突然,在短时间(24小时)内即呈现高热、头痛、嗜睡、抽风、呕吐、昏迷、烦躁不安、谵语等症。这些临床表现事实上就是气分和营分的症状,它并没有通过卫→气→营→血这样的传变规律。因而以上的分类仅供参考,在治疗中应根据表现症状的不同,在立法上根据"清热、解毒、养阴"的原则,辨病与辨证相结合论治。

(五)辨偏热偏湿

郭老认为中医治疗乙脑是按着暑病和瘟疫来治疗的。自古至今都认为"暑多夹湿",诚确论也。他说:但暑之为病,热多呢? 还是湿多呢? 没有问题,一定热多湿少,要不为什么叫暑夹湿而不叫湿夹暑呢? 湿多热少,那就叫湿温了。瘟疫没有偏湿之说,因为热多湿少,又有湿从热化之说,具体到乙脑更是偏热的多,偏湿的少了。在治疗中应当重点治疗偏于热的方面,热解湿自消也。有的湿不能全被热化,在治疗中加用甘淡渗湿、芳香化浊之药,湿去热自解矣。方剂如白虎加苍术汤。药物可根据病情选加茵陈、佩兰、青蒿、炒杏仁、薏苡仁、白蔻仁、滑石、淡竹叶、藿香叶等药物。

乙脑偏热证的症状是:口燥咽干,渴思冷饮,舌苔白黄而干;病之初起舌苔白薄而不干、舌质正常、口干不渴者多见;舌质红赤,脉之变化多端,但不见濡、缓之脉。

乙脑偏湿证的症状是：头重如裹、目如蒙、神重、胸痞，病之初起虽有口干而不欲饮，舌苔白腻或黄腻，脉象多见濡、缓等。

郭老认为在暑瘟（乙脑）的临床治疗中，偏热证者极为多见，偏湿证者很少见。同时还要注意与湿温鉴别，勿要混淆。湿温也是夏秋季常见的温病，其病因是感受湿热邪毒而引起发病，或因患者平素脾虚湿蕴复感外邪而发病。湿温病变特点为发病缓慢，病势缠绵，易发白㾦，病程较长，其病以中焦脾胃为中心，多发于夏秋雨湿季节。湿温初起以身热不扬、头痛恶寒、身重疼痛、脘痞、不渴、舌苔腻、脉濡缓的为主症。后期亦可出现热盛伤津或入营血，但多见下血、亡阳等证。治疗原则为湿温化燥之前，治以化湿清热；病入营血，治以凉血解毒；后期由实转虚，治以扶正固脱、益气养阴。

（六）妊娠患病的治疗

关于妊娠期中妇女暑瘟（乙脑）患者的治疗，是复杂而又棘手的问题，郭老提出应遵循《素问·六元正纪大论》中"有故无殒，亦无殒也"的治疗原则，积极有效快速地治疗乙脑，控制病情进展是关键。清代名医周学霆在《三指禅·胎前全凭脉论》中说："其用药也，离离齐齐，黄芩安胎者也，乌头伤胎者也，而胎当寒结，黄芩转伤胎之鹤血，乌头又为安胎之灵丹。焦术安胎者也，芒硝伤胎者也，而胎当热结，焦术反为伤胎之砒霜，芒硝又为安胎之妙品。"又说："无药不可以安胎，无药不可以伤胎，有何一定之方，有何一定之药也乎！"这是对"有故无殒，亦无殒也"这个治疗原则的最好说明，强调辨证论治的重要意义。清代余师愚在《疫病篇》论治"妊娠病疫"中论之较详，他说："母之于胎，一气相连，盖胎赖母血以养，母病热疫，毒火蕴于血中，是母之血即毒血矣；苟不清其血中之毒，则胎能独无恙乎？须知胎热则动，胎凉则安，母病热疫，胎自热矣。竭力清热以凉血，使母病去而胎可无虞。若不知此，而舍病保胎，必至母子两不系也。"对临床治疗妊娠患有乙脑有指导意义。

郭老曾谈到：在1954年治疗乙脑中，曾经有过舍病保胎，结果母子两不保的教训。1956年又治一例，简述如下：患者阎某某，女性，20岁。妊娠六个月患乙脑病，头痛难忍，发热恶寒，烦躁不安，大便数日不通，小便短小，意识不太清楚。此例妊娠乙脑，仍按清热解毒养阴的原则治疗。其大便不通，不敢用元明粉、川军、赭石等药，而采用瓜蒌并重用生石膏以清热滋阴润便，大便即通，小便不利，配合采用导尿。病情很快好转，治疗月余，母子平安，痊愈出院。正如明代张景岳在《类经·论治十三》中注云："有是故而用是药，所谓有病则病受之,故孕妇可以无殒,而胎气亦无殒也。"身虽孕而有大积大聚,非用毒药不能攻,攻亦无害,故可犯也。"说明了对孕妇患疾病的处理方法,因胎儿与母体息息相关,孕妇有了疾病必然就会影响胎儿,若病势继续发展,必然会妨碍胎儿的生长发育,所以在治疗孕妇疾病时候,一定要照顾到胎儿的安全,不可治此伤彼。这是每个临床医师都必须应该注意的问题,但是,通过辨证,详审病因,只要诊断正确,"有斯证用斯药",否则,因循延误,会造成无法挽救的损失,"有病则病当之",如陆渊雷先生说:"既不可拘泥于孕妇禁服而畏首畏尾,亦不可恣有故无殒用禁药"。郭老于临床实践中得来的经验,十分宝贵。

(七)恢复期及后遗症的治疗

根据暑瘟(乙脑)病人的临床经过,急性期过后体温恢复正常,进入恢复期,没有其他合并症,而留有各种功能障碍,均为后遗症。恢复期和后遗症往往不能截然分开,如失语、耳聋、失明、肢体瘫痪、颜面神经麻痹、动眼神经麻痹、肢体运动障碍、抑郁痴呆、记忆力减退、性格改变、精神异常、癫痫发作、扭转痉挛、舞蹈样运动、肢体震颤、吞噬困难、胃机能紊乱等。

郭老认为治疗暑瘟(乙脑)后遗症是和治疗暑瘟(乙脑)分不开的,乙脑治疗得当则可能没有后遗症,否则不但会有后遗症,而且会有造成病情加重甚至死亡的危险,有的极重型病例虽经过适当治疗,也往往留有后遗症,若能正确治疗尚有痊愈的希望,不过以早期治疗为好。常见暑瘟(乙脑)常见恢复期及后遗症证型及治疗分述如下:

1. 毒热深藏、热淫于肝证　乙脑患者经治疗后,体温恢复正常而脑炎症状不除,如出现昏迷、身体抽搐、眼睛颤动等,是毒热深藏,热淫于肝所致。

治法:芳香透窍、镇肝息风兼清热解毒养阴。

这时适用芳香透窍引毒外出之法,可投苏合香丸、局方至宝丹、紫雪散之类,兼服清热解毒养阴、镇肝息风之剂,如生石膏、石决明、龙胆草、川黄连、广犀角、生地黄、大元参、莲子心、石菖蒲、大蜈蚣、淡全虫等。

2. 热淫于内、筋失血养证　乙脑患者在体温恢复正常,脑炎症状已除的情况下,筋肉瞤动,全身震颤。若在伤寒多为亡阳,而今病瘟疫则为热淫于内,血被煎熬,筋失其养,故为之筋肉瞤动和震颤。

治法:清热凉血、滋阴镇肝。

宜以清热药中再加凉血滋阴镇肝之品,如生石膏、细生地、大元参、杭白芍、丹皮、天花粉、石决明、龙胆草、生赭石、生甘草等。

3. 毒火熏蒸、筋脉拘急证　乙脑患者病愈后,出现牙关紧闭,咽喉肿痛,吞咽困难等症状,是毒火熏蒸之故。阳明胃络环绕口唇,热燥津液而脉拘急,则牙关不能开合。

治法:清热解毒、凉肝滋肾。

当用清热解毒、凉肝滋肾之品,如生石膏、南银花、天花粉、生地黄、知母、川黄柏、粉赤芍、粉丹皮、生甘草、桔梗、牛蒡子、射干等。咽喉肿甚,不能下咽,可吹敷锡类散。

4. 毒滞气闭、心火炽盛证　乙脑患者体温恢复正常,一般症状解除之后,留下昏闷无声,舌强不语,或吐舌弄舌症状,这是毒滞气闭心火炽盛所致。盖心之气出于肺而为声,窍因气闭,气因毒滞,心迷而神不清,窍闭而声不出。舌乃心苗,心属火,毒火冲击,二火相并,心苗乃动,是有吐舌弄舌不能言。

治法:清热解毒、开窍宣通。

宜用清热解毒、开窍宣通之剂,如生石膏、川黄连、莲子心、石菖蒲、马兜铃、枯黄芩、射干、通草、甘草、丹皮、生地黄、川郁金、桑白皮等。

5. 毒热未净、毒滞经络证　乙脑病愈后,体温恢复正常,留有口眼㖞斜,半身不遂,舌红或暗红、苔薄黄或黄,这是因为毒热未净、毒滞经络所致。

治法:清热解毒活络。

治宜清热解毒活络之药,如生石膏、忍冬藤、嫩桑枝、丝瓜络、大蜈蚣、淡全虫、紫丹参、天花粉、广地龙、南银花、川续断、生乳香、明没药等。

6. 毒热积滞、热扰神明证　乙脑患者体温正常而留有狂躁不安,胡言乱语,不避亲疏,乱喊乱叫,甚则登高而歌,力倍常时,舌苔黄燥或黑裂,大便燥结等症状,乃内有毒热积滞、阳明实热上扰神明之故。

治法:通里攻下,清热养阴。

宜用通里攻下,清热养阴法交替使用,或两法并使。攻下可用赭石粉、川大黄、元明粉、青礞石、甘草等;清热养阴之药可用生石膏、天花粉、知母、黄连、枯黄芩、玄参等。

7. 淫热于肾、毒滞经络证　乙脑病愈后而遗有骨节腰腿疼痛,是淫热之气流入肾经,或失治于前热流下部,毒滞经络所致。

治法:清热解毒、养阴通络。

治宜大清肾热、宣通经络,在清热解毒养阴药中加入川黄柏、川牛膝、宣木瓜、川断、忍冬藤、桑枝等加减治疗。

8. 元气不足、耗伤肺阴证　乙脑体温恢复正常后,遗有声颤无力,言语微细,语不接续,或有声不能言,是元气无根,气虚不能上接,或水亏不能上接于阳,或疫热耗伤肺阴之故。

治法:培补元气、滋阴润肺。

宜用培补元气、滋阴润肺之品,如野台参、杭萸肉、枸杞果、天门冬、麦门冬、怀生地、怀熟地、北沙参、生山药、东阿胶、鸡子黄等。

9. 痰热滞于肺络证 乙脑患者遗有声颤咽痛,口干口渴,痰少黄黏,语不接续,或有声不能言,舌红苔薄黄或薄黄腻等症状,是痰热滞于肺络之故。

治法:清热肃肺化痰。

当用清热肃肺化痰之药,如竹沥汁、大贝母、石菖蒲、天竺黄、川枳壳、沙参、瓜蒌、炙杷叶、牛蒡子等。

10. 心肾不交火动证 乙脑患者病愈后,时作怔忡、遗精,心烦失眠,舌红苔薄黄而干,脉细或细数之症,多为水衰火旺,心肾不交,精因火动所致。

治法:养阴镇精、交通心肾。

当用川黄连、生龙骨、牡蛎粉、杭萸肉、莲子心、川黄柏、柏子仁、双钩、茯神、怀生地、大元参、朱砂等。

11. 痰热未清惊悸证 病愈后,时作惊悸,烦热不安,口干口渴,舌红苔薄黄或黄腻,脉细滑,多为痰热未清而致。

治法:清热化痰安神。

当用生石膏、竹沥、青竹茹、清半夏、石菖蒲、天花粉、炒杏仁、琥珀等药清热化痰安神定志。

12. 心血亏损、余火内扰证 患者病愈后,出现心神不安,虚烦不眠,口渴心烦,乃心之气血亏损、余火扰动之故。

治法:清热滋阴养心。

宜清热滋阴养心之类,如生石膏、野百合、生地黄、麦冬、生百合、苏栀子、莲子心、石菖蒲、茯神、东阿胶、生枣仁、熟枣仁、柏子仁、元肉、龙骨、牡蛎等。

13. 邪热未净伏于心包证 患者病愈后,出现终日昏睡不醒,错语,呻吟,乃邪热未净伏于心包所致。

治法:清热透邪、芳香开窍。

宜清热药中兼用芳开之品引毒外出,如生石膏、川黄连、莲子心、石菖蒲、栀子、甘草、牛黄清心丸等。若夹痰者,选用化痰药,如天竺黄、川贝母等。

14. 肺气不宣、热蕴肾经证 乙脑患者病愈后,出现耳鸣,耳聋,乃肺气不宣,热蕴肾经之故,以肺主听,肾主耳也。

治法:清肾热、宣肺气。

以清肾热宣肺气之剂,如生石膏、生地黄、元参、青连翘、南银花、马兜铃、炙杷叶、黄连、黄柏、知母等药。

15. 热淫肝经、邪扰神明证 乙脑患者病愈后,出现精神不振,循衣摸床,精神朦胧等症状,为热淫肝经、邪扰神明所致。

治法:镇肝凉肝、解毒退热。

治宜镇肝凉肝解毒退热,方用龙胆草、石决明、杭白芍、生赭石、生石膏、川黄连、生地黄、栀子、甘草等药。

16. 脾胃虚弱证 乙脑患者病愈后,出现不思饮食,食不消化,神疲乏力等症状,为脾胃虚弱所致。

治法:不欲食,病在胃,养以甘凉;食不化,病在脾,补以温运,

养胃宜用养胃汤加减,如沙参、太子参、石斛、大麦冬、玉竹、生山药等药。健脾宜用四君子汤加减,如野台参、太子参、炒山药、薏苡仁、茯苓、白术、甘草、大枣等药。

17. 肝热阴虚证 乙脑患者病愈后,出现单目或双目视物不清或失明,口渴,尿黄便干,舌红苔薄黄少苔或无苔,脉细或细数等症状,是肝热阴虚之故。

治法:清热凉肝滋阴。

宜以清热凉肝滋阴之药,如生石膏、龙胆草、石决明、杭萸肉、杭元肉、野台参、大元参、杭白芍、生地黄、枸杞果、甘草等。

以上列举十七个证型,为临床治疗当中乙脑后遗症常见的证型,其治法和药物选择,供临证时参考。乙脑后遗症是非常复杂的,有些是交叉出现,或者先后出现,或者是重叠出现,应根据病情变化,辨证论治,药物随之加减变化,方能取得满意疗效。

二、学 术 思 想

(一)创新求变,开截断扭转先河

清代温病大师叶天士根据温病的发病特点及规律,创造性地把温病的全过程分为卫、气、营、血四个阶段,如在《温热论》说:"大凡看法,卫之后方言气,营之后方言血。在卫汗之可也;到气才可清气;入营犹可透热转气,如犀角、元参、羚羊等物;入血就恐耗血动血,直须凉血散血,如生地、丹皮、阿胶、赤芍等物。否则前后不循缓急之法,虑其动手便错。"正确反映了温病发展的规律,并提出了相应的治疗原则,即著名的卫气营血辨证,为后来医家所重视和遵循。

暑瘟(乙脑)是一种发病迅速,进展极快的急危重症,此病多发病突然,在

短时间,甚至在24小时内即呈现高热或超高热、剧烈头痛、烦躁不安、呕吐、嗜睡、抽风、谵语、昏迷等症。郭老在治疗该病时,注重"截断扭转",强调截病于初,采用"迎而击之"之法,一方面可以控制病邪蔓延深入,另一方面可以避免正气的过度损耗。如在分型治疗乙脑时,轻型用石膏银翘汤(郭老经验方)清热解毒佐以辛凉透邪;普通型用白虎银翘汤(郭老经验方)清热解毒、辛凉透邪;重症型用清解养阴熄风汤(郭老经验方)清热解毒养阴、通络止痉息风;极重型用大剂清瘟败毒饮、白虎加人参汤加味清热解毒、滋阴养液、镇肝息风、芳香开窍。均是采取果断措施和特殊方药,直捣病巢,祛除病邪,快速控制病情,截断疾病的发展蔓延势头,以求提高疗效,缩短病程。若因循失治,则病邪步步深入,进逼五脏而致病情恶化甚至死亡。也就是在疾病初起的时候,便能知道病邪之所在,及时进行治疗,就不致使病情发展到沉重或危险的境地。

截断扭转理论的核心,是采取果断措施和特殊方药,直捣病巢,祛除病邪,快速控制病情,截断疾病的发展蔓延,以求提高疗效,缩短病程。郭老在治疗暑瘟(乙脑)时,尤其重视清热解毒法的使用。认为清热解毒法是重要的截断病势的方法。急性热病主要特点是有热有毒,邪毒侵入,热由毒生,病毒不除,则热不去,必生逆变。经常是卫分气分药同用,卫分气分营分药合用,临床使用时相机配合应用宣透、养阴、化浊、清营、凉血、开窍、止痉等诸法,皆有截断扭转之义。

郭老善于吸取前贤各家之长,予以阐明与论证,并结合长期临床实践,逐步形成自己的独特观点。"急症快速截断扭转法"是郭老在学术上提出的创新观点之一。急症是指温病或某些疾病发展演变过程中出现的危重症状和病证,它具有发展快、变化速、来势凶、病势重、威胁大等临床特点。急症的临床表现在于"急",治疗方法要求在于"速"。大胆使用截断扭转方药,救急截变,快速控制病情,阻止疾病的发展蔓延,在急症治疗学上具有重要的临床指导意义。

郭老认为,学习掌握叶天士的卫气营血辨证论治,不仅在于认识疾病发展的规律,更重要的是掌握这一规律,采取有力措施,能够截断温病的病势,扭转疾病的发展,及时治好疾病,防止其向重症传变,使之即在更早的阶段而治愈它,而不能听其自然发展加重以至于死亡,尤其像乙脑这类凶险的传染病的治疗更应注重截断扭转的研究。这是郭老对《素问·八正神明论》"上工救其萌芽"、《灵枢·逆顺》"上工治未病"治疗学思想的具体发挥,是对中医理论的继承发展和创新,值得我们深入研究和探索。

（二）求真务实，倡导病型证结合

中医学认为病，是对某种疾病发生发展全过程的综合概念，通常是从总的方面反映人体机能或结构变化及病理状态。明确病的诊断，可使医者了解疾病的发展变化规律，预测变化趋势，决定总的治疗策略。辨病论治是中医诊疗疾病的一种基本方法，即根据不同疾病的各自特征，作出相应的疾病诊断，并针对不同疾病，进行相应的或特异的治疗。一种具体的病往往具有特定的病因、病机和症状，因而显示其特异性，并反映在病因作用和正虚邪凑的条件下，体内出现一定发展规律的邪正交争、阴阳失调的全部演变过程。因此，辨病论治可以把握疾病的基本矛盾变化，有利于从疾病的全局考虑其治疗方法，而且还能采用某些特异性治法和方药，进行特异性治疗。同时，辨病论治在专病专方专药形成方面也具有重要意义，前人在这方面积累了丰富的经验，如用青蒿治疟、白头翁治痢、茵陈治黄疸等。中医自古以来就重视辨病。徐灵胎强调："欲治病者，必先识病名……一病必有主方，一方必有主药。"所以郭老在暑瘟（乙脑）的治疗中，创造性地使用截断扭转法是以辨病为基础和前提，就是要认识掌握某种疾病的病源和特征，从而选择能截断病因和病原的特异性针对措施和方药。

辨证论治是中医诊疗疾病的一大特色，也是目前中医诊疗疾病的主要方法。所谓"辨证"，就是将四诊（望、闻、问、切）所收集的资料、症状和体征，通过分析、综合，辨清疾病的原因、性质、部位，以及邪正之间的关系，从而概括、判断为某种性质证候的过程。所谓"论治"，又叫施治，则是根据辨证分析的结果，来确定相应的治疗原则和治疗方法。各种疾病发展过程的不同阶段可以形成不同的证，或由于患者的年龄、体质、饮食习惯等个体差异，以及地理、气候、环境等因素的影响，而使某种疾病即便在同一阶段，也可表现为不同类型，形成不同的证。因此"病"和"证"既有区别，又密切相关，辨病与辨证结合运用，既识病，又辨证，则既可把握疾病的发展规律，注意不同疾病的不同特点，又能考虑到患者的个体差异，并注意到不同疾病在某些阶段所表现的共同证候。因此，辨病论治和辨证论治既不可相互割裂，也不可相互代替，二者相结合是目前中医临床最常用的诊治疾病的方法。郭老在治疗暑瘟（乙脑）过程中，尤其在复杂的暑瘟（乙脑）后遗症治疗中注重辨病与辨证相结合的治疗。列举了暑瘟（乙脑）后遗症十七个临床常见证型，提出其治法和药物选择。并提出乙脑后遗症是非常复杂的，有些是交叉出现，或者先后出现，或者是重叠出现，应根据病情变化，辨证论治，药物随之加减变化，方能取得满意的疗效。

辨型论治暑瘟(乙脑)是郭老治疗暑瘟(乙脑)重要的诊疗方法,也是一种创新的论治方法。郭老根据暑瘟(乙脑)临床病情轻重及阶段的不同,把暑瘟(乙脑)分为四型:轻型,普通型,重型和极重型进行论治。其暑瘟(乙脑)临床分型与西医临床分型一致,易于与西医对照、沟通及合作治疗。暑瘟(乙脑)临床分型反映了疾病的分期、阶段、轻重缓急,反映了疾病当时的状态,不完全同于温病卫气营血证和伤寒论六经证,治法、处方、用药均不尽相同。如郭老在辨型论治暑瘟脑病(乙脑)时,轻型用石膏银翘汤(郭老经验方)清热解毒佐以辛凉透邪;普通型用白虎银翘汤(郭老经验方)清热解毒、辛凉透邪;重症型用清解养阴熄风汤(郭老经验方)清热解毒养阴、通络止痉息风;极重型用大剂清瘟败毒饮、白虎加人参汤加味清热解毒、滋阴养液、镇肝息风、芳香开窍。单刀直入,直接明了,易于掌握应用。郭老常说:"把复杂问题简单化是有真知灼见,抓住了主要矛盾的表现。"辨型论治是治疗乙脑进行截断扭转的具体治法,是对疾病发展规律的深刻认识、把握的产物,是概括和总结的精华。

郭老衷中参西,倡导病型证结合论治暑瘟(乙脑)是其学术思想鲜明的特点之一。在治疗乙脑过程中,郭老首先辨病,其次辨型,然后辨证,注重病型证结合,用方精专,选药精当,方不过十几首,药不过百十味,随症加减,进退自如,取得了显著的临床效果。值得深入研究和思考。

(三)善辨主因、强调清热解毒

郭老认为暑瘟(乙脑)病症产生的根本原因是"毒"和"热",属于温病疫病范畴。贯穿在整个温病学中的"清热、解毒、养阴"三法是治疗暑瘟(乙脑)的基本原则,同时结合患者的身体虚实和病情发展等内在变化,和季节气候、生活环境等外在条件,加入"辛凉透邪、芳香开窍、芳香化浊、甘淡渗湿、镇肝息风"等药品,制定具体措施,辨证施治。

所以郭老非常重视清热解毒法的应用,作为暑瘟(乙脑)最主要治疗方法。暑瘟(乙脑)病人呈现发热、口渴、头痛、烦躁、抽风、吐泻等热性病征象,必须以清热法治疗,投以寒凉清热药物是主要的治疗原则。此即《素问·至真要大论》"热者寒之"的精神。清热的含义并非单是降低体温,而是指只要有热病症状就用寒凉药物而言。如果体温虽然正常,但仍有热象,也必须用清热之法。

清热的运用范围很广,如:①患者素日身体健康,未曾泻下或辛燥药发汗,病程尚短,暑热尚浅,"一经凉散,病即霍然",叶天士说"病在表,初用辛凉",即是清热一法。②热邪在里,则有达热出表的治法。③热盛汗多,阴阳受损,用白虎加人参汤治疗体虚热实之病。④邪蒙心窍,神昏谵语,宜清热之中兼用凉血开窍之品等。说明热邪的所在不同而治法亦异的精神。

解毒:立解毒之法以解除毒热。暑即热也,燥即火也,火极为毒。暑瘟(乙脑)的病因不外"毒""热"二字。重型病人其毒为甚,大量不断地使用解毒药品是很重要的。这样才能制止病情的发展,减低毒热的危害。根据症状的不同和其他治疗方法灵活配合运用,如:与发散药同用,"火郁发之"。①与清热药并用,达到清热解毒的目的。暑瘟(乙脑)患者用药后,多发黏腻臭汗可能与此法密切相关。②与活络药同用,能解除蕴伏在经络中的毒热,使经络畅达无阻,肢体运动障碍自能恢复正常。③与养阴药同用,以育阴祛邪。毒热必然损耗津液,故经常合而用之为法。④与解痉药同用,能达到毒解风息而痉止的目的等等。皆宜灵活掌握,临床权变。

总之,郭老在治疗乙脑过程中,非常重视清热解毒法的应用,并作为治疗乙脑的主要方法,总是贯穿在治疗中。郭老指出:在用清热解毒法时要掌握几个法度:一是早用,在乙脑初期,卫分阶段即可加入清热解毒之品;二是重用,量要大,用少量频服法服用,甚至可日夜连服,这样才能截断病邪,这对把好气分关,扭转病势尤为重要;三是配合透邪法,开门逐寇,透邪外出,火郁发之,达到事半功倍的效果;四是勿伤正气,注意养阴保津和顾护脾胃,在疾病极期,根据病情需要亦可用人参白虎汤。郭老常用的清热解毒药有南银花、青连翘、川黄连、枯黄芩、黄柏、生山栀、蒲公英、大青叶、板蓝根、穿心莲、四季青、知母、鱼腥草、莲子心、紫花地丁、野菊花、龙胆草、青黛、粉甘草、白茅根、天花粉、鲜芦根等。

(四) 开门驱寇、重视透邪通络

中医学的治病理念与西医学不同,中医重在祛邪扶正、调理脏腑功能,其中有一个治疗思想叫"开门逐寇,透邪外出",为中医所特有。这种独特的治疗学思想在《黄帝内经》已有体现。如《素问·汤液醪醴论》中"开鬼门、洁净府、去菀陈莝"及《素问·阴阳应象大论》"上则越之、下则竭之……"的论述,初步奠定了以邪的性质及位置给邪以出路,开门逐寇,就近祛邪、祛邪外出的治疗原则。汉代张仲景《伤寒杂病论》中,在具体组方、用药治疗时已充分体现了上述治疗思想和原则,如:邪在上用瓜蒂散以吐之;邪在下用承气泄之;邪在表用麻、桂以汗之,邪在中用连、芩以清之等等。

在治疗暑瘟(乙脑)过程中,郭老在继承前贤经验的基础上,根据乙脑的主因是毒热壅滞体内,在临床治疗中非常重视给邪(毒热)找出路,开门驱寇,透邪外出,采用透邪通络的方法配合治疗,取得了事半功倍的良好效果。

郭老在治疗乙脑时以清热解毒为主要法则,但病症产生的根本原因是"毒"和"热",而且病情发展迅速,变化多端,在发热、高热不退、头痛剧烈时易发生头痛如劈,沉不能举,抽搐、抽风、谵语、昏迷、惊厥等急危证候,为毒热壅盛不解,与血搏结,损伤脉络,煎熬阴血,毒热上冲巅顶,壅闭脑神。热盛生风,肝风内动,炼液为痰,痰热互结,蒙蔽心窍。在清热解毒养阴、芳香开窍息风的同时,郭老注重透邪通络之法的应用,经常加用辛凉透邪、通络止痉等药物,如辛凉透邪多选用南银花、青连翘、绵茵陈、苏薄荷、生栀子、蝉蜕、僵蚕等。邪深病重者多用广犀角、羚羊角透邪开窍。通络止痉选用僵蚕、蜈蚣、地龙、全蝎、鲜忍冬藤等,往往取得良好的疗效,是《素问·六元正纪大论》"火郁发之"治疗学思想的体现。给邪出路,邪去正安。南银花透邪散郁作用优于北银花,青连翘、生栀子透邪散郁作用强于炒制之品,而且避免炒制之品的易伤阴津之虞,细微之处散见病案各处。

这种治疗思想在郭老治疗乙脑的经验方中均有体现,如治疗乙脑轻型的石膏银翘汤中用南银花、青连翘、苏薄荷透邪清热;治疗乙脑普通型的白虎银翘汤中用南银花、青连翘、苏薄荷透邪外出;治疗重症型的清解养阴熄风汤中用南银花、青连翘辛凉透邪,用蜈蚣、淡全蝎通络透邪;即使治疗极重型的大剂清瘟败毒饮、白虎加人参汤加味中亦用南银花透邪清热,用广犀角、羚羊角、大蜈蚣、淡全虫开窍透邪、通络透邪,用石菖蒲、天竺黄开窍化痰。开门逐寇,透邪清热,通络透邪,开窍透邪,步步透邪,自始至终注重透邪是郭老治疗乙脑的一个非常突出的特点,也是其治疗思想的体现。

(五)参悟病机,强调养阴保津

郭老治疗暑瘟(乙脑)过程中,把养阴作为第三个治疗原则,可见其对养阴保津的重视。如在白虎汤的使用中,常以天花粉易知母。因为知母苦寒性降,和石膏并用有影响生石膏辛凉透邪作用之虞。乙脑患者本系内热耗阴伤津,多显脉象无力,不宜苦寒下降之品以抑邪伤胃,所以选用甘苦微寒之天花粉易知母。天花粉能清热、润燥、生津、止渴、解毒、通络,又其味甘而不伤胃,有补虚安中之誉。天花粉为瓜蒌之根,盖凡藤蔓之根皆有活络之力,天花粉具通络之力,寓透邪之意,况且此品又有解毒之功,郭老始终以天花粉辅佐生石膏运用,似还能减少肢体运动障碍之后遗症。具体到治疗乙脑用天花粉优于知母,但并不是说知母不可用,如果患者表证已解,大便干燥,里热炽盛,也可酌情加入知母,苦寒泻热,性降润便,要灵活掌握,不可死板领会。

在用药的选择上,郭老特别注意尽量选用药物生品鲜品,如生品药物多用生山药、生甘草、生杭芍、生栀子、生白术、生地、生薏苡仁、生麦芽、生鸡内金、生石决明、生代赭石、生乳香、生没药、生玳瑁、血琥珀等,不用炒炙、香燥之品,以防伤阴津;鲜嫩之品如鲜石斛、鲜生地、鲜荷梗、鲜忍冬藤、嫩茵陈、青连翘、青竹茹等,以求药物的不伤阴津。

又如在用白虎汤加人参时,常以野台参易人参。台参,也叫台党参,是党参的一种。党参,以原产于山西上党盆地而名。忻州地区,以五台县出产为多,故称为"台党参"。《药材学》称,台党参"野生者品质特优,为党参中之珍品"。我国古代把党参称作人参。明代李时珍在《本草纲目》中曾把党参列入人参。清代张德裕《本草正义》曰:"党参力能补脾养胃,润肺生津,健运中气,本与人参不甚相远。其尤可贵者,则健脾运而不燥,滋胃阴而不湿,润肺而不犯寒凉,养血而不偏滋腻,鼓舞清阳,振动中气,而无刚燥之弊。且较诸辽参之力量厚重,而少偏于阴柔,高丽参之气味雄壮,而微嫌于刚烈者,尤为得中和之正,宜乎五脏交受其养,而无往不宜也。"白虎汤加人参取其生津益气,然古之人参出于山野,性本微寒,正当其用。郭老讲:后世之人参多为人工种植,恐虫为害,又多用砒石防之。砒石之性燥烈非常,因气化之故,参也燥热。燥热之药以治热病,本非所宜,故以味甘微寒之野台参易人参。《本草纲目》上说野台参功用可代人参,况且野台参的功用是补中益气,生津液,治烦渴,凡病后元气虚损皆可用。其性微寒,和石膏等药并用,以治体虚热实之病诚为良药。

(六) 保护生机,顾护后天之本

脾胃为后天之本,气血生化之源,气机升降之枢纽。脾属脏,胃属腑,脾主运化,胃主受纳,脾主升清,胃主降浊,脾喜燥,胃喜润,脾胃这对相表里脏腑通过相对之功能,从而维持人体气机运行的正常。脾升胃降则清阳得升,以养五脏六腑、四肢百骸;浊阴得降则废物得以排出体外。若脾胃的功能失常,脾不升、胃不降,五谷之精气不能运达全身,代谢废物不能排出体外,五脏六腑均因之而病。郭老治疗疾病非常重视调理和顾护脾胃,用药既避苦寒以免伤胃,又避滋腻以免碍脾,以利于治疗。

在治疗温热病中,尤其是暑瘟(乙脑)过程中,因多重用清热解毒之品,不论辛寒或苦寒药均易伤脾胃之气,所以郭老特别重视顾护脾胃,且贯穿始终,以防脾胃之气受损,认为一旦脾胃受损,中气不足,则气血津液化源不济,病更难愈。如李东垣《脾胃论》曰:"内伤脾胃,百病由生……百病皆由脾胃衰而生。"郭老在临床应用白虎汤和人参白虎汤时,常常在白虎汤中以山药易粳米,以天花粉易知母。他说:白虎汤中的粳米主要是固中气护脾胃,防止石膏性沉下降,然其作用远不及生山药。山药性平味甘,色白入肺;味甘入脾;津液黏稠,补肾填精,滋润血脉。归脾肺肾经,为健补脾肺肾三经之药,滋阴养液之品,具有补脾养胃、生津益肺、补肾涩精的功效。临床上用于脾虚食少、久泄不止、肺虚喘咳、肾虚遗精等。并因其煮汁稠黏能逗留石膏在胃,不致重坠速下而致滑泄。温热之病最耗阴液,以滋阴养液之山药辅佐,优于粳米;用天花粉替知母,是因为知母苦寒性降,和石膏并用影响辛凉透邪之意。乙脑患者本系内热耗阴,多显脉象无力,不宜苦寒下降之品以抑邪伤胃,所以选用甘苦微寒之天花粉易知母。天花粉能清热、润燥、生津、止渴、解毒、通络,又其味甘而不伤胃,有补虚安中之誉。这样,变通白虎汤就有了清热、解毒、养阴而清气化热的作用,能清热也能养阴,且不滋腻,以免脾胃受伤,保护了脾胃的功能。

又如在方中经常用生甘草,甘草味甘性平,生用为凉、补脾、润肺、益精、养气、解毒、泻火、长肌肉、通九窍、养阴血、利百脉、除邪热、散表寒。同热药用之缓其热,同寒药用之缓其寒;使补药不至于聚,泻药不至于速。用于白虎汤中寓有甘寒化热、生津益胃之意,并取其性缓,使药力不致速下。而在治疗乙脑的中后期,出现脾胃之气不振而纳少神疲之时,郭老多加用生谷芽、生麦芽、生鸡内金等醒脾健胃之药,以恢复脾胃纳化功能,以助疾病向愈。

(七) 众法同行,注重综合治疗

郭老在治疗暑瘟(乙脑)过程中,注重众法同行,综合治疗,以达到治疗的目的,获取最佳的疗效。在治疗乙脑患者过程中,以传统的口服汤药为主要治疗方法,还根据不同病情和需要,配合其他治疗方法:

一是配合中成药。如安宫牛黄散、紫雪散、玉泉散、局方至宝丹、苏合香丸,最多的是用安宫牛黄散配合主病药方用于高热神昏、谵语抽搐之时。如吴鞠通《温病条辨》说安宫牛黄丸"此芳香化秽浊而利诸窍,咸寒保肾水而安心体,苦寒通火腑而泻心用之方也"。

二是配合外用药。如体表擦浴降温,肛门用药等。体表擦浴降温常用温水浴,酒精浴或散热宣透药浴等,对发热患者均有较好的效果;肛门用药对于大便秘结患者用蜜导煎条塞肛润肠通便,药物灌肠治疗,有很好的治疗作用,不能忽视。

其三配合针灸治疗。因乙脑属温病范畴,郭老很少用灸法治疗,多配合针刺治疗,多用慢捻刺泻法。郭老认为针刺法具有开窍泻热、活血祛瘀、疏经通络的作用,对于乙脑高热患者的有一定的治疗作用。在病的早期和发展期针刺可以帮助降低体温,改善病情,在病的后期可以促进功能恢复,尤其对于恢复期和后遗症的治疗效果更佳,特别是对于各种运动技能障碍,如牙关紧闭、半身不遂等,针刺多有效验,配合药物治疗常能解决药物难以达到的治疗目的,不可不加以重视。

其四配合西医治疗。郭老认为对于治疗乙脑,尤其是重型和极重型的抢救,中西医的配合是不可缺少的。如危重患者的吸氧、吸痰,心衰患者的抢救。神志昏迷患者,不能饮食,不能用药,鼻饲法配合等。

其五配合食疗。郭老重视乙脑患者的饮食宜忌,认为乙脑高热进行期患者应供给足够的水分和电解质,可给有清热滋阴作用的西瓜汁、梨汁、茅根汁、芦根汁、甘蔗汁、绿豆汤、果子露;如病势已减可用豆浆、牛乳、藕粉、鸡子汤等;恢复期患者已想吃饭的情况下,可给吃稀粥、面汤、牛乳、蛋糕、鸡蛋羹等食物。患者不想饮食或者不能饮食,不应强行让其进食,强行进食不仅不会营养吸收,反而有助病邪。肉类和黏腻等不好消化的食物必须禁忌,以免引起食复,导致病情复发,加重或缠绵难愈。

其六提倡多煎徐服法。郭老非常重视药的质地和煎服法,曾讲到:石膏必须生用,绝不能用煅石膏,用煅石膏无效。近代名医张锡纯亦主张治外感实热病证用生石膏,在《医学衷中参西录》中曰:"石膏医者多误认为大寒而煅用之,则宣散之性变为收敛,以治外感有实热者,竟将其痰火敛住,凝结不散,用至一两即足伤人,是变金丹为鸩毒也。"生石膏需轧成极细粉或再用甘草水飞过备用。在药物的煎服法上提出"多煎徐服法",即煎药时先煎(加水不能少)生石膏数十沸,然后纳入诸药。煎取的药汁要多些(约200~500毫升),服药时要徐徐温服,高热时,药汁分为六份,每小时温服一份。多煎徐服法欲使患者服药后,其药力常作用在中上焦,不致寒凉下侵,酿成滑泄。服药后适当盖被(如毛巾、床单),不可盖之过厚,以易于内热外达。这些都是要注意的问题,不可忽视。

附:西医对流行性乙型脑炎的认识

流行性乙型脑炎(epidemic encephalitis B,简称乙脑),是由嗜神经的乙脑病毒所致的中枢神经系统性传染病。本病主要分布在亚洲远东和东南亚地区,经蚊传播,多见于夏秋季,流行地区主要感染对象是10岁以下儿童,以2~6岁发病最高。临床上急起发病,有高热、意识障碍、惊厥、强直性痉挛和脑膜刺激征等,重型患者病后往往留有后遗症。乙脑的病死率和致残率都很高,部分患者留有严重后遗症,重症患者病死率较高。

一、发病机制

当人体被带乙脑病毒的蚊虫叮咬后,病毒经皮肤毛细血管或淋巴管至单核巨噬细胞系统进行繁殖,达到一定程度后即侵入血循环,造成病毒血症,并侵入血管内膜及各靶器官,如中枢神经系统、肝、心、肺、肾等,引起全身性病变。发病与否,取决于病毒的数量、毒力和机体免疫力。机体免疫力强时,只形成短暂的病毒血症,病毒很快被中和及消灭,不进入中枢神经系统,表现为隐性感染或轻型病例,但可获得终身免疫力;如受感染者免疫力低,感染的病毒量大及毒力强,则病毒可经血循环通过血脑屏障侵入中枢神经系统,利用神经细胞中的营养物质和酶在神经细胞内繁殖,引起脑实质变化。乙脑病毒主要累及丘脑、中脑、大脑皮质和小脑,可造成脑实质损害。乙脑病毒可通过胎盘感染胎儿,造成流产或死产。

二、临床表现

潜伏期一般为5~15天。症状相差悬殊,大多无症状或症状较轻,仅少数患者出现中枢神经系统症状,表现为高热、意识变化、惊厥等。

1. 典型患者病程分为4个阶段

(1)初期:病初3天即病毒血症期,起病急,一般无明显前驱症状,可有发热、神萎、食欲不振、轻度嗜睡,大儿童可诉有头痛,婴幼儿可出现腹泻,体温在39℃左右,持续不退,此时神经系统症状及体征常不明显而误为上感,少数患者出现神志淡漠,激惹或颈项轻度抵抗感。

(2)极期:病程3~10天,此期患者除全身毒血症状加重外,突出表现为脑损害症状明显。

1)高热:体温持续升高达40℃以上并持续不退直至极期结束,高热持续7~10天,轻者短至3~5天,重者可3~4周以上,一般发热越高,热程越长,临床症状越重。

2)意识障碍:患者全身症状加重,且出现明显的神经系统症状和体征,患者意识障碍加重,由嗜睡转入昏迷,发生率50%~94%,昏迷愈早、愈深、愈长,病情愈重,持续时间大多1周左右,重症者可达1个月以上。

3)惊厥:发生率40%~60%,是病情严重的表现,重者惊厥反复发作,甚至肢体强直性痉挛,昏迷程度加深,也可出现锥体束症状及四肢不自主运动。

4)神经系统症状和体征:乙脑的神经系统症状多在病程10天内出现,第2周后就少出现新的神经症状,常有浅反射消失或减弱,深反射先亢进后消失,病理性锥体束征如巴宾斯基征等可呈阳性,常出现脑膜刺激征。如颈强、凯尔尼格征与布鲁津斯基征阳性,重症者有角弓反张。婴幼儿多无脑膜刺激征,但常有前囟隆起。深昏迷者可有膀胱和直肠麻痹(大小便失禁或尿潴留)与自主神经受累有关,昏迷时,除浅反射消失外,尚可有肢体强直性瘫痪,偏瘫较单瘫多见,或全瘫,伴肌张力增高,膝、跟腱反射先亢进,后消失。

5)脑水肿及颅内压增高:重症患者可有不同程度的脑水肿,引起颅内压增高,发生率25%~63%,轻度颅内压增高的表现为面色苍白,剧烈头痛,频繁呕吐,惊厥,血压升高,脉搏先加速后减慢,早期神志清楚但表情淡漠,并迅速转入嗜睡、恍惚、烦躁或谵妄,呼吸轻度加深加快。重度脑水肿的表现为面色苍白,反复或持续惊厥,肌张力增高,脉搏转慢,体温升高,意识障碍迅速加深,呈浅昏迷或深昏迷,瞳孔忽大忽小,对光反应迟钝,眼球可下沉,出现各种异常呼吸,可进展至中枢性呼吸衰竭,甚至发生脑疝,包括小脑幕裂孔疝(又称颞叶钩回疝)及枕骨大孔疝(又称小脑扁桃体疝)。前者表现为意识障碍,逐渐发展至深昏迷,病侧瞳孔散大,上眼睑下垂,对侧肢体瘫痪和锥体束征阳性;枕骨大孔疝表现为极度躁动,眼球固定,瞳孔散大或对光反射消失,脉搏缓慢,呼吸微弱或不规则,但患者常突然发生呼吸停止。

6)呼吸衰竭:发生在极重型病例,发生率15%~40%,极重型乙脑因脑实质炎症、缺氧、脑水肿、脑疝、低血钠脑病等引起中枢性呼吸衰竭,其中以脑实质病变为主要原因。延脑呼吸中枢发生病变时,可迅速出现中枢性呼吸衰竭,表现为呼吸节律不规则,双吸气,叹息样呼吸,中枢性换气过度,呼吸暂停,潮氏呼吸及下颌呼吸等,最后呼吸停止,当发生中枢性呼吸衰竭呼吸停止后,再出现自主呼吸的可能性极小。此外,又可因并发肺炎或在脊髓受侵犯后,引起呼吸肌瘫痪而发生周围性呼吸衰竭。

高热、惊厥、呼吸衰竭是乙脑极期的严重症状,三者相互影响,尤其呼吸衰竭常为致死的主要原因。

7)循环衰竭:少数乙脑患者可发生循环衰竭,表现血压下降,脉搏细速,肢端冰凉并伴有呕吐咖啡色液体。其产生原因多为内脏淤血,使有效循环血容量减少;胃肠道渗血、出血;乙脑极期因代谢紊乱,毒素吸收产生血管麻痹;心肌病变产生心功能不全;延脑血管舒缩中枢的损害等所致。消化道出血的患者常可危及生命。

大多数患者经3~10天极期病程后,体温开始下降,病情逐渐好转,进入恢复期。

(3)恢复期:此时患者体温可在2~5天逐渐下降及恢复正常,意识障碍开始好转,昏迷者经过短期的精神呆滞或淡漠而渐转清醒,神经系统病理体征逐渐改善而消失。部分患者恢复较慢,需达1~3个月以上。重症患者因脑组织病变重,恢复期症状可表现为持续低热、多汗、失眠、神志呆滞、反应迟钝、精神及行为异常,失语或者特别多话,吞咽困难,肢体强直性瘫痪或不自主运动出现,癫痫样发作等症状,经过积极治疗大多在半年后能恢复。

（4）后遗症期:后遗症与乙脑病变轻重有密切关系。后遗症主要有意识障碍、痴呆、失语及肢体瘫痪等,如予积极治疗也可有不同程度的恢复。昏迷后遗症患者长期卧床,可并发肺炎、褥疮、尿道感染。癫痫样发作后遗症有时可持续终身。

2. 婴儿乙脑临床特点　发病时可表现为轻泻、流涕、轻咳、喘息、嗜睡、易惊或哭闹,且惊厥发生率高。无脑膜刺激征者比例高,但常有前囟隆起,脑脊液检查正常者较多,并发症少。

3. 老年人乙脑临床特点　60岁以上患者,发病急,均有高热,病情严重,重型及极重型占86.1%及91.7%。出现昏迷时间早,且持续时间长,部分伴循环衰竭及脑疝,病死率高达66.6%。多并发肺内感染、尿路感染、消化道出血、心肌损害等。

4. 临床分型　临床上根据病情轻重的不同,乙脑可分为四型:轻型、普通型、重型和极重型。

（1）轻型:患者神志始终清醒,但有不同程度的嗜睡,一般无惊厥,体温在38~39℃左右,头痛及呕吐不严重,可有轻度脑膜刺激症状。多数在1周左右恢复,一般无后遗症。轻型中枢神经系统症状不明显者临床上常易漏诊。

（2）普通型:体温常在39~40℃之间,有意识障碍如昏睡或昏迷、头痛、呕吐,脑膜刺激症状明显,腹壁反射和提睾反射消失,深反射亢进或消失,可有一次或数次短暂惊厥,伴轻度脑水肿症状,病程约7~14天,无或有轻度恢复期神经精神症状,无后遗症。

（3）重型:体温持续在40℃或更高,神志呈浅昏迷或昏迷,烦躁不安,常有反复或持续惊厥,瞳孔缩小,对光反射存在,可有定位症状或体征,如肢体瘫痪等。偶有吞咽反射减弱,可出现重度脑水肿症状。病程常在2周以上,昏迷时间长者脑组织病变恢复慢,部分患者留有不同程度后遗症。

（4）极重型:此型患者于初热期开始体温迅速上升,可达40.5~41℃或更高,伴反复发作难以控制的持续惊厥,于1~2天内进展至深昏迷,常有肢体强直性瘫痪,临床上有重度脑水肿的各种表现,进一步发展呈循环衰竭、呼吸衰竭甚至发生脑疝,病死率高,存活者常有严重后遗症。

乙脑后遗症主要表现为以下三个方面:神经系统后遗症、精神方面后遗症及自主神经系统后遗症。

三、预后及治疗

极重型患者及婴幼儿和老年重型患者病死率较高,存活者易发生后遗症。乙脑的治疗没有特殊方法,主要是支持疗法和对症处理。乙脑病情重,变化快,高热、抽搐、呼吸衰竭是本病的三个重要症状,可互为因果,形成恶性循环,因此必须及时发现,抓住主要矛盾,尽快采用中西医结合措施,促使矛盾转化,以利康复。

(一)一般治疗

病室应安静,对病人要尽量避免不必要的刺激。注意口腔及皮肤的清洁,防止发生褥疮。注意精神、意识、体温、呼吸、脉搏、血压以及瞳孔的变化。给足够的营养及维生素。

(二)对症治疗

1. **降温** 使室温控制在30℃以下,可采用室内放冰块、电风扇、空调等。

物理降温可用30%酒精擦浴,在腹股沟、腋下、颈部放置冰袋;也可用降温床或冷褥。

吲哚美辛12.5~25mg,每4~6小时一次。也可用牛黄清黄丸、柴胡注射液、痰热清注射液等中药。

上述方法效果不显时,可采用亚冬眠疗法,肌肉注射氯丙嗪及异丙嗪各0.5~1mg/kg/次,每4~6小时一次,同时加用物理降温,使体温降至38℃左右。

2. **惊厥或抽搐** 应根据惊厥、抽搐原因采取针对性的措施。①多数抽搐者,降温后即可止惊。②呼吸道分泌物阻塞所致缺氧者,应及时吸痰、保持呼吸道通畅。③脑水肿或脑疝者,应立即采用脱水剂治疗。一般可用20%甘露醇1~1.5g/kg静脉注射或快速静滴。必要时做气管切开。④脑实质炎症引起的抽风可用中药、新针治疗。给予镇静剂或亚冬眠疗法。频繁的抽风可同时加用氢化可的松治疗。⑤低血钙引起的抽搐应及时补充钙剂。⑥由脑性低血钠引起的抽风可用3%盐水滴注。

镇静剂应用原则:①宜早期,在有抽搐先兆、高热、烦躁,惊厥及肌张力增加时,即予应用。②肌肉松弛后即停。③掌握剂量,注意给药时间。

常用药物如下:

(1)安定:成人10~20mg/次,小儿0.1~0.3mg/kg/次,肌注,必要时静脉缓注,但不超过10mg。

(2)水合氯醛:成人1.5~2g/次,小儿50mg/kg/次(每次不大于1g),鼻饲或保留灌肠。

(3)异戊巴比妥钠(阿米妥钠):成人0.2~0.5g/次,小儿5~10mg/kg/次,稀释后静脉缓注（1ml/分），至惊厥缓解即停注。用时注意观察呼吸，如减慢则立即停止注射。

（4）苯妥英钠：成人 0.1g，每 6~8 小时肌注一次。有积蓄作用，有宜长时间应用。

（5）苯巴比妥钠、副醛、冬非合剂等：可酌情选用。

3. 呼吸衰竭的治疗

（1）保持呼吸道畅通：定时翻身拍背、吸痰，给予雾化吸入以稀释分泌物。

（2）给氧：一般用鼻导管低流量给氧。

（3）气管切开：凡有昏迷、反复抽搐、呼吸道分泌物堵塞而致发绀，肺部呼吸音减弱或消失，反复吸痰无效者，应及早气管切开。

（4）应用呼吸兴奋剂：在自主呼吸未完全停止时使用效果较佳。可用洛贝林、尼可刹米、利他林等。

（5）应用血管扩张剂：近年认为用东莨菪碱、山莨菪碱有一定效果。前者成人 0.3~0.5mg/次，小儿 0.02~0.03mg/kg/次，稀释后静注，20~30 分钟 1 次；后者成人 20mg/次，小儿 0.5~1mg/kg/次，稀释后静注，15~30 分钟 1 次。

（6）应用脱水剂：脑水肿所致颅内高压是乙脑常见的征象，亦为昏迷、抽搐及中枢性呼吸衰竭的原因，并可形成脑疝，故应及时处理。其具体方法：20% 甘露醇或 25% 山梨醇，1~2g/kg/次，15~30 分钟推完，每 4~6 小时一次。有脑疝者可用 2~3g/kg。应用脱水疗法注意水与电解质平衡。

（7）必要时应用人工呼吸机。

4. 皮质激素

多用于中、重型病人，有抗炎、减轻脑水肿、解毒、退热等作用，氢化可的松 5~10mg/kg/日或地塞米松 10~20mg/日，儿童酌减。

5. 能量合剂

细胞色素 C、辅酶 A、三磷酸腺苷等药物有助脑组织代谢，可酌情应用。

6. 应用免疫增强剂

7. 恢复期及后遗症的处理

（1）药物治疗：①28.75% 谷氨酸钠注射液、谷氨酸片、烟酸等促进血管神经功能恢复。②兴奋不安者可用安定、利眠宁或氯丙嗪。③有震颤或肌张力高者，可用安坦、东莨菪碱或左旋多巴，亦可使用盐酸金刚烷胺。④肌张力低者，可用新斯的明。

（2）新针疗法：①神志不清、抽搐、躁动不安者取穴大椎、安眠、人中、合谷、足三里。②上肢瘫痪者取穴安眠、曲池透少海，合谷透劳宫；下肢瘫痪者取穴大椎、环跳、阳陵泉透阴陵泉。③失语取穴大椎、哑门、增音。④震颤取穴大椎、手三里、间使、合谷、阳陵泉。

（3）超声波疗法：应用超声波机每天治疗 15~20 分钟，双侧交替，疗程 2 周，休息 3 天，可反复数疗程，据报道亦有一定疗效。

（4）功能锻炼。

（毛宇湘）

下　篇

郭可明治疗流行性乙型脑炎病案实录

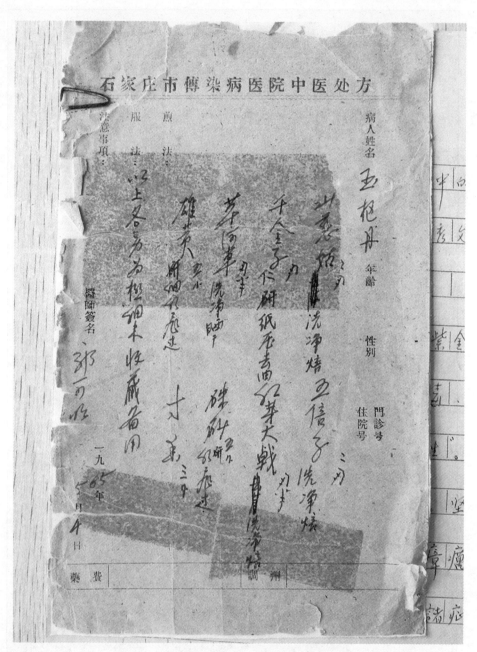

郭可明先生手书"玉枢丹"处方

流行性乙型脑炎轻型病案评注 ◎

流行性乙型脑炎轻型病例一般症状表现为：微恶寒或不恶寒，轻热头晕头痛体温多在38℃上下，舌苔白薄，腹胀，不欲饮食，干呕或呕吐，伴有四肢厥冷，或轻度痉挛，或大便秘，或腹泻尿利、脉沉数无力等症状。1954年治疗的病例中此类患者共12名。在此列举刘孟彦、王田禄、李黎明等3例[1]。

治疗原则，乙脑轻型病例症状为头痛、口渴、微呕，正是白虎汤的主证，但又各具特色。如，因有口渴而加野台参，发热头痛较轻，无口渴，而有四肢厥冷，此系抽搐之渐者。又如，不用白虎汤，而用安宫牛黄散之芳香化浊、利窍而愈者。再如，四肢厥冷，已发生抽搐而体温较高，故仍以安宫牛黄散合止痉散，剂量较重，一剂而体温降低，再服而抽搐减退，不过五日，而诸症痊愈者。

特别提示：

1. 安宫牛黄散方

京牛黄二钱，川黄连二钱，梅片五分，郁金二钱，栀子二钱，麝香五分，犀牛角二钱，明雄黄二钱，珍珠一钱，条芩二钱，镜面砂二钱。

配制法：共为细面。

2. 局方至宝丹方

广犀角三钱，镜面砂三钱，明雄黄三钱，生玳瑁三钱，血琥珀三钱，麝香三分，冰片三分，京牛黄一钱五分，土伽南沉五钱。

配置法：共为细面。

此二方皆能补心、安心、解热、除秽，均是芳香化浊而利诸窍。安宫牛黄散最凉，疗效较大，局方至宝丹次之。

例：

1. 刘某某，男，10岁，学生

1954年8月28日发病，30日入院。

西医病历摘要：该患者于1954年8月28日感觉周身不适，头痛高热，患

---

1 编者注：病案记录保留原貌。

者于 1954 年正月曾患脑膜炎,此次病情与该既往病通。

西医检查摘录:体温 39.5℃,发育营养较差,脉快,表情淡漠,倦怠,嗜睡,无病理反射,其他未见异变。化验检查:脑脊髓液:细胞数 500,分类:中性粒细胞比值 14%,淋巴细胞比值 86%,蛋白(+),糖:1(-),2~5(+)。处理:一般护理,半流食。

临床诊断:流行性(乙型)脑炎。

中医检查:病案录。

主诉:由昨天开始,头痛发热。

检查:体温 37.5℃,脉象中取微而数,一息六至,舌有薄白,面色赤,二便正常。

现症:发热头痛,口渴微呕。

处方:

(1)生石膏一两六钱,肥知母六钱,野台参四钱,炙粉草四钱,茵陈三钱,粳米五钱,广犀角二钱。

煮服法:以水六百毫升先煮广犀角、生石膏十五分钟,再纳诸味,更煮至二百五十毫升,分三次服,隔一小时一次。

(2)安宫牛黄散六分。

服法:分两次服,每隔三小时一次,白水送下。

(3)针穴:百会三分,上星三分,印堂二分,攒竹二分,丝竹空二分,合谷五分,足三里八分,中脘八分,下脘八分。

[8 月 31 日]

中医检查:体温 36.5℃,脉象中取微弱,一息五至,舌苔白薄。

现症:发热、头痛、发呕均愈。

处方:连翘三钱,银花五钱,野台参一两,茵陈蒿一钱,生山药五钱,炙粉草三钱。

煮服法:以水六百毫升,煮之二百五十毫升,三次分服,一小时一次。

西医检查:意识清醒、无头痛、其他无异变。

处理:无特殊处理。

化验:血:白细胞:10000。

[9 月 1 日]

中医检查:体温:37℃,脉象微而无力,一息五至,舌有微薄苔。

现症:以前症状均佳,唯意识方面,仍有时有不了了情形。

处方:安宫牛黄散六分。

服法:二次分服,每三小时一次,白水送下。

针穴:风池一寸,百会三寸,足三里一寸。

西医检查:不头痛,食欲、大小便正常。有轻热、无病理反射。

化验:白细胞:10000。

处理:无特殊处理。

[9月2日]

中医检查:体温:37℃,脉象缓和,一息五至。

现症:余热未尽。

处方:安宫牛黄散,用法同前。

今后停药。

西医检查:神志清醒,不头痛、食欲尚好,心肺正常,大小便正常。无病理反射,(血清补体结合实验,8月31日:阴性,9月28日:阴性)。

[9月3日]

西医检查:情况同昨。

化验:白细胞8000,红细胞435万,血红素85%。白细胞分类:中性粒细胞比值75%,淋巴细胞比值25%。

[9月4日]痊愈、出院。

评注:

患者入院时体温飙升,病情如果不能及时得到遏制,可能有进一步加重,进而危及患者生命安全的风险,故郭可明先生以发热、口渴引饮为辨证重点,首选经方人参白虎汤直折其热,生石膏、知母大清胃中之热,党参生津止渴,佐以犀角清热解毒,茵陈祛暑、清利湿热而止呕吐。辨证准确,处方得当,故一诊即效,二诊时,患者发热、头痛、呕吐好转,尚不了了,系余邪不净之故。故减去清热之石膏和知母,加入银花、连翘以清热解毒,山药健脾益气,加安宫牛黄散以清余毒、醒脑开窍。三诊和四诊患者已无明显不适,唯有意识欠清的表现,故仅有安宫牛黄散以开窍醒神治疗。本病例加入针刺疗法,选用百会、上星、印堂、攒竹、丝竹空、合谷、足三里、中脘、下脘、风池等以醒脑止痛、益气健脾治疗。本病例丝丝入扣,治疗合理,故能取得满意的效果。此例系清热益气,解毒利湿数法合用治愈的病例。治疗中清热利湿是同用的,切不可领会成石家庄治乙脑只治暑热不利湿。

2. 王某某,男,2岁

1954年8月20日发病,8月23日入院。

西医病历摘要:患者于1954年8月20日晚,全身不适,战栗,随即高热,每至夜间加重,咳嗽,将晚头痛,呕吐,食欲差,大小便正常。

西医检查摘录:体温:37℃,发育营养中等,痛苦表情,眼结膜稍充血,无强直,心跳较快,无杂音,肺无异常,腹部无异常,提睾反射丧失,克尼格征(+),巴宾斯基征(-)。化验室检查:白细胞19200,中性粒细胞比值74%,淋巴细胞比值26%;脑脊液:细胞数多,球蛋白:(+),糖:1~3(-),4(+-),5(+)。分类:中性粒细胞比值78%,淋巴细胞比值22%。

临床诊断:流行性(乙型)脑炎。

西医处理:住院后给以流食,注射青霉素20万单位,非那西丁,以后均由中医单独治疗。

[8月24日]

西医检查:意识清醒,无发热,无呕吐及抽搐,食欲及大小便正常,反射正常,白细胞:17300,未找到疟原虫,除应用青霉素10万单位肌肉注射1日2次外,未用其他药物治疗。

[8月25日]

中医检查:

主诉:8月23日入院,得病已6~7日,开始得病时就发热、头痛,发呕。

检查:体温37.2℃,脉象沉数一息七至,舌苔黄厚,舌中白腻苔。

现症:发热,头痛,四肢厥冷。

处方:

(1)安宫牛黄散九分,分三次服,三小时一次,白水送下。

(2)针穴:大杼三分,风门三分,大椎三分,陶道三分,身柱三分,灵台三分,至阳三分。

西医检查:体温37~38℃,脉搏1分钟120次,意识清醒,食欲差,检查如前。

[8月26号]

中医检查:体温37.8℃,脉象一息六至,二便已通。

现症:发热头痛,四肢逆冷,均见减轻。

处方:

(1)安宫牛黄散六分,分三次服,三小时一次,白水送下。

(2)针穴:大椎三分,陶道三分,身柱三分,至阳三分,风门三分(慢捻刺法)。

西医检查:有时有抽搐,其他如前,白细胞:12500,脑脊液细胞数:25个,蛋白(±),糖1(-),2~4(+),5(未做)。

[8月27日]

中医检查:体温脉象较昨轻。

现症:较昨略轻。

处方:同昨,服用法同昨。

西医检查:意识清醒,食欲亦佳,大便稀黄色,1日2次,无热,未抽搐,反射正常,取血做补体结合实验。

[8月28日]

中医检查:体温37℃,脉象沉数,一息六至。

现症:微略现腹胀,其他症状均已消失。

处方:局方至宝丹四分,分二次服,三小时一次,白水送下。

痊愈,今日出院。

评注:

此病例为2岁幼儿,因此服用汤药有一定的困难,故转而服用方便快捷的重剂安宫牛黄散口服以清热除秽、芳香化浊以通利诸窍,抓住了本病的关键点,故能一服即转轻,见效后,转服安宫牛黄散中剂量2日,则秽浊清除,症状缓解。之后选用作用较缓和的局方至宝丹中剂1次,配合针刺治疗,患者很快即愈。此例系幼儿服用温病三宝治愈的典型案例。

3. 李某某,男,1岁

1954年8月25日发病,8月25日入院。

西医病历摘要:于今晨始发热,呕吐,并有抽风现象,四肢唇舌震颤,口溢白沫,发作后温度继续上升,饮食正常,无大便,尿黄色。

西医检查摘录:体温38.5℃,发育营养中等,沉睡,无他表情,口唇发干,舌有白苔,头淋巴结未肿大,肺部有湿性啰音,腹壁反射和提睾反射正常,足跖反射(-),巴宾斯基征(-),克尼格征(-),膝腱反射(-),布鲁津斯基征(-)。化验检查:脊髓细胞40,蛋白(+),糖1~5(+),白细胞:28000。

处理:

西医处理:青霉素20万单位肌肉注射,生理盐水300毫升灌肠。

中医检查:

主诉:自今晨始发呕吐,痉挛。

现症:发热,抽搐,呕吐,四肢厥冷。

检查:体温38.4℃,脉象微数,一息六至。

处方:

(1)安宫牛黄散九分,止痉散一分,共研一处,分三次服,三小时一次,白水送下。

（2）针穴：巨阙三分，中脘五分，十宣刺微出血，人中二分，承浆三分。

［8月26日］

中医检查：体温37.3℃，脉象微数，一息六至。

现症：精神好转，食欲已振，四肢已不冷厥。

处方：安宫牛黄散六分，分五次服，三小时一次，白水送下。

西医检查：热下降，抽搐减退，食欲不佳，大小便正常，心肺正常，神经反射正常。

处理：注射青霉素10万单位。

［8月27日］

中医检查：体温37℃，脉象一息六至。

现症：诸症均见消退。

处方：安宫牛黄散四分，分二次服，三小时一次，白水送下。

西医检查：病情好转，热下降，意识清醒，未抽搐，食欲及大小便均正常，心肺正常，反射正常。

化验检查：白细胞16400，中性粒细胞比值51%，淋巴细胞比值49%，红细胞315万，血红素68%。

处理：注射青霉素20万单位。

［8月28日］

中医检查：体温36.5℃，脉象微，一息六至。

现症：诸症已愈，唯尚有余邪不净。

处方：局方至宝丹三分，分二次服，三小时一次，白水送下。

西医检查：病情好转，食欲佳良，意识清醒，无抽搐，大小便正常，心肺腹部均正常。

［8月29日］

中医检查：体温37.3℃，脉象微数，一息六至，大小便正常。

现症：诸症已愈。

处方：安宫牛黄散四分，分二次服，三小时一次，白水送下。

西医检查：精神清醒，未发现抽风，食欲佳良，大小便正常，心肺肝脾正常。

［8月30日］

痊愈出院。

评注：

本病例与上一个病例均为幼儿，故仍然没有使用汤药，而是使用方便快捷的少量安宫牛黄散、局方至宝丹联合针刺治疗，安宫牛黄散能够清热解毒、芳香辟秽、开窍化浊、安神定搐，止痉散可以清肝经之热、柔筋止抽搐，局方至宝丹可以清心包络之热邪、通窍化浊、止呕除惊。配合针刺疗法，巨阙清心经之热，中脘调理胃肠，人中、承浆能够交通任督循环，十宣刺血属放血疗法之一，它是根据"泻热出血"治疗原则而形成的理论。刺血过程中，热邪随血外出而泻。唐宋时期，本疗法已成为中医大法之一。金元时期，张子和在《儒门事亲》中的针灸医案，几乎全是针刺放血取效，并认为针刺放血，攻邪最捷。十宣为经外奇穴，最擅透邪出表，凉血退热。

（刘洪德）

◎ 流行性乙型脑炎重型病案评注

流行性乙型脑炎重型病案一般症状表现为：恶寒、或不恶寒，发热、头痛、昏睡、干呕、甚而呕吐，体温多在 39℃以上，四肢厥冷、大便干燥，亦有溏泄者，尿利或尿涩、或不利，舌苔白腻或黄腻，脉象沉数、沉滑、或沉伏、沉弦数，一息多在六至七至。1954 年治疗乙脑重型病案共 12 例，此处列举其中 6 例。

治疗原则：重型与轻型所发生的一切症状相同，而较轻型为重，故曰重型，而在治疗用药和剂量上也有一定区别。遣方用药上，或单方或复方或大方或小方，不一而同的施治，例如杜某某在相同的症状中增加不汗出，体温增至 40℃，脉象沉数，故以清瘟败毒饮加减为主，再佐以局方至宝丹、或安宫牛黄散辅之，而方中之犀角、生石膏同用，亦即犀角地黄汤复方大剂合用之意也，连进三剂，而体温降低，一切症状消失。又以芳香消暑、清热解毒之轻剂，而予以清除余邪而痊愈。又如本类中赵某某，于类同之症状中，稍有发冷，症在表邪而非伤寒太阳表邪之表，治宜清凉清解，不宜辛温以发散，这是值得注意的一点。

1. 郭某某，男，8 岁，学生

1954 年 8 月 19 日发病，8 月 21 日入院。

西医病历摘要：患者于三日前，突然发热头痛，嗜睡，恶心，呕吐，大便秘小便少，精神不振。

西医检查摘录：发育营养中等，神志尚清，眼角膜稍充血、瞳孔等大，对光反应存在，颈淋巴结肿大，头项强直，心跳速，呼吸音无异常，腹部平坦柔软，肝脾未触及，腹壁反射及提睾反射迟钝，克尼格征(-)、巴宾斯基征(+)。化验检查：白细胞 16000，中性粒细胞比值 86%，单核细胞比值 2%，淋巴细胞比值 12%；脑脊液：细胞数：300，球蛋白反应：(+)，糖：40~50 毫克。

临床诊断：流行性(乙型)脑炎。

处理：住院后以常规护理，并予以 5% 葡萄糖 300 毫升，注射后药物即时输入，发现昏迷、嗜睡，头部冷敷后，四肢厥逆加深。

中医检查：

主诉:自 8 月 19 日下午五点发现头痛、头晕,呕吐食物酸水。

检查:体温 39℃,脉象沉数一息九至。

现症:发热,头晕、头痛,呕吐,头有微汗。

处方:

(1) 安宫牛黄散六分,分二次服,隔三小时一次,白水送下。

(2) 针穴:列缺三分,大椎三分。

[8 月 22 日]

检查:体温 38.7℃,脉象沉数,一息七至。四日无大便。

现症:精神不振,昏迷嗜睡,目直面赤,仍有头痛。

处方:

(1) 茵陈三钱,粉丹皮二钱,粉赤芍二钱五分,钩藤二钱,栀子一钱五分,条芩五钱,柴胡二钱,粉甘草二钱,广犀角三钱,银花七钱,连翘一两,天竺黄四钱。以水八百毫升,先煮广犀角十五分钟,再纳诸药,更煮至三百毫升,三次服,隔半小时一次。

(2) 紫雪丹四分,分两次服,隔二小时一次,白水送下。

(3) 针穴:足三里寸,中脘八分,太渊八分。

西医检查:体温 40℃,头痛,有时昏迷,头部强直,有呕吐,腹痛,仍无大便,反射正常,

治疗:青霉素油 450000 单位,肌肉注射,每日一次。健康成人血浆每日两次,每次 15 毫升,肌肉注射。5% 葡萄糖 200 毫升皮下注射。肥皂水洗肛。

[8 月 23 日]

中医检查:体温 40℃,脉象沉数。

现症:抽搐,神志不清,昏睡,不知饮食。

处方:

(1) 广犀角四钱,南银花一两,连翘一两,天竺黄四钱,茵陈五钱,粉丹皮二钱,粉赤芍二钱五分,钩藤三钱。栀子一钱五分,条黄芩二分钱,柴胡二钱,粉甘草二钱,大蜈蚣三条,全虫二钱。以水八百毫升,先煮广犀角十五分钟,再纳诸药,更煮至三百毫升,分三次服一小时一次。

(2) 安宫牛黄散六分,分二次服,隔三小时服一次,白水送下。

(3) 针穴:(上午针)上星三分,人中二分,承浆二分,中脘八分,曲池八分,足三里八分。(下午针)十宣微出血,人中二分,承浆二分。

西医检查:体温 40℃,意识昏迷,颈部强直,抽搐呕心,腹壁反射消失,克尼格征(+),巴宾斯基征(+),白细胞 15200,5% 葡萄糖盐水 400 毫升,皮下注射。

[8月24日]

中医检查:体温40℃,脉象八至以上。

现症:神志不清,四肢仍稍见凉,昏睡,抽搐较少。

处方:

(1)羚羊角五分,广犀角五钱,银花一两,连翘一两,天竺黄四钱,茵陈五钱,粉丹皮二钱,赤芍药二钱五分,钩藤三钱,栀子一钱五分,生石膏二两,花粉二钱,条黄芩三钱,柴胡二钱,粉草二钱,大蜈蚣三条,全虫二钱,生山药六钱。以水八百毫升,先煮羚羊角、犀角、生石膏十五分钟,再纳诸药同煎,煮至300毫升,分五次服,一小时一次。

(2)安宫牛黄散六分,分二次服,两小时一次,白水送下。

[8月25日]

中医检查:体温38.5℃,脉象一息七至。

现症:热减,两目发赤,目不识人,腹胀减轻。

处方:

(1)内服方剂同煎。

(2)安宫牛黄散用法同前。

西医检查:症状如前。

[8月26日]

中医检查:体温38.5℃,脉象一息七至。

现症:烧热见退,四肢依然见厥,两眼发赤,目不识人。

处方:

(1)羚羊角五分,犀角尖五钱,银花一两,连翘五钱,天竺黄四钱,茵陈四钱,粉丹皮二钱,赤芍药二钱五分,钩藤三钱,蜈蚣四条,全虫二钱,柴胡二钱,生山药六钱,花粉二钱,粉草一钱。以水一千二百毫升,先煮羚羊角、犀角尖十五分钟,再纳诸药,同煎至四百毫升,分五次服,一小时一次。

(2)安宫牛黄散六分,二次服用,一小时一次,白水送下。

(3)针穴:肩髃一寸,曲池一寸,合谷五分,风市一寸,足三里八分,留针5分钟。

西医检查:发热嗜睡,昏迷头痛,颈部强直,膝腱反射、腹壁反射及提睾反射均消失,巴宾斯基征(+)。今日起停用血浆注射,脊髓液细胞数14个,蛋白1(−),糖1(−),2~5(+)。

[8月27日]

中医检查:体温38℃,脉象一息六至。

现症:病状较前稍好,仍无大便,小便利。

处方:

(1) 羚羊角三分,犀角五钱,银花一两,连翘五钱,天竺黄四钱,茵陈四钱,粉丹皮二钱,赤芍二钱五分,钩藤三钱,蜈蚣三条,全虫二钱,柴胡二钱,生山药六钱,花粉三钱,粉草二钱。以水一千二百毫升,先煮羚羊角、犀角十五分钟,再纳诸药,煎至四百毫升,分五次服,一小时一次。

(2) 针穴:刺列缺三分,大椎三分,中脘八分,足三里八分,太冲三分,陶道三分,身柱三分,人中二分,承浆二分。

〔8月28日〕

中医检查:体温37℃,脉象较前缓和,一息五至多。

现症:已能翻身,仍不大便,目不识人。

处方:羚羊角三分,犀角五钱,银花四钱,连翘五钱,天竺黄三钱,茵陈三钱,粉丹皮二钱。生杭芍三钱,当归身二钱,钩藤二钱,蜈蚣三条,全虫二钱,生山药六钱,粉草二钱。以水一千二百毫升,先煮羚羊角、犀角十五分钟,再纳诸药,同煎煮至四百毫升,分五次服,一小时一次。

西医检查:嗜睡、昏迷、头痛,颈强直,膝腱反射消失,克尼格征及巴宾斯基征(+)。食欲尚可,小便正常。

〔8月29日〕

中医检查:体温37℃,脉象缓和,一息五至。

现症:诸症状均见好转,唯不见人。

处方:南银花五钱,连翘四钱,杭白芍四钱,天竺黄五钱,地龙三钱五分,粉草二钱。以水八百毫升,煮至一百五十毫升,三次服用二小时一次。

西医检查:有时昏迷,食欲较好,大小便正常,心肺正常肝脾未触及,克尼格征及巴宾斯基征(+),今日停用青霉素注射。

〔8月30日〕

中医检查:体温36.9℃,脉象缓和,一息五至。

现症:诸症逐渐好转,唯食欲不思,目稍能见人。

处方:照昨日的原方,煮服法同前。

西医检查:如前,很少有昏迷,白细胞总数:9000。

〔8月31日〕

中医检查:体温37.1℃,脉象缓和,一息五至。

现症:精神已好转,食欲增进,大便无,小便可。

处方:

（1）南银花八钱，生山药四钱，炙草二钱，礞石五钱研，以水四百毫升，煮至二百毫升，分二次服二小时一次。

（2）外用蜜导煎一条纳入肛门内。

[9月1日]

中医检查：体温37.1℃，脉象缓和，一息五至。

处方：照服原方。

[9月2日]

中医检查：体温37.1℃，脉象缓和，一息五至。

现症：有时自觉发热，食欲增进，二便正常。

处方：

（1）广犀角二钱，南银花五钱，茵陈三钱，地龙二钱，生杭白芍四钱，粉甘草三钱，天花粉二钱。以水六百毫升，先煮广犀角十五分钟，次纳诸味，煮至二百毫升，分二次服，一小时一次。

（2）安宫牛黄散四分，两次服用，隔两小时一次，白水送下，今后停药。

补体结合实验：8月23日阴性，8月29日阴性。

评注：

本例病势严重，根据其脉象，体温症状，系湿热内蕴，邪入心包。与轻症比较，症状基本相似，但是严重程度以及治疗中好转的时间明显延长。初期高热不退，头痛、呕吐，脉象沉数，考虑湿热内蕴、蒙蔽心包，8月22日方用犀角、银花、连翘、茵陈、栀子、丹皮等以清热凉血、清热解毒为法，用柴胡、黄芩取小柴胡汤意清解少阳邪热，钩藤清热平肝，息风止痉。经治疗效果不明显，发热未减，并且出现明显抽搐，故加入大蜈蚣、全虫以息风止痉，之后患者抽搐减轻，但是患者高热当天未减，故于8月24日方中加入石膏二两，羚羊角五分以清三焦和心经的邪热，这之后患者发热明显好转，之后以本方出入，坚持守方不移，终获痊愈。从本病例可以看出清热解毒，重用石膏退热的显著疗效，以及辨证准确和守方的重要性。

2. 马某某，男，12岁

1954年8月19日发病，8月20日入院。

西医病历摘要：患者于入院前一日（8月19日）起，觉寒战、发热、头痛，四肢及背部疼痛，谵语，四肢抽搐，饮食尚可，尿黄。

西医检查摘录：体温39.9℃，发育正常，营养较差，神志清醒，眼结膜微充血，瞳孔两侧等大，对光反应存在，颈无强直，心肺无异常，腹部平坦柔软，肝脾未触及。腹壁反射不明显。克尼格征（-），巴宾斯基征（+-），腱反射消失，化验室检查:脊髓液:细胞数 30 个,蛋白(±),糖:1(−),2~5(+)。

临床诊断:流行性(乙型)脑炎。

西医处理:住院后以常规护理,流质软食,头部冷敷一天,内服安替匹林及非那西丁,生理盐水 500 毫升灌肠。

[8 月 20 日]

入院后经腰椎穿刺,及头部冷敷后,四肢厥冷,神志昏迷。

中医检查:

主诉:发热、昏睡、两脚凉,少腹按之则痛,眼结膜充血。

体温:39.7℃,脉象沉数,一息八至。

现症:发热、昏睡不醒,两足厥冷,少腹胀,眼结膜充血,无鼾声。

处方:安宫牛黄散六分,分二次服,三小时一次,白水送下。

[8 月 21 日]

中医检查:体温 39℃,脉象数而无力,四肢厥冷,昏睡。

现症:依然昏睡,但无鼾声,四肢厥冷,少腹仍胀。

处方:

(1)广犀角二钱五分,钩藤二钱,南银花一两,连翘五钱,天竺黄研四钱,绿茵陈二钱五分,佩兰叶二钱,赤芍二钱,天花粉二钱,生地四钱,青竹茹三钱,粉甘草二钱,生石膏研八钱,以水一千毫升,先煮广犀角,生石膏十五分钟,纳诸药再煮至三百毫升,分三次服一小时一次。

(2)安宫牛黄散六分,分二次服三小时一次,白水送下。

西医检查:昏迷,嗜睡,发热,无抽风,有呕吐,颈部强直,克尼格征(+),腹壁及提睾反射正常,体温 39~40℃,脉搏 110~125 次/分,白细胞 18400,中性粒细胞比值 88%,淋巴细胞比值 12%,血红素 85%,大便有少数脓球,植物细胞(+),肌肉纤维(+)。

处理:5% 葡萄糖盐水 500 毫升皮下注射。

[8 月 22 日]

中医检查:体温 38.9℃,脉象数而无力,一息七至。

现症:仍是昏睡,四肢温和,不厥冷,腹胀减退。

处方:

(1)广犀角二钱五分,钩藤二钱,银花一两,连翘五钱,天竺黄研四钱,茵陈二钱五分,佩兰叶二钱,赤芍二钱,花粉二钱,生地四钱,竹茹二钱,粉草二钱。以水六百毫升,先煮广犀角十五分钟,再纳诸药,煮至二百毫升,分三次服一小时一次。

（2）安宫牛黄散四分,分二次服,三小时一次,白水送下。

西医检查:体温:39~40.3℃,脉搏 110~120 次 / 分,仍昏迷,体征如前。

[8 月 23 日]

中医检查:照原方 1.2 服用法同前。

西医检查:体温 38~39℃,脉搏 110~130 次 / 分,症状如前,意识稍清醒。

处理:5% 葡萄糖盐水 500 毫升皮下注射。生理盐水 500 毫升灌肠。青霉素 20 万单位,1 日 2 次肌肉注射。

[8 月 24 日]

中医检查:体温 37.5℃,脉象虚,一息五至。

现症:自昨日已显清醒,唯腹部按之仍有疼痛感。

处方:按原方煮服法同前。

西医检查:体温 37~38℃,脉搏 80~90 次 / 分,颈部强直,克尼格征及巴宾斯基征(+),心肺正常。

[8 月 25 日]

中医检查:体温 37.3℃,脉象虚数,一息五至。

现症:精神好转,一切症状消失,但仍有昏睡。

处方:按原方,煮服法同前。

[8 月 26 日]

中医检查:体温 36.8℃,脉象虚数,一息五至。

现症:精神好,一切症状消失,只是稍有昏睡。

处方:安宫牛黄散六分,分二次服,三小时一次,白水送下。

[8 月 27 日]

中医检查:停药观察。

[8 月 28 日]

中医检查:体温 36.5℃,脉象虚数,一息五至。

现症:仍有昏睡,不欲饮食。

处方:局方至宝丹六分,分二次服,三小时一次,白水送下。

[8 月 29 日]

中医检查:体温、脉象同前。

症状同昨。

处方:安宫牛黄散八分,分三次服,三小时一次,白水送下。

西医检查:热已大降,意识清楚,无头痛,食欲亢进,心肺正常,神经反射正常。

［8月30日］出院。

补体结合试验:8月21日(-),9月20日抗补体。

评注:

患者最初入院时还神志是清醒的,经过头部冷敷之后,转入昏迷,此为冰遏热伏之证。应该引起大家的重视,如现在的冰帽、冰毯等治疗措施。患者出现昏迷之后,给予安宫牛黄丸醒脑开窍,犀角、石膏等清热化痰,钩藤止痉,之后症状明显改善,三诊处方去掉石膏,继续解毒利湿化浊,联合安宫牛黄丸治疗,效果明显。之后守方不移,直至病愈。

3. 果某某,男,1岁

1954年8月30日发病,9月4日入院。

西医病历摘要: 于8月30日,突然发热,腹泻、腹胀,继之恶心、嗜睡,食欲不振,今日突然发生痉挛,昏迷不醒。

西医检查摘录: 体温37.9℃,发育营养中等,神志昏迷,轻度脱水现象,对光反射存在,头部稍有抵抗,肺部有哮鸣音,心音快,腹部中等膨隆,肠鸣存在,腹壁反射、膝腱反射及提睾反射均消失,克尼格征(±),巴宾斯基征(-)。化验检查:脊髓液:细胞数160,糖:1(±),2~5(+),蛋白(+),色氨基酸反应(-)。粪:脓球(+),黏液(+);小便:蛋白(+),沉渣:白细胞(+),尿酸盐(+)。

临床诊断: 流行性乙型脑炎。

西医处理: 青霉素20万单位肌肉注射;10%水合氯醛5毫升灌肠;安钠咖一支,5%葡萄糖盐水300毫升皮下注射。9月4日皮下输入葡萄糖盐水后,阴囊收缩,体温升高,昏迷加重。

［9月5日］

中医检查: 主诉:前十天泻肚,近三四天继而发热,呕吐,从今日午后起昏迷不醒,抽搐,高热,大便黏稀。

检查: 体温39.1℃,脉象中取数,一息八至,舌尖红,大便正常。

现症: 神志清楚,能吃乳,腹胀,发热,半身麻痹。

处方:

(1)广犀角三钱,生石膏研一两,银花藤五钱,茵陈二钱,广地龙二钱,全虫一钱五分,蜈蚣三条,天竺黄研三钱,钩藤三钱,粉草二钱,僵蚕微炒二钱,以水一千毫升,先煮广犀角、生石膏十五分钟后,纳诸药煮至二百毫升,分五次服,一小时服一次。

(2)安宫牛黄散四分,分三次服,三小时一次,白水送下。

(3)针穴:上脘五分,中脘一寸,下脘八分,天枢五分,足三里一寸(慢刺泻法）。

西医检查:意识清醒,发热,右侧肢体麻痹,心跳有力,肺无变化。肝脾不肿,腹软,大便稀,小便少,巴宾斯基征(-),克尼格征(±),布鲁津斯基征(±)。化验:白细胞13200,中性粒细胞比值68%,淋巴细胞比值32%,红细胞353万,血红素65%。给青霉素20万单位。

[9月6日]

中医检查:体温38.1℃,脉象一息七至。

现症:今晨抽搐三次,右手不能动。

处方:

(1)广犀角三钱,生石膏研一两,南银花五钱,地龙二钱,大蜈蚣三条,全虫二钱,姜蚕一钱五分,钩藤二钱,粉草二钱,以水七百毫升,先煮广犀角、生石膏二十分钟,纳诸药更煮至一百五十毫升,分作六次,一小时服一次。

(2)针穴:印堂三分,百会三分,攒竹二分,商阳、少商、隐白,均微刺见血,太冲五分,风池五分(均泻法)。

西医处理:青霉素20万单位肌肉注射,维生素B、C各100毫克,肌肉注射。

[9月7日]

中医检查:体温38.7℃,脉象弦数,一息八至,二便正常。

现症:仍现抽搐、神志不清,昨服药后,见都大便[1],一小时抽了十次,半身麻痹。

处方:

(1)方同昨日加茵陈二钱,煮服法同昨。

(2)安宫牛黄散六分,分三次服,三小时一次,白水送下。

(3)针穴:十井穴,俱刺微见血,百会三分,人中二分,承浆二分,攒竹三分,太冲五分(均慢捻刺泻法)。

西医检查:发热、昏迷、时有抽搐现象,右侧肢体运动机能减退,颈软,心音频速,肺呼吸音粗糙,肝脾未触及,克尼格征(-),巴尼斯基征(+),病情较重。

处理:青霉素20万单位肌肉注射。维生素B、C各100毫克肌肉注射,氧气吸入。

[9月8日]

中医检查:体温37℃,脉象数,一息七至,大便色黄褐而黏,右手足指能伸屈。

---

1 编者注:原文如此,疑有脱漏。

现症:抽搐已止,能吃乳、喝水、精神好转。

处方:

(1)广犀角二钱五分,生石膏研一两,银花四钱,全虫二钱,蜈蚣三条,钩藤二钱五分,茵陈二钱,天竺黄研二钱,粉草一钱,煮服法同前。

(2)安宫牛黄散四分,分二次用,三小时一次,白水送下。

(3)针穴:百会三分,风池五分,攒竹三分,丝竹空三分,印堂三分,人中二分,承浆二分,少商、商阳刺微见血,涌泉三分,中冲、少泽刺微见血(慢捻刺)。

西医检查:昏迷嗜睡,今未抽搐,有表情,自能喝水,克尼格征(-)。

给青霉素及维生素 B、C 肌肉注射。

[9月9日]

中医检查:体温 36.9℃,脉象缓和,一息六至,舌无苔,手足能伸屈,腹稍胀。

现症:精神好,抽搐止,眼有时发直,腿能伸缩,腹仍胀。

处方:广犀角二钱,生石膏面一两,银花四钱,全虫二钱,蜈蚣三条,钩藤二钱五分,茵陈二钱,天竺黄研二钱,生麦芽二钱,粉草一钱。以水六百毫升先煮广犀角、生石膏十五分钟,纳诸味更煮至三百毫升,徐徐与服。

西医检查:病情较好转,右侧下肢能自由活动,右上肢运动较差,能哭,未抽风,颈强直(-),心肺正常,巴宾斯基征(+)。给维生素 B、C100 毫克肌肉注射。

[9月10日]

中医检查:体温 36.5℃,脉象缓和,一息六至,舌无苔。

现症:神志清楚,右腿能抬,不能屈,右手能动,右臂不能抬,腹稍胀。

处方:

(1)广犀角三钱,银花一两,连翘三钱,茵陈三钱,天竺黄研三钱,丝瓜络二钱,紫油朴二钱,生麦芽二钱,忍冬藤三钱,钩藤二钱,粉草一钱,以水八百毫升煮至二百毫升,四次服,隔一小时服一次。

(2)安宫牛黄散四分,分三次服,三小时一次,白水送下。

(3)针穴:曲池一寸,合谷五分,足三里一寸,上脘八分,中脘一寸,下脘八分,天枢五分,外关五分(均泻法)。

西医检查:白细胞 7400,给维生素 B、C100 毫克,肌肉注射。

[9月11日]

中医检查:体温 37.2℃,脉象缓和,一息六至,右臂不能动。

现症:精神良好。

处方:

（1）广犀角二钱，银花五钱，连翘三钱，茵陈三钱，莲子心二钱，桑寄生四钱，粉丹皮二钱，花粉二钱，木瓜二钱，粉草一钱。煮服法同上。

（2）安宫牛黄散四分，服法同上。

（3）针穴：曲池一寸，外关五分，足三里一寸，中脘一寸，天枢五分，石门五分（直刺慢捻泻法）。

西医处理：维生素 B、C 各 100 毫克，肌注。

［9 月 12 日］

中医检查：体温 36.9℃，脉象和缓，一息六至。

现症：精神良好。右臂如前。

处方：

（1）广犀角二钱，银花五钱，全虫一钱五分，地龙三钱，茵陈二钱，莲子心三钱，天花粉三钱，桑枝二钱，钩藤三钱，粉草一钱，连翘三钱。以水六百毫升煮至二百四十毫升，分四次服，隔一小时服一次。

（2）安宫牛黄散四分，分三次服，三小时一次，白水送下。

（3）针穴：内关五分，手三里一寸，足三里二分，阳关一寸五分。

西医处理：维生素 B、C 肌注。

［9 月 13 日］

中医检查：体温 36.1℃，脉象缓和，一息五至，舌无苔，二便正常。

现症：精神良好，食乳正常，右臂仍不能举，腹仍胀。

处方：

（1）茵陈三钱，银花五钱，莲子心三钱，紫油朴二钱，汉防己三钱，钩藤二钱，花粉二钱，丝瓜络一钱，地龙二钱，桑枝三钱，粉草一钱，连翘三钱，以水六百毫升煮至二百四十毫升，分四次服，隔一小时一次。

（2）安宫牛黄散四分，分三次服，三小时服一次，白水送下。

（3）针穴：内关五分，足三里一寸。

西医检查：饮食精神如常，右上肢关节，仍不能做伸屈运动，颈微有抵抗，腿做伸展运动时，患儿即现哭闹现象，检查无异常。

处理：维生素 B、C 各 100 毫克，肌注。

［9 月 14 日］

中医检查：体温 37.3℃，脉象缓和，一息七至，舌无苔，二便正常。

现症：诸症已愈，只右臂不能举。

处方：

（1）茵陈三钱，忍冬藤四钱，地龙二钱五分，桑枝二钱，钩藤三钱，汉防己一钱五分,鲜荷梗五钱,粉草一钱五分,以水五百毫升煮至一百五十毫升,分四次服,隔一小时服一次。

(2)针穴:肩髃一寸半,足三里一寸(平补平泻法)。

西医检查:饮食精神尚好,右上肢不能自己活动,大小便正常。

处理:肌注维生素C100毫克。

[9月15日]

中医检查:体温37.4℃,脉缓和,一息七至,舌无苔,二便正常。

现症:右臂略现活动,精神很好,吃乳正常。

处方:

(1)忍冬藤五钱,钩藤三钱,桑枝二钱,地龙三钱,全虫一钱五分,鲜石斛一钱五分,鲜荷梗三钱,威灵仙二钱五分,粉草一钱,丝瓜络二钱五分。煮服法同上。

(2)安宫牛黄散四分,服法同上。

(3)针穴:肩髃五分,曲池一寸半,手三里一寸(平补平泻法)。

西医检查:饮食精神如常,右上肢仍不能活动,大小便正常,心肺正常。

[9月16日]

中医检查:体温36.8℃,脉象缓和,一息六至,舌无苔,小便正常,大便三天未排。

现症:右臂虽较昨稍好,但仍不能举动,手已能握。

处方:

(1)忍冬藤五钱,钩藤三钱,桑枝二钱,地龙三钱,全虫二钱,鲜石斛三钱,鲜荷梗五钱,威灵仙三钱,丝瓜络三钱,秦艽一钱五分,以水七百毫升煮至一百五十毫升,分四次服,一小时服一次。

(2)安宫牛黄散四分,服法同上。

(3)针穴:曲池一寸半(平补平泻法)。

西医检查:饮食、精神、大小便如常,右上肢仍不能自己活动。

[9月17日]

中医检查:体温36.3℃,脉象缓和,一息五至,舌无苔,二便正常。

现症:右臂微能动,仍不能举。

处方:

(1)忍冬藤五钱,灵仙四钱,钩藤三钱,栀子五分,桑枝三钱,野台参三钱,全虫二钱,地龙三钱,丝瓜络三钱,秦艽二钱五分,炙草一钱,以水七百毫升煮至一百五十毫升,分四次服,隔一小时服一次。

（2）局方至宝丹四分，分三次服，三小时一次，白水送下。

（3）针穴：肩髃五分，曲池一寸半，手三里一寸半（平补平泻法）。

［9月18日］

中医检查：体温37.5℃，脉象沉数，一息七至，二便正常。

现症：右臂已愈，但与左臂对比，略微差点。

处方：

（1）忍冬藤五钱，钩藤三钱，桑枝三钱，生石膏研一两，野台参三钱，全虫一钱五分，地龙三钱，丝瓜络三钱，川秦艽一钱五，天竺黄研四钱，粉草一钱，以水七百毫升，先煮石膏十五分钟，纳诸药更煮至一百五十毫升，分四次服，隔一小时一次。

（2）安宫牛黄散四分，服法同上。

［9月19日］

中医检查：体温36.6℃，脉象沉而无力，一息六至，舌无苔，二便正常。

现症：同昨。

处方：按昨日原方，煮服法同前。

［9月20日］

中医检查：体温37℃，脉象缓和，一息六至，舌无苔，二便正常。

现症：右臂痊愈，精神良好，今日停止汤剂。

处方：安宫牛黄散四分，分三次服，三小时一次，白水送下。

评注：

本病例与其他病例不同之处是得病之初，系由腹泻所引起而有腹胀，在治疗时，即有昏迷不醒与抽搐，故初开始治疗而以犀角、生石膏之清凉退热，银花藤、地龙、全虫、蜈蚣、钩藤之治抽搐，天竺黄之镇惊，佐安宫牛黄散、茵陈之芳香化浊，治其昏迷，合并兼施。1岁小儿使用石膏1两，配用犀角、银花、茵陈，服药1天体温即降，3天降至正常，服法是少量频服，最终患者得以清醒，抽搐得以停止。在患者清醒之后出现右臂不能抬举的症状，故陆续的加入木瓜、桑枝、防己、丝瓜络、威灵仙、秦艽等中药并且配合针刺循经的经络以通经活络治疗。在体温出现波动时，此为余热不解之象，又以生石膏清解余热，最终得以全功。

4. 贾某某，女，7岁

1954年8月14日发病，8月19日入院。

西医病历摘要：该患者于8月14日突然发热，周身无力，不适，畏寒，四肢及背部疼痛，头剧痛，恶心呕吐，咽喉疼痛，眼结膜充血，怕光，症状加重，四肢颤抖,神志昏迷不清,嗜睡,谵妄,颈部发硬,自病至今未大便,尿呈红色,与8月19日来本院诊治。

西医检查摘录:体温38.8℃,发育营养正常,皮肤有烧灼感,患者表情痛苦,呻吟,四肢抽搐,颤抖,神志迟钝,呼吸困难,瞳孔缩小,眼球及四肢反射均消失,唇干而紫,舌苔白,口臭,肺有鼾音。化验检查:脊髓液:细胞数50,蛋白(+),糖40~50毫克。

临床诊断:流行性乙型脑炎。

中医检查:主诉:8月14日发病,5天后入院。开始头痛,发热,恶心,呕吐。

检查:体温38.8℃,脉象沉数,舌苔白厚。

现症:人事不省,发热,谵言妄语,时时不断抽搐,角弓反张,二目天吊,四肢厥冷,腹部微胀,牙关紧闭,四天不大便,不能饮食。

处方:

(1)广犀角三钱,全虫一钱,大蜈蚣三条,钩藤二钱,天竺黄五钱,生杭芍四钱,天花粉二钱,银花五钱,连翘三钱,青竹茹一钱五分,粉甘草一钱,以水七百毫升,先煮广犀角十五分钟,纳诸味再煮至二百四十毫升,三次服,一点半一次。

(2)安宫牛黄散六分,分二次服,三小时一次,白水送下。

[8月20日]

中医检查:体温37.8℃,脉仍沉数,舌苔厚。

现症:抽搐及角弓反张等现象,有些缓和。

处方:

(1)汤剂照前方服。

(2)安宫牛黄散六分,分二次服,每三小时一次,白水送下。

西医检查:体温稍下降,仍昏迷嗜睡,不能进食,瞳孔等大,对光反射迟钝,颈及四肢强直,腹软稍胀,膀胱充盈,腹壁及膝反射均消失,巴宾斯基征(+),克尼格征(-)。

治疗:生理盐水500毫升灌肠,病者家属说,于20日灌肠后腹胀,四肢见冷厥。

[8月21日]

中医检查:体温37.5℃,脉象缓和。

现症:两足厥冷较昨轻,抽搐略有,颈强直亦较轻愈,神志有时清醒。

处方:

(1)前方加:当归二钱五分,生地三钱,生牡蛎粉三钱。

煮服法:同前。

(2)局方至宝丹六分,分二次服,每三小时一次,白水送下。

(3)针穴:十宣穴微出血,人中二分,大椎三分,内关五分,通里五分,至阴二分,承浆二分,涌泉三分,劳宫三分。

西医检查:稍能进食,其他如前,5%葡萄糖盐水400毫升,皮下注射。

[8月22日]

中医检查:体温37.2℃,脉虚数无力。

现症:抽搐角弓反张,两目天吊已愈,神志清晰,目不见人,稍思饮食。

处方:

(1)同前,煮服法同。

(2)局方至宝丹六分,服法同前。

(3)针穴:列缺五分,风池一寸,百会三分,上里三分。

西医检查:热度下降,意识转轻,病情好转。

[8月23日]

中医检查:体温37.3℃,脉象一息六至。

现症:发热已去,六七日未见大便,饮食亦思,一切症状均好转。

处方:

(1)汤剂照原方,煮服法:同前。

(2)紫雪丹四分,分二次服,每三小时一次,白水送下。

西医检查:青霉素20万单位,分两次肌注,生理盐水500毫升,灌肠。

[8月24日]

中医检查:体温37℃,脉搏六至。

现症:症状良好,目已识人。

处方:

(1)原方去蜈蚣,煮服法同前。

(2)针穴:内关五分,中脘八分,足三里三分。

[8月26日]

中医检查:体温正常,饮食增加,精神好转,今日停药。

针穴:大椎三分,陶道三分,身柱三分,合谷五分,委中三分,风府寸。

处理:盐水500毫升灌肠,青霉素肌注。

[8月28日]

中医检查:体温37.6℃,脉象一息六至。

现症:发热,大便已行,形似蒜子而干。

处方:

(1)柴胡三钱,黄芩二钱,竹茹二钱,花粉三钱,野台参三钱,川朴钱五分,炙草三分,以水六百毫升煮至二百毫升,三次分服,一小时一次。

(2)针穴:上星三分,攒竹二分,大椎三分,陶道三分,身柱三分。

西医检查:意识清明,食欲及大小便正常,反射正常。

［8月30日］

中医检查:体温37℃,脉象虚而无力,一息六至,舌无苔。

现症:头发热愈。

处方:

(1)生山药一两,银花五钱,以水一千毫升煮至五百毫升,徐徐与服,半日服完。

(2)蜜导煎一条,用法:纳入肛门内。

［8月31日］

中医检查:体温37℃,脉象同昨。

现症:饮食增加,大便仍有不利现象。

处方:

(1)生山药一两五钱,南银花五钱,火麻仁五钱,以水四百毫升煮至二百毫升,分四次服,每小时一次。

(2)蜜导煎一条,纳入肛门内。

(3)针穴:百会三分,合谷五分,足三里一寸。

［9月1日］患者痊愈出院。

补体结合试验:8月20日抗补体。8月31日抗补体。9月13日(+)1:8。

评注:

本例7岁患儿,初期发展迅速,来势凶猛,发热、神志不清、四肢颤抖明显,此为毒热内盛、肝风内动之象,遂用银翘散之意,使用银花、连翘、犀角、竹茹等清热解毒,配合钩藤、全虫、蜈蚣镇肝息风,再用安宫、紫雪醒神开窍,辅以针灸治疗。服药1天即降温,第4天体温恢复正常。另外本例患者后期出现长期无大便,这是由于内热阴虚、腑气不通造成的,这也是其中神志不清的一个重要原因,要想方设法解决此问题。此例使用生山药健脾,养胃液,补肾阴,是治疗温病伤阴的要药,配伍银花以清热,配伍火麻仁以养阴润燥通便。腑气通则脏气安,大便得下,使邪有出路,恢复正常的生理功能,自然神清气爽,反应灵活。

5. 杜某某,女,6岁

1954年8月18日发病,8月19日入院。

西医病历摘要:患者于昨日发热、头痛、恶心、呕吐、抽风,今日症状增剧,意识昏迷不能饮食。

西医检查摘录:体温 39℃,发育正常,营养良好,意识不甚清,眼结膜稍充血,对光反射存在,鼻无异常发现,口唇微干,舌被白苔,咽轻度潮红,无假膜,颈淋巴结不肿大,项强直,心肺正常,腹平坦柔软,无压痛,腹壁反射消失,克尼格(-),巴宾斯基征(+),左足不能运动。血:白细胞 25600,中性粒细胞比值 92%,淋巴细胞比值 8%;脊髓液:细胞数 160,蛋白(+),糖:1~5(+)。

临床诊断:流行性乙型脑炎。

西医处理:青霉素 30 万单位肌肉注射,10% 水合氯醛 18 毫升灌肠。

[8 月 20 日]

西医检查:高热抽风数次,呕吐数次,自诉头痛,神清,可起床步行,克尼格征(-),巴宾斯基征(-),奥本海姆征(-),膝反射腹壁反射存在。

处理:成人血浆 20 毫升,一日二次肌注。

[8 月 21 日]

中医检查:主诉:发热头痛抽搐。

检查:体温 40℃,脉象沉数,一息七至,今日无大便。

现症:发热头痛,口渴不出汗。

处方:

(1)犀角尖三钱,南银花一两,天竺黄四钱,粉丹皮二钱,茵陈三钱,元参三钱,佩兰叶二钱五分,生地三钱,粉甘草二钱,生石膏研七钱,连翘四钱,以水六百毫升先煮犀角尖、生石膏十五分钟,再纳诸味煮至二百毫升,分三次服,一小时一次。

(2)局方至宝丹六分,二次分服,三小时一次,白水送下。

西医检查:体温仍高,神清,无痛苦表情,无病理反射,成人血浆 20 毫升,1 日 2 次,肌注,头部冷敷,酒精擦澡。

[8 月 22 日]

中医检查:体温 39℃,脉象沉数,一息七至。

现症:发热已轻,一切症状均见好转。

处方:

(1)同昨。

(2)针穴:上脘五分,中脘八分,下脘五分,手三里八分,足三里一寸(慢刺慢捻法)。

西医检查:体温高,嗜睡,神清,成人血浆 20 毫升,1 日 2 次。

［8月23日］

西医检查:体温降至正常,嗜睡,神清,食欲尚可,颈无强直,膝反射及腹壁反射存在,病情好转,肥皂水400毫升灌肠。

［8月24日］

中医检查:脉象中取,数而无力,一息六至,舌苔白,灰黑色苔已去,体温37.7℃。

现症:饮食增进,精神好转,今日停汤药。

处方:局方至宝丹四分。分二次服,三小时一次,白水送下。

西医检查:饮食正常,未发现病理反射。

化验:白细胞8500,中性粒细胞比值60%,淋巴细胞比值39%,单核细胞比值1%。

［8月25日］

中医检查:体温37.4℃,脉象缓和,一息五至,二便正常。

现症:饮食增,精神佳,一切症状完全消失。

处方:安宫牛黄散四分,分二次服,三小时一次,白水送下。

［8月26日］

中医检查:体温38.3℃,脉象缓和,一息五至,舌苔白,二便正常。

现症:较昨又有轻热,饮食增进,精神良好。

处方:青蒿三钱,茵陈五钱,南银花五钱,黄芩五钱,腹皮二钱,滑石粉三钱,粉草一钱,木通一钱,以水五百毫升,煮至二百毫升,分四次服,四小时一次。

［8月28日］

痊愈出院。

评注:

根据本例患者的症状、体温、脉象系暑湿交加,以清瘟败毒饮治之。生石膏辛凉解肌,大清肺胃湿热而生津。犀角解心热,银花、连翘助以解毒,丹皮、生地凉血,元参清浮游之火,茵陈去暑湿而利水,佩兰芳香除积,天竺黄清痰镇惊平肝热,以止抽搐,甘草和中。用药1天体温下降,用药3天体温正常,得以使诸症消除,热止神清,后期出现发热有所反复,当为死灰复燃,余毒未彻底清除,故以轻剂治之,青蒿、茵陈,芳香之品,消暑湿而利水,银花连翘解毒,黄芩、腹皮、滑石粉、木通、粉草健脾利水、去暑和中。另外给予针刺治疗,上脘、中脘、下脘疏通任督二脉的循环,调理胃肠,泻热除湿。用白虎、清瘟败毒饮类是以清热解毒,同时用芳香化湿之茵陈、佩兰、滑石、木通之辈,重在清热与利湿并举。手三里、足三里二穴功能通上达下,以缓解病情。

6. 梁某某,女,6岁

1954年8月23日发病,8月26日入院。

西医病历摘要:患者于8月23日发病,周身不适,头痛,呕吐,高热,腹胀,便稀呈黄水样。自昨日病情加重,昏迷、嗜睡、烦躁不安,四肢有时狂动,不思饮食,尿呈黄色。

西医检查摘录:体温40.5℃,体格发育正常,营养低下,呈昏睡状,面潮红,瞳孔缩小怕光,眼结膜充血,耳鼻异常,呼吸喘息,口唇干,舌披白苔,咽下障碍,心跳明显,肺有鼾性啰音,肝脾微肿有压痛,腹壁反射存在,巴宾斯基征(+),膝腱反射存在,克尼格征(-),布辛司克氏征(+)。化验:脊髓液:细胞数320,球蛋白(+),糖:1(-),2~5(+);血:白细胞16000,中性粒细胞比值90%,淋巴细胞比值10%。

临床诊断:流行性乙型脑炎。

西医处理:流食,福百龙一支,分二次注射,5%葡萄糖盐水300毫升皮下注射。

[8月27日]

中医检查:主诉:得病已十余日,自前三四天转重,发热泻肚,呕逆不欲食。

检查:体温40.4℃,脉象沉数而无力,一息七至,舌苔白。

现症:发高热,无汗,四肢厥冷,耳稍凉,腹胀,今日排泄蛔虫一条。

处方:

(1)广犀角二钱,银花五钱,连翘五钱,赤芍五钱,茵陈二钱,黄芩三钱,柴胡三钱,花粉二钱,丹皮二钱,栀子一钱五分,木通一钱,粉草三钱,以水九百毫升,先煮广犀角十五分钟,再纳诸味,更煮至三百毫升,分五次服,一小时一次。

(2)安宫牛黄散四分,分二次服,三小时一次,白水送下。

(3)针穴:肩俞五分,上脘五分,中脘一寸,下脘五分,足三里一寸(直刺慢捻平泻法)。

西医检查:高热,嗜睡,谵语,饮食尚可,心肺正常,肝脾摸不到,项强直,克尼格征(+),巴宾斯基征(-),膝腱反射及腹壁反射消失,青霉素20万单位肌注。血:白细胞13200,中性粒细胞比值89%,淋巴细胞比值11%,红细胞351万,血红素65%。

[8月28日]

中医检查:体温39℃,脉象沉数,一息七至,舌苔白。

现症:仍发热,嗜睡,手脚凉。

处方:

（1）昨日原方加生石膏一两，天竺黄研三钱，煮服法同前。

（2）安宫牛黄散四分，服法同前。

西医检查：仍呈昏迷状态，嗜睡，未抽风，颈强直，腹壁反射及膝腱反射存在，巴宾斯基征（－），克尼格征（＋）。

［8月29日］

中医检查：体温37.9℃，脉象沉数，一息六至，舌苔白。

现症：四肢冷厥已轻，身热已退，精神不振。

处方：广犀角三钱，银花五钱，天竺黄四钱，地龙二钱五分，生石膏一两研，青竹茹二钱，天花粉二钱五分，粉草一钱，以水八百毫升，先煮广犀角十五分钟，再纳诸味煮至三百毫升，分五次服，一小时一次。

［8月30日］

中医检查：体温37.6℃，脉象沉数无力，一息六至，舌苔白。

现症：发热轻，仍有昏睡。

处方：广犀角三钱，银花五钱，花粉二钱，天竺黄四钱，地龙三钱，茵陈二钱，竹茹一钱五分，粉草一钱五分，煮服法同前。

［8月31日］

中医检查：体温37.9℃，脉象沉数，一息六至，舌苔白色。

现症：仍然昏睡。

处方：广犀角三钱，银花三钱，花粉二钱，天竺黄二钱，茵陈二钱，青竹茹二钱，当归身二钱，赤芍一钱五分，粉草一钱五分，以水七百毫升，先煮广犀角十五分钟，再纳诸味，煮至三百毫升，分五次服，一小时一次。

西医检查：嗜睡，神清，饮食正常，腹壁发热及膝腱反射存在，颈强直，克尼格征（＋）。维生素C100毫克肌注。

［9月1日］

中医检查：体温37.2℃，脉象虚数，一息五至，舌苔白。

现症：食欲不振，余热未净。

处方：广犀角三钱，银花五钱，连翘四钱，天竺黄三钱，茵陈三钱，赤芍二钱，花粉二钱，粉草二钱，以水六百毫升，先煮广犀角十五分钟，纳诸味，煮至二百五十毫升，分五次服，一小时一次。

西医检查：神清，食欲佳，便秘，维生素C100毫克肌注。

［9月2日］

中医检查：体温37.5℃，脉象沉虚数，无力，舌苔白。

现症：食欲少思，尚现微热。

处方:广犀角三钱,银花五钱,连翘五钱,天竺黄二钱,茵陈三钱,粉草二钱,赤芍药二钱,栀子一钱,以水六百毫升,先煮广犀角十五分钟,再纳诸味,更煮至二百五十毫升,分五次徐徐与服。

[9月3日]

中医检查:体温37.3℃,脉象数而无力,一息五至,大便秘,小便利。

现症:食欲增进一切症状消失。

处方:安宫牛黄散六分,分三次服,三小时一次,白水送下。

[9月7日]痊愈出院。

补体结合试验:8月27日(-),9月4日(+),1:8。

评注:

本例患者初期治疗效果不明显,两日原方加生石膏、天竺黄之后,服药1天后体温得以明显下降,可见生石膏确为清热第一要药,张锡纯曾曰:"石膏凉而能散,有透表解肌之力,外感有实热者放胆用之,直胜金丹。"此确为经验中得来的。体温下降后为防止寒凉,去石膏又服数剂,其余症状得以痊愈。

7. 赵某某,男,21岁,职员

1954年8月21日发病,8月25日入院。

西医病历摘要:患者于四日前觉头痛,全身发热。经注射青霉素内服泻药,仍未见减轻。

西医检查摘录:体温39.8℃,营养发育中等,神志尚清,能叙述病情经过,瞳孔等大,对光反应正常。舌披白苔。咽腔红,两侧扁桃体稍肿大。心肺无异常。肝脾未能触及。腹壁反射正常,巴宾斯基征(+),克尼格征(-),提睾反射(+)。化验室检查:血:白细胞14600,中性粒细胞比值89%,淋巴细胞比值11%;脊髓液:细胞数780,蛋白(+),糖:1(-),2~5(+)。

临床诊断:流行性乙型脑炎。

西医处理:入院后给以常规护理,流质饮食。注射青霉素及维生素C。健康成人血浆一日两次每次50毫升。并以50%葡萄糖液1000毫升注射,安替匹林、非那西丁内服。

[8月26日]

中医检查:

主诉:自21日发现头痛,发热,稍有点发冷。

检查:体温39.8℃,脉象左大右沉,一息八至,舌苔白腻,二便正常。

现症:发热,头晕,头痛,身发干烧,两足发凉。

处方:

（1）广犀角四钱，银花一两，连翘一两，粉葛根三钱，柴胡片三钱，黄芩三钱，茵陈三钱，丹皮二钱，生石膏一两，川黄连二钱，粉甘草二钱，以水一千二百毫升，先煮广犀角，生石膏十五分钟，再纳诸味，更煮至三百毫升。三次服，一小时一次。

（2）安宫牛黄散六分，分二次服，三小时一次，白水送下。

西医处理：复方阿司匹林内服。

[8月27日]

中医检查：体温40℃，脉中取数，一息七至，舌苔白厚。

现症：腹胀，头痛轻，发热两脚凉，两手颤动。

处方：广犀角三钱，银花五钱，连翘五钱，栀子二钱，川黄连二钱，葛根二钱，柴胡片三钱，黄芩三钱，粉丹皮二钱，茵陈三钱，粉草二钱，以水一千毫升，先煮犀角十五分钟，再纳诸味，更煮至三百毫升。分三次服，隔一小时一次。

西医检查：意识尚清，精神尚佳。头痛食欲差。克尼格征（+），腹壁反射消失，颈部有抵抗。

[8月28日]

中医检查：体温38.4℃，脉相中取微数。一息七至，舌苔白腻。

现症：发热减退，精神好转，头痛愈。

处方：广犀角三钱，银花五钱，柴胡三钱，栀子二钱，川黄连二钱，粉葛根三钱，连翘五钱，黄芩三钱，粉丹皮二钱，茵陈三钱，粉甘草二钱，天花粉三钱，以水一千毫升，先煮犀角十五分钟，再纳诸味，更煮至三百毫升。分三次服，隔一小时服一次。

[8月29日]

中医检查：体温36.8℃，脉象微缓，一息五至。大便红色，小便黄。舌苔白薄润。

现症：热退，饮食增进，精神渐好转，头略晕。

处方：银花五钱，连翘五钱，葛根二钱，川黄连一钱五分，柴胡三钱，黄芩二钱，粉丹皮三钱，茵陈三钱，花粉二钱，粉草三钱，以水八百毫升，煮至三百毫升。分三次服，隔一小时服一次。

[8月30日]

中医检查：体温降至36.8℃，脉象微缓，一息五至。

现症：发热已轻，仍不净尽。

处方：昨方照服。

西医检查：神志尚清，嗜眠，无头痛。

[8月31日]

中医检查:体温 36.8℃,脉象微缓,一息五至。

现症:头晕,发热均愈。大便干。

处方:银花四钱,连翘四钱,葛根二钱,川黄连一钱五分,粉丹皮三钱,赤芍二钱,茵陈四钱,花粉二钱,生山药五钱,炙草二钱,柴胡片四钱,以水八百毫升,煮至三百毫升,分三次服,隔一小时服一次。

西医检查:脊髓液:细胞数 40,蛋白(+),糖:1(-),2~5(+),生理盐水 800毫升洗肠。

[9月1日]

中医检查:体温 37℃,脉象缓和,一息五至。小便利,大便干。

现症:精神已趋好转,大便干,饮食增加。

处方:银花五钱,连翘五钱,栀子二钱,生山药一两,菊花二钱,葛根二钱,粉丹皮二钱,炙草三钱,菖蒲二钱,以水八百毫升,煮至三百毫升。分三次服,隔二小时服一次。

西医检查:患者精神欠佳,自觉全身无力。无头痛头晕。颈部稍有抵抗。克尼格征(±),腹壁反射消失,巴宾斯基征(-)。大便二次。

[9月2、3日]

中医检查:体温 37℃。

现症:精神、饮食日渐恢复。

处方:与9月1日同。

西医检查:检查同前。半流食改用软饭。

[9月4日]

中医检查:体温 37.5℃,脉象数,一息五至。二便正常,舌苔白腻。

现症:仍有余热未尽现象。

处方:生石膏八钱,肥知母四钱,野台参二钱,炙草二钱,粳米二钱半,以水四百毫升,煮至一百五十毫升。分二次服,隔一小时一次。

西医检查:白细胞总数 7600(血液)。

[9月5日]

中医检查:体温 36.8℃,脉象缓和,一息五至,舌苔微薄而润。

现症:食欲增进,其他症状无。

处方:生石膏八钱,肥知母三钱,野台参三钱,生山药五钱,炙粉草二钱,以水四百毫升,煮至一百五十毫升。分二次服,一小时一次。

补体结合试验:8月25日抗补体;9月6日(-);9月22日抗补性。

评注：

本病例初期以银翘、黄连解毒，清热燥湿，在第一次中药处方中给予生石膏解肌透热，第二方即撤去生石膏，而是用犀角、连翘、银花、黄芩、黄连等清热解毒之药，体温虽有下降，但病情缠绵不愈，于9月4日和5日加用人参白虎汤治其余热，体温得以复常。

（刘洪德）

◎ 流行性乙型脑炎极重型病案评注

【摘述】

乙脑极重型病例主要症状包括：恶寒战栗，或不甚恶寒而高热，体温多在40℃以上，昏睡面赤、目红、头疼剧烈、干呕或呕吐不止，或自汗、项强背直、四肢厥冷、齘齿、口噤、痉挛、二便失禁，亦有大便干，甚而秘结，小便利者，或二便皆无，不知饮食，脉沉而细，一息七至或八至以上。

治疗原则：重型者是较轻型为重，较重型进一步的曰极重型。择其中五个病例加以分析评注。

1. 杜某某，男，16岁，学生

1954年8月19日发病。8月22日入院（本病例为中西医合治）。

西医病历摘要：该患者于8月19日感觉周身不适，恶寒战栗、高热、头痛、乏力、恶心、吐。症状逐渐加重，于8月21日开始抽风，牙关紧闭，口吐黏痰，颈及背部强直，食不振，便秘，小便呈黄色，22日由人民医院转来。

西医检查摘录：体温40.5℃，发育正常，营养不良，消瘦颜面苍白，呈嗜睡状态，四肢发热，时有抽搐现象，牙关紧闭，瞳孔缩小，颈及背部强直，腹壁反射、膝腱反射消失，提睾反射存在。脉快有力，唇呈紫色，舌有苔，咽壁红肿，呼吸困难，气管内有黏液潴留，胸呈桶状，心跳动弱，肺有轻性啰音、粗糙。化验检查：脊髓液：细胞数210，糖：1（−），2~5（+），球蛋白（+）弱，细胞分类：中性粒细胞比值42%，淋巴细胞比值58%；血：白细胞16000，分类：中性粒细胞比值85%，淋巴细胞比值14%，单核细胞比值1%。

临床诊断：流行性乙型脑炎。

西医处理：①多喝水进流食。②四次检温。③维生素C100毫克两支肌注。④血浆40毫升分二次肌注。⑤苯巴比妥1支皮下注射。⑥水合氯醛10毫升灌肠。⑦青霉素30万单位。⑧5%葡萄糖1000毫升分两次皮下注射。

［8月23日］

中医病案录：

主诉：头疼，左手足抽搐，人事不省，不饮食，不大便，得病已三天，由玩水而引起。

检查:体温40℃,脉象沉数,一息六至,二日不大便,小便正常。

现症:昏睡,四肢厥冷、抽搐、人事不省、腹胀、鼻饲送食。

处方:

(1)广犀角三钱,南银花一两,连翘一两,赤芍三钱,茵陈三钱,大蜈蚣三条,全虫三条,钩藤三钱,生石膏研一两,粉草二钱,天花粉三钱,以水六百毫升,先煮广犀角、生石膏十五分钟,再纳诸味,更煮至二百五十毫升,分三次服,一小时一次。

(2)安宫牛黄散六分,分二次服,三小时一次,白水送下。

(3)针穴:风府五分,大椎三分,身柱三分,人中二分,承浆二分,中脘八分,足三里一寸,曲池五分,合谷五分(泻)。

西医检查:发热昏迷,嗜睡,时有抽搐,呼吸表浅,嗓内有痰鸣,心音正常,肺呼吸音粗糙,眼斜视,颈强直,腹壁反射及提睾反射消失。

处方:维生素C100毫克肌注;生理盐水500毫升洗肠;复方氯化钠500毫升加25%葡萄糖40毫升,1次皮下注射。

[8月24日]

中医检查:体温39.1℃,脉象数无力,一息七至。

现症:昏睡神志不清,右颈右胸部跳动不休,下午增剧。

处方:

(1)广犀角三钱,南银花一两,连翘一两,大蜈蚣三条,全虫二钱五分,赤芍二钱,粉丹皮二钱,钩藤二钱,条芩三钱,茵陈三钱,生山药四钱,粉草二钱,以水六百毫升,先煮广犀角十五分钟,再纳诸味,更煮至二百五十毫升。分三次服,一小时一次。

(2)安宫牛黄散六分,分二次服,每三小时一次,白水送下。

(3)针穴:风府五分,风池五分,列缺三分,曲池五分,足三里一寸,太冲五分,中脘八分,气海五分,上星三分,百会三分,人中二分,承浆二分。

西医检查:病情同前,青霉素20万单位肌注,复方氯化钠1000毫升加25%葡萄糖80毫升皮下注射,生理盐水1000毫升灌肠。

[8月25日]

中医检查:体温38.5℃,脉象数无力,一息七至,舌苔微白,大便黑稀。

现症:发热较昨日轻,四肢发冷,较昨轻,略有知觉,较昨似好转。

处方:

(1)、(2)均同昨。

(3)针穴:百会二分,合谷五分,列缺三分,风池五分,上星三分,大椎三分,足三里一寸,涌泉三分(泻法)。

西医检查:体温渐降,昏迷嗜睡,食欲较差,颈强直,膝反射存在,腹壁反射消失,克尼格征(+),巴宾斯基征(-),病情仍较重。青霉素20万单位肌注,肥皂水600毫升灌肠。

[8月26日]

中医检查:体温37.8℃,脉象缓和,一息五至,舌苔白,二便正常。

现症:一切症状均见好转。

处方:同前。

服法:同前。

针穴:外关五分,足临泣五分,后溪五分,申脉三分,曲池一寸(泻法)。

西医检查:体温正常,讲话清晰,嗜睡,其他情况同前。

[8月27日]

中医检查:体温37℃,脉象缓和,一息五至,舌苔微白。

现症:能饮食,一切症状好转,精神很显衰弱,小便多,大便少。

处方:

(1)广犀角三钱,银花五钱,连翘五钱,天竺黄三钱,生山药五钱,莲子心五钱,丝瓜络一钱,野台参三钱,粉丹皮二钱,茵陈五钱,粉草二钱,以水一千毫升,煮广犀角十五分钟,再纳诸味,更煮至三百毫升,三次分服,每一小时一次。

(2)安宫牛黄散四分,分二次服,每三小时一次,白水送下。

(3)针穴:外关五分,足临泣五分,后溪五分,申脉三分,关元五分(泻法)。

西医检查:病情已有好转,检查同前。

尿:蛋白(+),糖(-),白细胞(+)。

[8月28日]

中医检查[1]

处方:同前原方加菖蒲二钱。

[8月29日]

中医检查:体温37.8℃,脉象虚弱,一息五至,舌苔白,大便二日一次,小便正常。

现症:较昨略好。

处方:

(1)广犀角四钱,南银花一两,连翘五钱,天竺黄五钱,生山药六钱,莲子

---

1 编者注:不详,疑文字有脱漏。

心四钱,茵陈五钱,菖蒲一钱,粉丹皮三钱,黄芩二钱,生栀子一钱,粉草一钱,以水一千毫升,先煮广犀角十五分钟,再纳诸味,更煮至三百毫升,三次分服,每一小时一次。

(2)安宫牛黄散六分,分二次服,每三小时一次,白水送下。

[8月30日]

中医检查:体温37.3℃,脉象缓和,一息五至,舌润无苔,大便一日二次,小便正常。

现症:体格虚弱,面黄精神尚佳,饮食增进。

处方:

(1)野台参五钱,云苓二钱,橘红二钱,生山药四钱,茵陈四钱,莲子心三钱,川黄连一钱,鲜石斛二钱,生杭菊三钱,粉甘草一钱,广犀角三钱,天竺黄三钱,以水八百毫升,先煮广犀角十五分钟,再纳诸味,更煮至三百毫升,二次分服,每一小时一次。

(2)安宫牛黄散六分,分二次服,每三小时一次,白水送下。

(3)针穴:针同上次。

西医检查:体温正常,饮食增进,项强直,克尼格征(+),巴宾斯基征(−)。

[9月1日]

中医检查:体温37℃,脉象缓和,一息五至,二便正常。

现症:一切症状已愈,饮食正常,睡眠安稳。

处方:

(1)南银花五钱,生杭菊四钱,青竹茹三钱,香佛手一钱五分,粉甘草二钱,以水四百毫升,煮至三百毫升,二次分服,每一小时一次。

(2)安宫牛黄散四分,分二次服,每三小时一次,白水送下。

西医检查:颈强直,膝反射消失,克尼格征(±)。

[9月2日]

中医处理:针穴:外关五分,足临泣五分,后溪五分,申脉三分,关元五分,内关五分,合谷五分,百会三分,昆仑三分,太冲五分。

补体结合试验:8月23日(−);8月31日(+)

今日出院。

评注:

本例患者为少年,起病突然,病情变化迅速,以高热、昏不识人、四肢厥逆、手足抽搐、大便不通、脉象沉数为主症,病势沉重。根据其病史、症状、体温、脉搏等一系列表现,可知此例属乙脑极重型,为湿温热邪直入心包络,引动肝风、气血两燔、热深厥深所致,如不及时救治,恐难回天。郭可明老先生在治疗中以清热解毒、镇肝息风、芳香开窍、湿热并治为原则,到病后将愈时再及时佐以清热养阴之法。处方遣药以清瘟败毒饮为意,重用广犀角、生石膏、银花、连翘、花粉等以清心肺胃之热,解肌去毒;佐以丹皮、赤芍、黄芩、莲子心、栀子、天竺黄、菖蒲等清心火、凉血解毒;以银花、连翘、茵陈清热祛暑利湿;以钩藤、大蜈蚣、全虫等息风止痉、止抽搐;后期以石斛、山药养阴清热,并用山药、茯苓以顾护脾胃,同时以甘草、白芍等敛阴而和中。

此例成功,至少有三大特点值得后人学习:第一,自始至终贯穿"一清再清,一下再下"的温病治疗思想,乃至疾病后期将愈之时仍在使用清热解毒之剂,其意在清热务求彻底,否则恐灰中有火,易复再燃。处方中生石膏的用量虽然不大,但广犀角、安宫牛黄散的使用却由始至终,一贯到底。"犀角解乎心热,羚羊清乎肺肝",重用广犀角直入心包络,清热凉血、解毒定惊;安宫牛黄散清热解毒、镇惊开窍,服用较之丸剂则更加便捷。以上二味为主,再佐以其他各类清热解毒,凉血清心之品,非常完整的体现了温热病"清"与"下"的治疗思想。第二,注意野台参的使用。从第四方开始,病人热势得以控制,脉象和缓,但出现精神疲惫、小便多而大便少的症状,说明邪热已祛大半,正气亦复折损,一派气阴虚损的表现。此时郭可明老先生用野台参,意在益气养阴,扶正祛邪。野台参乃党参野生于五台者,补中益气养阴而不助热,实属党参中的佳品。当年张锡纯善用野台参,《医学衷中参西录》中治大病初愈、虚劳证或气阴两虚、脾肾虚损者,多用野台参组方。野台参亦为郭可明老先生所中意,凡大病后期,正气受损,且有余热未尽者,多选野台参,往往能收到理想的效果。可惜的是,目下野台参资源奇缺,恐已难找到。第三,始终配合针刺穴位,通过针刺合谷、百会、风池等重要穴位,止抽搐通经络,调节脏腑,对疾病痊愈起到了非常重要的作用。

总之,此例救治成功,得益于郭可明老先生辨证精准,治疗思路明确,用药步步为营,环环相连,方能效如桴鼓。如此重症,却不见老先生用药多么繁杂,相反的,用药相当精练,君臣佐使各安其职,一目了然,这足以证明郭可明老先生中医功力之深厚远非我辈所能望其项背,不得不令后人叹服。

2. 房某某,男,5 岁

1954 年 8 月 23 日发病。1954 年 8 月 26 日入院。本病例为中西医合治。

西医病历摘要:3 日来发高热,伴有头痛,呕吐,全身不适,食欲不振,并有昏睡,谵妄现象,3 日来无大便,小便呈黄色。

西医检查摘录:体温 40.2℃,发育良好,呈昏睡状,颜面肌肉麻痹,口唇发绀,瞳孔缩小,肺部有湿性啰音,肝脾微肿,有压痛,腹壁反射存在,提睾反射消失,足跖反射、巴宾斯基征、膝腱反射(-),克尼格征(+),布辛司克氏征(+)。化验:白细胞24300;脊髓液:细胞数236,中性粒细胞比值18%,淋巴细胞比值82%,蛋白(+),糖(+)。

临床诊断:流行性乙型脑炎。

西医处理:注射青霉素20万单位,生理盐水300毫升灌肠,苯巴比妥0.05克,苯甲酸钠咖啡因一支。

中医检查:主诉:自24日发病,开始发热、头痛、眩晕、呕吐、昏睡,三天不吃东西。

检查:体温40.3℃,脉象沉数,一息八至,大便秘,小便利。

现症:头痛,眩晕,发高热,昏迷唇干,四肢厥冷,抽搐。

处方:

(1)广犀角三钱,银花一两,连翘一两,栀子一钱五分,粉丹皮二钱,茵陈三钱,葛根三钱,柴胡三钱,条芩三钱,生石膏一两,全虫二钱,蜈蚣四条,粉草二钱,以水一千二百毫升,先煮广犀角和生石膏十五分钟,再纳诸药,更煮至四百毫升,分四次服,一小时一次。

(2)安宫牛黄散六分,分二次服,三小时一次,白水送下。

(3)针穴:百会三分,前顶三分,风池五分,合谷五分,足三里一寸(泻法)。

8月26日11时,神志清楚,至午后2时,抽脊髓液后,神志不清,益加危重,临出院抽一次,未抽出(家属代叙)。

[8月27日]

中医检查:体温39.9℃,脉象沉数,一息七至,小便黄色,一天五次。

现症:昏睡不醒,仍发热,抽搐减少。

处方:广犀角三钱,银花一两,连翘一两,栀子一钱五分,丹皮二钱,茵陈三钱,蜈蚣二条,葛根三钱,柴胡三钱,条芩三钱,生石膏一两五钱,粉草二钱,全虫二钱,生山药三钱,以水一千二百毫升,先煮广犀角、生石膏十五分钟,纳诸药,更煮至四百毫升,分四次服,一小时一次。

西医检查:发热昏迷嗜睡,谵语,烦躁不安,饮食甚差(已给鼻饲)肝脾未摸到,颈强直,克尼格征(+),巴宾斯基征(-),膝腱反射、腹壁反射消失。

化验检查:白细胞25000,中性粒细胞比值82%,淋巴细胞比值16%,单核细胞比值2%,红细胞395万,血红素80%。

处理:维生素C100毫克。

[8月28日]

中医检查:体温38.8℃,脉象沉数,一息六至。

现症:发热稍见减退,昏睡比昨日略见好转,有时清醒,头晕较轻。

处方:按昨日原方照服,煮服法同昨。

西医检查:意识不清,饮食甚差,谵语较多,未抽风,颈强直。克尼格征(+),巴宾斯基征(-)。

处理:维生素C100毫克。

[8月29日]

中医检查:体温38.5℃,脉象沉数有力,一息七至,大便秘,小便利。

现症:发热见减,大声说胡话,手足震颤。

处方:广犀角四钱,南银花一两,青连翘四钱,粉丹皮二钱,茵陈三钱,大蜈蚣三条,全蝎二钱,生山药三钱,地龙二钱五分,粉草二钱,生石膏一两五钱,以水一千毫升,先煮广犀角、生石膏十五分钟,纳诸药,再煮至四百毫升,分四次服,一小时一次。

处理:注射青霉素20万单位,维生素C一支。

[8月30日]

中医检查:体温37.6℃,脉象沉数,一息六至,大便一日三次,小便利。

现症:仍然言语狂妄,发热已显退,不糊涂时能吃一点东西。

处方:

(1) 广犀角四钱,南银花一两,连翘五钱,茵陈三钱,生石膏一两五钱,地龙四钱,全蝎二钱,大蜈蚣三条,生山药三钱,川连一钱五分,粉草三钱。煮服法:同昨。

(2) 针穴:百会三分,上里三分,足三里一寸(泻法)。

西医检查:患儿狂躁时,有大声狂叫现象。自诉:头痛、尿黄。

化验检查:白细胞14300。

处理:苯巴比妥一支,维生素C100毫克。

[8月31日]

中医检查:体温37.5℃,脉象沉数,一息六至,大便泄泻,小便正常。

现症:言语较昨清楚,发热已显退。

处方:广犀角三钱,银花一两,连翘五钱,茵陈三钱,全蝎一钱五分,大蜈蚣三条,生山药三钱,粉草二钱,葛根二钱,黄连一钱五分,花粉二钱,以水一千毫升,先煮广犀角十五分钟,纳诸药,再煮至四百毫升,分五次服,一小时一次。

西医检查:精神较安定,饮食增进,大小便正常,颈强直,克尼格征(+),腹壁发热、膝腱反射存在。

［9月1日］

中医检查:体温37.2℃,脉象沉细而数,一息五至多,二便正常。现症:发热全退,言语已清,抽搐全无,安睡,已无谵妄。

处方:

(1)广犀角四钱,银花五钱,天竺黄研三钱,茵陈三钱,生杭菊三钱,粉草三钱,以水五百毫升,先煮广犀角十五分钟,纳诸药更煮至二百毫升,分三次服,一小时一次。

(2)针穴:百会三分,手三里五分,足三里一寸(平补平泻法)。

西医检查:神志已清,食欲良好,无抽搐颈强直,便秘。

［9月2日］

中医检查:体温36.8℃,脉象缓和,一息五至,舌润无苔,二便正常。

现症:诸症消失,食欲增进,精神良好。

处方:银花五钱,连翘四钱,元参三钱,生杭菊四钱,苏栀子一钱,粉草三钱,以水四百毫升,煮至二百毫升,分二次服,一小时服一次。

西医检查:精神良好,食欲佳良,大小便正常。

补体结合试验:8月27日(-),9月2日(-),9月22日(+)1:8。

［9月3日］:出院。

评注:

患者为5岁幼儿,虽体格发育较好,平素健康,但发病后延误三四日方入院治疗,已属延误时机,入院时已有三天不吃东西,以高热、昏睡、头痛、呕吐为主症,伴有四肢厥冷、手足抽搐、脉象沉数,大便秘等表现,属乙脑极重型,热入营血、引动肝风、热盛厥深之证,当即刻施以清热解毒、凉血息风之法,挽回万一。

郭可明老先生以清瘟败毒饮为主方,以清热解毒之犀角、银花、生石膏为主药,佐以葛根、柴胡、条芩,是以清热凉血,内外双解之法,一剂而体温降,服药2天除狂躁谵妄,服药7天症状消除。方中佐以地龙、全蝎、蜈蚣等,以息风止痉止抽;方中天竺黄,清热豁痰、凉心定惊,最长于小儿热病痰热引起的惊风抽搐、神昏谵妄之症。此外方中用茵陈清利湿热,化浊而清脑,治其神志不清与狂妄;用生山药健脾和中,滋肾填髓,即通变白虎汤中以生山药易粳米之意;用黄连,取其味苦入心经,清心燥湿,泻火解毒,治其烦躁哭闹。郭可明老先生用药不在多而在于精,贵在辨证施治、随症加减应用,胆大心细,治疗原则贯穿始终,即能立起沉疴。

除学习郭可明老先生辨证用药之妙外,此例还有值得总结之处:第一,病人为5岁小儿,病势沉重而进食困难,郭可明老先生及时用到鼻饲,不但方便喂食,更方便送服药物,药到方能病除,则病情渐趋好转。这是细节,也是经验。第二,患儿在治疗过程中,抽搐谵妄狂躁的表现曾有所反复,在高热控制后和抽取脑脊液后都曾有过症状加重的情况,一方面说明小儿身体发育不完善,神经系统发育不成熟,疾病容易反复,另一方面也说明了乙脑治疗中曾总结过的"五忌三怕"有一定的意义,特别是对幼小患儿更当小心观察,切不可掉以轻心,麻痹大意。第三,本例以变通白虎汤、清瘟败毒饮并银翘散为主方,使用犀角、银花、连翘、茵陈、黄连、栀子等味,佐以镇肝息风之天竺黄、全虫、蜈蚣等,清热解毒与湿热同治,而获良效。

3. 魏某某,女,14岁

1954年8月20日发病,8月23日入院。

西医病历摘要:8月20日开始发高热、头痛、恶心、四肢及背部疼痛,牙关紧闭,嗜睡,转至昏迷、抽风。

西医检查摘录:体温40.2℃,体格消瘦,呈昏迷状态,重病容,呼吸不畅,鼻翼扇动,颈部强直,肺部有湿性啰音,腹壁反射及腱反射存在,巴宾斯基征(−)。化验检查:白细胞12400;脊髓液:细胞数50,蛋白(+),糖40~50毫克%。

西医诊断:流行性乙型脑炎。

中医检查:

主诉:自8月17日发病,开始头痛、发热呕吐、颈强、不能言语、神昏不清已五六日,食物不进,大便秘,昏睡谵语。

检查:体温39.9℃,脉象沉数无力,一息七至。

现症:发热、呕吐、项强、神志不清、昏睡、谵言妄语。

处方:

(1)广犀角三钱,银花一两,连翘一两,全蝎二钱,大蜈蚣三条,天竺黄五钱,青竹茹四钱,菖蒲三钱,当归身三钱,柴胡片四钱,青皮四钱,条芩三钱,粉草三钱,广木香二钱,化橘红三钱,以水八百毫升,先煮广犀角十五分钟,再纳诸药更煮至三百毫升,分两次服,一小时服一次。

(2)安宫牛黄散六分。服法:分二次服,三小时一次,白开水送下。

(3)针穴:十宣穴刺微出血,上脘五分,中脘一寸,下脘八分,足三里一寸二分,人中二分,承浆二分(直刺慢捻泻)。

[8月24日]

中医检查:体温39.5℃,脉象沉数,一息七至。

现症:四肢厥冷,目赤昏睡,饮食不进。

处方:

(1) 广犀角三钱,南银花一两,连翘一两,全蝎二钱,大蜈蚣四条,天竺黄四钱,青竹茹四钱,茵陈四钱,菖蒲一钱,粉草三钱,生石膏面一两,天花粉二钱,栀子一钱五分,以水六百毫升,先煮广犀角、生石膏十五分钟,再纳诸药更煮至二百五十毫升,分三次服,一小时服一次。

(2) 安宫牛黄散六分,分二次服,三小时一次,白水送下。

西医检查:昏迷嗜睡,两眼斜视,无呕吐有抽风,眼结膜充血,颈强直,克尼格征(+),巴宾斯基征(-)。

[8月25日]

中医检查:体温38.4℃,脉象沉数,一息六至。

现症:四肢冷厥,精神昏迷。

处方:

(1) 广犀角三钱,南银花五钱,连翘五钱,天竺黄三钱,生山药五钱,野台参三钱,全虫二钱,大蜈蚣四条,茵陈三钱,粉甘草二钱,以水八百毫升,先煮广犀角十五分钟,再纳诸药更煮至三百五十毫升,分二次服,一小时服一次。

(2) 安宫牛黄散八分,分二次服,三小时服一次,白水送下。

(3) 针穴:人中二分,承浆二分,上星三分,合谷五分。

(4) 午后针:上星、人中、承浆各三分,内关五分,足三里一寸二分(泻)。

西医检查:仍昏迷嗜睡,热稍退,心音弱,肺正常,巴宾斯基征(+),克尼格征(+)。化验:白细胞7400,中性粒细胞比值74%,淋巴细胞比值24%,单核细胞比值2%,红细胞550万,血红素100%。

处理:青霉素20万单位及维生素C100毫克肌肉注射。

[8月26日]

中医检查:体温37.5℃,脉象沉数,一息七至。

现症:仍无大便,小便一次,饮食少进,四肢依然厥冷,项背强直,不能认识人,精神错乱,今日汗出。

处方:

(1) 广犀角三钱,银花五钱,连翘五钱,天竺黄四钱,粉丹皮三钱,生杭菊五钱,栀子一钱五分,大蜈蚣三条,全蝎二钱,茵陈三钱,粉草二钱,生山药六钱。以水八百毫升先煮广犀角十五分钟,再纳诸药更煮至三百毫升,分三次服,一小时服一次。

(2) 针穴:上星三分,前顶三分,曲池一寸,合谷五分,中脘一寸,下脘八分,石门一寸,足三里一寸二,太冲三分(泻法)。

西医处理:青霉素20万单位及维生素C100毫克。

[8月27日]

中医检查:体温37℃,脉象沉而无力,一息五至。

现症:依然无大便,小便闭,饮食稍进,项背强直较昨略好。仍不识人,汗出如昨,而发热见退。

处方:

(1)广犀角四钱,银花五钱,连翘五钱,天竺黄五钱,粉丹皮三钱,生杭菊五钱,栀子一钱五分,大蜈蚣三条,全蝎二钱,茵陈四钱,粉草二钱,以水八百毫升,先煮广犀角十五分钟,再纳诸药更煮至三百毫升去渣,分三次服,一小时服一次。

(2)紫雪丹四分,白水送下。

西医检查:两日来仍昏迷嗜睡,食欲较好,热下退,反射如前。

[8月28日]

中医检查:体温37℃,脉象沉数而无力,一息五至,舌苔黄厚。

现症:头出汗,腰部有压疼,项背仍然强直,今日识人,烧热见退,精神颓靡不振,饮食见增。

处方:

(1)广犀角四钱,银花五钱,连翘五钱,天竺黄五钱,粉丹皮二钱,生杭菊五钱,栀子一钱五分,大蜈蚣二条,全蝎一钱五分,茵陈二钱,粉草二钱,地龙二钱。以水一千毫升,先煮广犀角十五分钟,再纳诸药更煮至四百毫升去渣,分三次服,一小时服一次。

(2)针穴:人中二分,内关五分,承浆二分,足三里一寸二分(直刺慢捻泻法)。

西医检查:意识清醒,心肺无异常发现,各种反射迟钝,颈部稍硬过敏,腹部有压痛。

[8月29日]

中医检查:体温37.2℃,脉象沉数,一息五至(其家属说:自昨日抽血二次计三管后,即发现昏睡不语、抽搐)。

处方:广犀角四钱,南银花五钱,天竺黄五钱,粉丹皮三钱,生杭菊三钱,当归身四钱,生栀子五钱,大蜈蚣二条,全蝎二条,茵陈二钱,地龙二钱,生山药五钱,粉草二钱,以水一千毫升先煮广犀角十五分钟,再纳诸药更煮至四百毫升,分三次服,一小时服一次。

西医检查:意识清醒,有轻度发热,心肺无异常发现,各种反射迟钝,腹部稍胀,颈微强直。

[8月30日]

中医检查:体温36.8℃,脉象沉而无力,舌苔黄厚,大便五天不见。

现症:精神已好转,饮食尚不多,神志已很清楚。

处方:

(1)广犀角四钱,南银花五钱,天竺黄五钱,粉丹皮二钱五分,地龙四钱,当归身五钱,生杭芍三钱,丹参五钱,粉草二钱,以水八百毫升先煮广犀角十五分钟,再纳诸药更煮至四百毫升,分三次服,一小时一次。

(2)安宫牛黄散六分,分二次服,三小时一次,白水送下。

(3)蜜导煎一条。用法:纳入肛门内。

(4)针穴:足三里一寸二,手三里一寸,中脘一寸,下脘八分,膏肓三分,膈俞三分,至阳三分(慢捻泻法)。

西医检查:意识清醒,不发热,饮食较佳。

[8月31日]

中医检查:体温36.7℃,脉象沉而无力,舌苔白有刺。

现症:饮食不振,心悸气短。

处方:生山药四两。

煮服法:以水七百毫升煮至三百毫升,当茶用,徐徐与服,半日服完。

西医检查:意识尚清明,食欲不佳,不头痛,无大便,尿正常,心肺正常,腹软,肝脾不肿,营养状态低下,精神颓靡,颈微强直,腹壁反射消失。

化验检查:脊髓液:细胞数80,球蛋白(+),纤维网(-),糖:1(-),2~5(+)。

处理:5%葡萄糖600毫升皮下注射。

[9月1日]

中医检查:体温37.5℃,脉象细缓。

现症:神志稍见清楚,食欲稍振。

处方:

(1)生山药四两,煮服法同前。

(2)针穴:内关五分,足三里一寸二(留针10分钟平泻法)。

西医检查:同昨日所见。

化验检查:白细胞7000。

[9月2日]

中医检查:体温37.5℃,脉象细缓,一息五至,舌苔中作块状白。

现症:发热已退,食欲不振。

处方:南银花四钱,广犀角钱五分,元参三钱,天花粉三钱,大寸冬五钱,粉草三钱。以水五百毫升,先煮广犀角十五分钟,再纳诸药,更煮至二百五十毫升,分三次服,一小时服一次。

西医检查:意识清醒,头不痛,饮食不振,心肺正常,腹软,大小便正常,颈微强直。

[9月3日]

中医检查:体温脉象同昨。

现症:症状同昨。

处方:

(1) 内服汤剂如前。

(2) 局方至宝丹六分。服法:分二次服,三小时一次,白开水送下。

西医检查:意识清醒,头不痛,食欲正常,大小便通顺,心肺正常,腹软、肝脾不肿,颈微强直、克尼格征(+)。

[9月4日]

中医检查:体温36.9℃,脉象中取无力,一息五至,舌苔黄。

现症:精神较昨好转,肢体无力,饮食增加,昨日大便已下,小便色黄,舌苔斑痕样,色黄刺状。

处方:

(1) 南银花一两五钱,生山药一两,粉甘草二钱,川佛手一钱,以水四百毫升,煮至二百毫升,分二次服,一小时服一次。

(2) 针穴:手三里一寸,足三里一寸二(留针15分钟平泻法,今后停针)。

西医检查:意识清醒,不头痛,颈部有轻度强直、心肺无异常,肝脾不肿,饮食尚好,其他如前。

[9月5日]

中医检查:体温37.3℃,脉象细而无力,一息五至,舌有白厚苔。

现症:精神很好,饮食增加。

处方:南银花一两五钱,生山药五钱,粉甘草二钱,天花粉四钱,元参三钱,茵陈二钱五分,以水七百毫升煮至三百毫升,分三次服,一小时服一次。

西医检查:病况如前精神好转。

[9月6日]

中医检查:体温脉象同昨。

现症:同昨。

处方与煮服法同前。

西医检查:心肺无异常,颈部有轻度强直,其他如前。

[9月7日]

中医检查:体温37.4℃,脉象沉细无力,一息五至,舌尖红,中微白。

现症:一切症状消失,精神大见好转。

处方:安宫牛黄散六分,分二次服,三小时一次,白开水送下。

西医检查:精神萎靡,意识清明,不头痛,食欲正常,未大便,颈强直,克尼格征(+),巴宾斯基征(-),白细胞8200。

[9月8日]

中医检查:体温36.6℃,脉象虚而无力,一息五至,舌苔同昨,大便四日未下,小便利。

现症:饮食很好,精神已见好转。

处方:安宫牛黄散六分,服法同前。

西医检查:意识清明,精神颓萎,食欲正常,尿正常,无大便,心肺正常,腹软,颈微强直,克尼格征(±)。

今日出院。

补体结合试验:8月28日(-),9月1日(-),9月8日(-)。

评注:

本例为女性,少年患者,起病急骤,初始即出现高热神昏抽搐的症状,伴有颈项强直、牙关紧闭、手足抽搐、嗜睡谵妄、饮食不进、大便不通,脉沉数无力等症。患者神经系统受损比较严重,甚或体温已逐渐下降却仍昏不识人,属于乙脑极重型病案,为邪陷营阴、热闭心包、邪热深伏于内之证,治疗当以清热解毒、清营凉血为大法。故郭可明老先生仍以清瘟败毒饮为主方,随症加减,辨证施治。

郭可明老先生治疗本例成功的亮点有三。

其一,清瘟败毒饮、清营汤与清宫汤的辨证使用与灵活转换。此三方均为治疗温病瘟疫热毒的常用方剂,但又各有侧重不同。清瘟败毒饮解热毒炽盛,清气营两燔,重用石膏、犀角退淫热、泻心火,佐以清热泻火凉血解毒之品,用于壮热烦渴、神昏谵妄者;清营汤清热解毒,透热养阴,以犀角、黄连泻心火,以生地、玄参、麦冬滋肾水而养阴,丹参凉血活血散瘀,用于热入营分,时有谵语者;清宫汤则重在清心包之热,养阴生津,犀角、玄参解毒养阴,连翘、竹叶、莲子心、寸冬清热解毒,补心肾之阴。郭老先生在本例临证中,以清瘟败毒饮为主线,先擒疫毒火邪,适时取清营汤之意,意在透热转气,使邪气转出气分而解,待热势已退,再用清宫汤恢复真阴,同时继续清热。观郭老治法,抽丝剥茧,层次分明,取经方精华,随症灵活加减,虽为急危重症,亦可药到病除。

亮点其二,安宫牛黄丸、紫雪丹和局方至宝丹的临证使用。三者并称为"温病三宝",是温病治疗高热昏迷、狂躁谵妄、热盛痰深的要药。郭可明老先生在临床中常用它们抢救危重患者,治疗此病例时三者亦皆有使用。老先生认为,安宫牛黄丸清热解毒,降温开窍醒神作用好;紫雪丹长于高热神昏、谵语抽搐,兼能通大便,止狂躁;而局方至宝则善于清心豁痰,芳香开窍,泻下作用则略缓。此患者先用安宫牛黄,但大便仍一直不通,神昏症状缓解不明显,此时改用紫雪,第二天大便通,神志转清;后期再用局方至宝,继续清里热,泻心火。患者用紫雪后,大便和神志症状改善明显,一方面是紫雪本身的功效,另一方面还要考虑到前期已连续使用安宫加服汤药几日,药力蓄积,再得紫雪相助,应该是联合用药、连续用药的结果。此患者实际服用的是安宫牛黄散和紫雪散,故方中几分几分的剂量都是散剂剂量,特此说明。

亮点其三,生山药的运用。郭可明老先生善用生山药,他说山药为本经上品药,味甘温平无毒,入肺脾肾经,有健脾补肺、固肾益精的作用,久服耳目聪明,补中益气,健脾胃止久泻、化痰涎润皮毛,临证以生山药代粳米运用在白虎汤中。在温病治疗过程中,无论是白虎汤抑或清瘟败毒饮,郭可明老先生都非常重视山药的使用,在清热的同时不忘兼顾脾胃,顾护中气。此患者更是如此,立方之初即用生山药安中健脾;待改至第九方,患者热势已退,神志转清,但饮食不振,心悸气短,脉象沉而无力,舌苔白有刺时,此为温病后期邪退正伤,气阴两虚,脾胃受损之象,郭老用生山药四两,煎水代茶饮,徐徐与服,半日服完,此法连服几日,待脉象和缓后改为山药五钱,继续服用。此正为本草所云:"患人体虚羸者,宜加而用之",非熟读本草而不能得其真谛也。

4. 荣某某,男,12 岁

1954 年 8 月 21 日发病。1954 年 8 月 23 日入院。

西医病历摘要:三天来发热、头痛、昏睡、食欲不振、精神不佳、神志尚清楚。

西医检查摘录:发育中等,营养欠佳,神志清楚,精神不振。无抽风惊厥现象,瞳孔等大,对光反射尚好颌下淋巴结肿大,颈部强直,腹部脐周围有压痛,腹壁反射消失,提睾反射消失,克尼格征(+),巴宾斯基征(±)。化验检查:白细胞 18000,中性粒细胞比值 90%,淋巴细胞比值 10%;脊髓液:细胞数 780,中性粒细胞比值 81%,淋巴细胞比值 19%,球蛋白(+),糖:1(−),2~5(+)。

临床诊断:流行性乙型脑炎。

西医处理:注射血浆 40 毫升,青霉素 20 万单位,25% 葡萄糖 40 毫升,生理盐水 500 毫升灌肠,白尔定 2 支,苯甲酸钠咖啡因 1 支。

中医检查:主诉:恶寒身热,头痛呕逆。

检查:体温 41.1℃,脉象浮数而有力,舌苔白腻。

现症:寒战身热、发热头痛、四肢厥冷、神昏不醒。

处方:

(1)柴胡五钱,黄芩四钱,清夏三钱,化橘红三钱,青皮三钱,广藿香三钱,竹茹三钱,荆子四钱,薄荷叶三钱,菊花四钱,桂枝二钱,粉草钱五分,苏叶三钱,生姜三片,以水五百毫升,煮至二百毫升,顿服。服后温复取微汗。

(2)安宫牛黄散四分,服法:分二次服,三小时一次,白水送下。

[8 月 24 日]

中医检查:体温 39.8℃,脉象数,舌苔白腻。

现症:发热神志不清,谵言妄语,不大便。

处方:

(1)广犀角三钱,银花一两,连翘五钱,茵陈三钱,天竺黄四钱,生石膏面五钱,大生地五钱,赤芍三钱,粉甘草二钱,以水八百毫升,先煮广犀角十五分钟,再纳诸药,更煮至三百毫升,分二次服,隔一小时一次。

(2)安宫牛黄散九分,服法:分三次服,三小时一次,白水送下。

(3)针穴:百会三分,上星三分,风池五分,合谷五分,足三里一寸(泻法)。

西医检查:仍高热,昏迷,颈部强直,克尼格征(+)。

处理:注射青霉素 20 万单位,维生素 C100 毫克。

[8 月 26 日]

中医检查:体温 38.6℃,脉象数,一息七至。

现症:谵言,妄语,发热较轻,四肢亦较前轻。

处方:

(1)犀角尖四钱,银花一两,连翘五钱,天竺黄四钱,茵陈四钱,柴胡二钱,黄芩三钱,霜桑叶二钱,蜈蚣三钱,全虫二钱,粉草二钱,以水一千毫升,先煮犀角尖十五分钟,再纳诸药,更煮至三百毫升,分三次服,隔一小时服一次。

(2)针穴:上星三分,前顶三分,大椎三分,大杼三分,陶道三分,身柱三分(泻法)。

西医检查:仍昏迷,心肺正常,颈强直,腹壁反射及提睾反射消失。

化验:白细胞 7500,中性粒细胞比值 76%,淋巴细胞比值 24%,红细胞 290 万,血红素 60%。

［8月27日］

西医检查:意识不清,嗜睡,食欲正常,未抽搐,能小便,心肺正常,腹部较无压痛。脊髓液:细胞数80;球蛋白(+);糖试验:1(−),2~5(+)。

［8月28日］

从今日起由郭可明主治。

中医检查:体温36℃,脉象沉细,一息六至。

现症:依然有谵妄现象,饮食见增。

处方:

(1)犀角四钱,南银花一两,连翘五钱,天竺黄四钱,柴胡三钱,茵陈四钱,条芩三钱,大蜈蚣三条,全虫二钱,粉草二钱,花粉三钱,以水一千毫升,先煮犀角十五分钟。再纳诸药,更煮至三百毫升,分二次服,隔一小时服一次。

(2)针穴:人中二分,印堂三分,神门二分,隐白一分。

西医检查:意识昏迷不安,有时喊叫,能进食。大小便正常,心肺正常,腹部柔软,肝脾不肿,有头痛谵语,热稍退,颈仍强直。

［8月29日］

中医检查:体温37.5℃,脉象沉缓,一息六至,大便正常小便多。

现症:神志较昨清楚,食欲见增。

处方:

(1)犀角四钱,银花一两,连翘五钱,天竺黄四钱,柴胡三钱,茵陈四钱,条芩三钱,蜈蚣三条,全虫三钱,粉草二钱,花粉三钱,粉葛根三钱,以水一千毫升,先煮犀角十五分钟,再纳诸药更煮至二百毫升,分二次服一小时一次。

(2)安宫牛黄散四分,分二次服,三小时一次,白水送下。

(3)针穴:神庭三分,上星三分,外关五分,足三里一寸(泻法)。

西医检查:意识较清,热退,饮食及大小便较正常,心肺正常,腹柔软。

［8月30日］

中医检查:体温37℃,脉象沉,一息五至,舌苔白腻。

现症:发热已轻,头痛愈,神志清楚,说话舌略现强直,饮食增进。

处方:

(1)广犀角三钱,南银花八钱,天竺黄四钱,茵陈四钱,生杭芍四钱,青竹茹三钱,粉丹皮三钱,连翘四钱,粉草三钱,地龙三钱,以水八百毫升,先煮广犀角十五分钟,再纳诸药,更煮至三百毫升,分二次服,一小时服一次。

(2)安宫牛黄散四分,分二次服,三小时一次,白水送下。

(3)针穴:百会三分,上星三分,内关五分,太冲三分(泻法)。

西医检查:意识清醒,有轻度发热,其他如 29 日检查。

[8 月 31 日]

中医检查:体温 37.9℃,脉象数,一息六至,舌苔白厚而黄,大便黑。

现症:大小便正常,饮食增加,仍有谵妄。

处方:广犀角三钱,南银花八钱,天竺黄四钱,茵陈三钱,生杭白芍四钱,粉丹皮三钱,连翘四钱,粉甘草二钱,以水六百毫升,先煮广犀角十五分钟再纳诸药,再煮至三百毫升,分二次服,一小时一次。

[9 月 1 日]

西医检查:两日来无热,意识清醒,食欲尚佳,大小便正常,心肺正常,腹软颈部仍强直,克尼格征(+)。

[9 月 2 日]

中医检查:体温 37.5℃,脉象缓和,一息五至,舌苔白腻。

现症:饮食增加,面色萎黄,两便正常。

处方:

(1) 广犀角三钱,南银花五钱,天竺黄四钱,茵陈四钱,生杭芍四钱,连翘四钱,糖瓜蒌五钱,粉甘草二钱,以水七百毫升,先煮广犀角十五分钟,纳诸药,再煮至三百毫升,分二次服,一小时一次。

(2) 安宫牛黄散四分,分二次服,三小时一次,白水送下。

西医检查:无热,饮食尚佳,颈轻度强直,心肺正常,腹软,两便正常。

[9 月 3 日]

中医检查:体温 36.5℃,脉象沉而无力。

现症:诸症均见好转,唯精神仍有不振。

处方:安宫牛黄丸六分,分三次服,三小时一次,白水送下。

西医检查:意识清醒,无头痛,食欲大小便正常,颈项僵直,心率转慢无杂音,肺正常,腹部正常,克尼格征(+)。

化验:白细胞 7600。

[9 月 4 日]

中医检查:体温 37.4℃,脉象中取正常,舌润无苔。

现症:饮食增加,精神好转。

处方:南银花一两,生杭芍五钱,茵陈二钱,天花粉五分,元参三钱,粉甘草二钱,以水五百毫升,煮至二百毫升,分二次服,隔一小时服一次。

西医检查:病情转佳,意识清楚,精神转佳,心率仍慢,各瓣膜均有轻度之收缩期杂音,肺腹部均正常。

[9月5日]

中医检查:体温37℃,脉象缓和,一息六至,二便正常,舌无苔。

现症:饮食增进,总觉吃不饱,精神很好。

处方:生石膏面一两,天花粉五钱,野台参四钱,生山药三钱,炙甘草二钱,以水五百毫升,煮至二百毫升,分两次服,一小时一次。

西医检查:同4日检查。

[9月6日]

中医检查:体温36.9℃,脉象缓和,一息五至,舌苔白润。

现症:一切症状,完全消失,饮食增进。

处方:生石膏面一两五钱,野台参四钱,天花粉五钱,广犀角二钱五分,茵陈四钱,生栀子二钱,粉甘草二钱,以水七百毫升,先煮生石膏、广犀角二十分钟,再纳诸药,更煮至二百五十毫升,分二次服,一小时一次。

西医检查:病情仍佳,头不痛,有轻度发热,饮食尚可,两便正常。

[9月7日]

西医检查:精神饮食均正常,体检无异常发现。

[9月8日]出院。

评注:

此例属于误诊误治后拨乱反正,回归正确治疗方向后很快治愈的典型病案。

患儿发病初期主要表现为恶寒高热,头痛呕吐,精神不佳,但无惊风抽搐、神昏谵语的表现,病情犹可控制。但因辨证错误,处方不当,用药后很快便出现了高热不退、神志不清、谵言妄语、大便不通的危象,幸而医者及时发现,纠正治则及用药,后又经郭可明老先生及时接手,方得保全,可谓险象环生,峰回路转。

纵观治疗过程不难发现,误诊误治主要是由于辨证方向错误导致的。本病初起有恶寒发热头痛,脉象浮数有力的表现,医者认为这是由于感受风寒表邪引起的,证属伤寒,而非温病,故而按照伤寒六经辨证,以小柴胡汤和桂枝汤加减治疗,方中多种柴胡、桂枝、蔓荆子、生姜等药;同时医者又开出了安宫牛黄丸送服。此种处方用药已经表明,当时医者对此证是伤寒还是温病其实心里是拿捏不准的,既想按照伤寒辨证,又想靠到温病这边,本想两边兼顾,结果反而坐误时机,用药不当导致患儿服药后第二天病情急转直下,出现危象,这不能不说是医生之责。但是比较可贵的是,医者马上发现了问题,及时纠正了治疗方向,从第二方开始,以清瘟败毒饮和犀角地黄汤为主方,按照温病治疗原则施治,包括郭老接手后继续按照温病的思路治疗,最后取得了比较好的疗效。

必须说明的是,此病例发生在1954年8月,是中医治疗小组刚刚进驻石家庄传染病医院时收治的病人。当时中医治疗小组对乙脑的认识尚未完全统一,各位医家还都在探讨到底用什么方法治疗乙脑最好,是按照伤寒辨证,还是按照温病治疗?大家还是有争议的。在经验甚少的情况下出现误诊误治是可以理解的。此病例恰好提供了一个鲜明的对照。自此大家总结了经验教训,更加清晰地认识到乙脑应该坚定的按照温病暑温的治疗法则辨证施治,之后类似的误诊事故便很少发生了。

5. 张某某,女,14岁

1954年8月21日发病,1954年8月24日入院。

西医病历摘要:患者于8月21日,感全身发冷,随即发热,腹部疼痛,呕吐,大便次数较多,嗜睡,经联合医院介绍,于8月24日来本院。

西医检查摘录:体温40.8℃,发育营养中等,神志清醒,头部正常,颈轻度强直。心跳速,呼吸音粗糙,腹无异常,膝反射消失,巴宾斯基征及克尼格征(+)。白细胞15600,淋巴细胞比值16%,中性粒细胞比值78%,单核细胞比值6%;脊髓液:细胞342个,糖26.2毫克%,氯化物580毫克%,球蛋白(+++),分类:淋巴细胞比值90%,多核细胞比值10%。入院后以常规护理,生理盐水1000毫升灌肠,青霉素肌肉注射,苯巴比妥钠50毫升肌肉注射。

[8月25日]

中医检查:主诉:得病四天,开始发热,头晕,头痛,呕吐。

检查:体温40.9℃,脉象数而沉弦,舌苔白腻。

现症:高热头痛,腹胀,四肢厥冷。

处方:

(1)广犀角三钱,南银花一两,浮连翘五钱,青竹茹三钱,天竺黄打四钱,大生地五钱,栀子打二钱,生石膏研一两,粉丹皮三钱,粉草二钱,以水八百毫升,先煮广犀角、生石膏十五分钟,再纳诸药再煮至三百毫升,分二次服用,一小时一次。

(2)安宫牛黄散六分,分三次服,三小时一次,白水送服。

(3)针穴:曲池一寸,合谷五分,上星三分,人中三分。

西医检查:神志尚清,头痛,颈强直,腹壁反射消失,巴宾斯基征(+)。

[8月26日]

中医检查:体温40.1℃,脉象沉数,一息七至,舌苔白,大便二日未见。

现症:高热,头痛,四肢厥冷,精神略较好转些。

处方:

(1) 同昨日原方,煮服法同昨。

(2) 安宫牛黄散六分,服法同前。

(3) 针穴:大椎三分,陶道三分,身柱三分,风门三分,大杼三分(慢捻刺泻法)。

[8月27日]

中医检查:体温 39.8℃,脉象沉数,一息七至,舌苔白腻,三天未大便。小便利。

现症:高热,头痛,有时昏迷,四肢厥冷,精神有时尚好。

处方:

(1) 广犀角四钱,银花一两,连翘一两,青竹茹四钱,天竺黄研四钱,茵陈四钱,栀子打二钱,生石膏研一两五钱,粉丹皮一钱五分,粉草二钱,花粉三钱,生山药三钱。煮服法同前。

(2) 针穴:合谷五分,曲池一寸,上星三分,人中二分,大椎三分,身柱三分,风门三分(均用泻法)。

[8月28日]

中医检查:体温 36.9℃,脉象沉数,一息七至,二便正常。

现症:神志略清,热减退,四肢温。

处方:广犀角四钱,银花一钱,连翘一两,青竹茹四钱,天竺黄四钱,茵陈四钱,佩兰叶一钱五分,栀子打二钱,粉丹皮二钱,花粉三钱,生山药五钱,粉草二钱,以水一千毫升,先煮犀角十五分钟,纳诸药更煮至四百毫升,分三次服,一小时一次。

西医检查:神志昏迷,热下降,白细胞 11300。

[8月29日]

中医检查:体温 35.8℃,脉象一息五至,六日无大便。

现症:今日腰以上出汗,腰以下无汗,吃饭不多,昏迷转重。

处方:

(1) 野台参五钱,生山药一两,桂枝三钱五分,以水四百毫升,煮至一百五十毫升,分二次服,一小时一次。

(2) 蜜导煎一条,纳入肛门内。

(3) 针穴:上脘八分,中脘一寸,下脘一寸,上星二分,太冲五分(平泻慢刺法)。

西医检查:嗜睡昏迷状。恶心、呕吐,全身发凉,心音正常,呼吸音粗糙,无啰音。

[8月30日]

中医检查:体温36.2℃,脉象同昨。

现症:精神依然昏迷转重,今日腰以上出汗,腰以下无汗。

处方:生杭芍六钱,桂枝六钱,生山药一两,川附子一钱半,野台参五钱,以水四百毫升煮至二百毫升,分二次服,一小时一次。

[8月31日]

中医检查:体温37℃,脉象一息五至。

现症:眼神轻麻痹,项背强直。

处方:

(1)当归五钱,生杭芍五钱,南银花四钱,火麻仁五钱,紫丹参五钱,茯神三钱,炙草四钱。

(2)蜜导煎一支,纳入肛门内。

煮服法:同昨。

西医检查:嗜睡昏迷,饮食差,七日无大便,心脏无异常,肺有轻微干性啰音。今日起,停用青霉素肌肉注射。

[9月1日]

中医检查:体温37℃,脉象一息五至。

现症:同31日。

处方:

(1)南银花七钱,广犀角三钱五分,生杭芍四钱,紫丹参四钱,火麻仁四钱,生山药四钱,莲子心三钱,炙草二钱,以水六百毫升,先煮犀角十五分钟,再纳诸药,煮至二百毫升,分三次服,一小时一次。

(2)针穴:合谷五分,足三里一寸二分,大椎三分,陶道三分,身柱三分(均泻法)。

西医检查:嗜睡昏迷,言语障碍,检查如前,白细胞10000。

[9月2日]

中医检查:体温37.1℃,脉象一息五至。

现症:神志不清,昨日大便三四次,今天大便二次,便稀。

处方:

(1)南银花一两,广犀角三钱,川黄连二钱半,莲子心四钱,生山药五钱,粉草三钱,川佛手一钱半,以水五百毫升,先煮犀角十五分钟,加诸药再煮至二百五十毫升,分三次服,一小时一次。

（2）安宫牛黄散四分,三次服,三小时一次,白水送下。

西医检查:如前,脊髓液:细胞20,蛋白(–),糖:1(–),2~5(+)。

［9月3日］

9月2日抽脑脊液后,先额部发肿,次眼皮,鼻梁两颧肿,至9日眼上吊,呼吸困难。（病者祖父代叙）

中医检查:体温36.8℃,脉象沉数有力,大便昨晚一次,天明一次。

现症:视力较好转,小便已利。

处方:

（1）南银花一两,广犀角四钱,川黄连三钱,莲子心三钱,佩兰叶一钱半,生杭芍四钱,细木通二钱,粉甘草二钱,羚羊角四分,以水七百毫升,先煮犀角、羚羊角十五分钟,再纳诸味煮至二百毫升分三次服,一小时一次。

（2）安宫牛黄散四分,二次服,三小时一次。

西医检查:微热(37.5℃)不出汗、昏迷似较轻,眼球运动尚可,心脏节律齐无杂音,呼吸音粗,无啰音,腹及四肢无异常。白细胞10800。

［9月4日］

中医检查:体温37.9℃,脉象六至,小便三次,大便正常。

现症:眼有神,不能言语。

处方:

（1）南银花一两,广犀角四钱,生杭芍四钱,川黄连三钱,莲子心三钱,细木通二钱,粉甘草三钱,羚羊角四分,以水一千毫升,先煮羚羊、犀牛角十五分钟。纳诸味煮至二百五十毫升,分三次服,一小时一次。

（2）针穴:印堂三分,大椎三分,陶道三分,身柱三分,百会三分（均慢刺泻法）。

［9月5日］

中医检查:体温37.4℃,脉象一息六至,仍以鼻饲,昨晚出汗很大,今不出,没大便,小便失禁,舌有斑点状,舌苔很厚,唇与舌有口疮。

现症:仍不能言语,遍身起有红点。

处方:

（1）南银花一两,广犀角四钱,川黄连二钱,莲子心三钱,石菖蒲一钱,羚羊角三分,粉草二钱,大玄参三钱,竹叶一钱,煮服法同上。

（2）针穴:印堂三分,百会三分,上星三分,大椎三分,少商二分,商阳刺出血,合谷五分,隐白二分,（平泻法）。

［9月6日］

中医检查:体温 37.6℃,大便少、小便利、有口疮。

现症:症状同前。

处方:广犀角四钱,羚羊角三分,南银花一两,川黄连二钱,石菖蒲二钱,莲子心三钱,竹叶一钱,粉甘草二钱,煎服法同前。

西医检查:今日起以青霉素 10 万单位肌肉注射,1 日 2 次。

［9月7日］

中医检查:体温 38.5℃,脉象沉数,一息七至,鼻饲,遍身发斑,脐右坚硬。

现症:意识微清。

处方:大元参一两,川黄连二钱半,茯神三钱,大青叶一钱半,生石膏研一两五钱,升麻一钱,当归身五钱,白茅根二两,粉草二钱,以水一千毫升,先煮白茅根三沸,去渣,纳诸药,再煮至二百五十毫升,分三次服,一小时一次。

西医检查:嗜睡,意识不清,眼睑浮肿,心音频速,肺呼吸粗糙,腹壁反射及膝腱反射消失。尿蛋白(-),糖(-),尿道上皮(+),膀胱上皮(+)。

［9月8日］

中医检查:体温 38.4℃,脉数而有力,一息八至,舌苔白腻。

现症:仍是昏睡额部眼皮肿,胸背项腹起痦疹,发高热。

处方:

(1) 南银花一两,连翘七钱,广犀角二钱,莲子心四钱,茵陈三钱,生石膏研一钱,青竹茹三钱,升麻一钱,地肤子三钱,天花粉三钱,粉草二钱,大元参四钱,大青叶五分,生杏仁三钱,芥穗三钱,以水一千毫升先煮犀角、石膏十五分钟,加诸药煮至二百五十毫升,分三次服,一小时一次

(2) 安宫牛黄散六分,三次服。

因弱不可针,停针。

西医检查:血压 110/90 毫米汞柱,眼睑浮肿,鼻不通畅,腹部、手臂有散在细小红疹似汗疹,颈强直,心音速肺呼吸音粗糙,克尼格征(+),晨七时流鼻血一次,白细胞 11000,中性粒细胞比值 70%,淋巴细胞比值 24%。

［9月9日］

中医检查:体温 38.8℃,脉象浮弦而数,一息七至,舌尖粉红,大小便正常。

现症:痦疹仍现背部,有回没现象,额肿,鼻根部与左眼肿,意识昏迷,仍发高热,鼻饲。

处方:

(1) 南银花一两,青连翘七钱,广犀角三钱半,生石膏一两五钱,茵陈三

钱,天花粉三钱,大元参四钱,大青叶五钱,蝉蜕衣三钱,全虫三钱,生杏仁三钱,莲子心四钱,地肤子三钱,竹茹三钱,甘草二钱,煮服法同上。

(2)安宫牛黄散六分,二次服。

[9月10日]

中医检查:体温39.3℃,脉浮、中、沉均有力,一息七至,舌尖白,大小便正常。

现症:眼睁开,有视觉,仍高热,不能言语,疹现回。

处方:

(1)广犀角五钱,银花一两,生石膏研二两,蝉蜕衣三钱,全虫二钱,莲子心二钱,茵陈三钱,连翘四钱,粉草三钱,天花粉三钱,浮萍三钱。煎服法同上

(2)安宫牛黄散四分,二次服。

西医检查:意识不清,出汗,踝关节及肘部浮肿。

尿:蛋白(-),糖(-),膀胱上皮(+),尿酸盐(+)。

[9月11日]

中医检查:体温38.8℃,脉象弦数,一息七至,舌尖有白,大小便正常。

现症:仍是高热昏迷不语,鼻饲,疹回,胳膊颤动。

处方:

(1)犀角五钱,羚羊角五分,南银花一两,连翘一两,生石膏二两,天竺黄研四钱,茵陈五钱,莲子心四钱,苏栀子二钱,粉草二钱,元参三钱,粉丹皮一钱半,桔梗一钱半,煮服法同上。

(2)安宫牛黄散六分,三次服,三小时一次。

[9月12日]

化验检查:脊髓液:细胞10,蛋白(-)。糖:1(-),2~5(+)。9月12日抽血液后精神发呆至16日发生昏迷(患者之祖父说)。

中医检查:体温38.3℃,脉象沉数,一息六至,舌色红,大小便正常,舌尖有白,鼻饲。

现症:面浮肿微消。

处方:

(1)广犀角五钱,羚羊角五分,生石膏研三两,连翘六钱,南银花一两,茵陈五钱,莲子心三钱,栀子二钱,甘草二钱,元参三钱,丹皮二钱,桂枝一钱五分,煎服法同上。

(2)安宫牛黄散四分,分三次服,三小时一次。

西医检查:昏迷不醒,口唇舌有溃疡,颜面稍有浮肿,颈部胸部有很多米粒

大白脓疱疹,心音稍弱,肺无异常,腹部无异常,髋关节红肿,青霉素改每日一次,每次油剂一毫升(30万单位)。

[9月13日]

中医检查:体温38.7℃,脉象微弦一息六至。

现症:背满出瘟斑疹有白点,冷战,昨夜出汗多,仍是神昏不语。

处方:

(1)犀角五钱。羚羊角五分,生石膏研三两,南银花一两,茵陈二钱半,莲子心三钱,南桔梗一钱半,大元参三钱,大青叶一钱,粉草二钱,煮服法同上。

(2)安宫牛黄散四分,分三次服,三小时一次,白水送下。

化验检查:白细胞11860。

[9月14日]

中医检查:39℃,脉象沉数一息七至,二便利。

现症:神志稍清,发斑疹如昨,仍出汗。

处方:

(1)犀角五钱,羚羊角五分,南银花一两,茵陈三钱,莲子心三钱,大元参三钱,生石膏二两半,粉甘草三钱,川黄连三钱。大青叶一钱,以水一千毫升先煮犀角、羚羊角、石膏二十分钟,加诸药煮至二百五十毫升,三次服,一小时一次。

(2)安宫牛黄散四分,分三次服,三小时一次。白水送服。

西医检查:如前,左臂稍有震颤。

[9月15日]

中医检查:体温38.6℃,脉象滑数,一息七至,二便利。

现症:睡,瘟疹腹部较少,背部如前,唇燥裂。

处方:

(1)广犀角四钱,羚羊角四分,南银花二两,茵陈四钱,川黄连二钱,大青叶一钱半,生石膏研二两,粉甘草二钱,天花粉五钱,以水一千毫升,先煮羚羊角、犀角石膏二十分钟,加诸药煮至二百毫升,分五次服,一小时一次。

(2)安宫牛黄散四分,分三次服,三小时一次。

(3)针穴:少商刺见血,印堂三分,上星三分,承浆二分,大椎三分(慢捻刺泻法)。

[9月16日]

中医检查:体温38.5℃,脉象缓和,一息六至,大便无,小便利。

现症:瘟疹如前,神志不清楚。

处方：

（1）羚羊角三分，广犀角四钱，大青叶一钱五分，生石膏研二两五钱，川黄连一钱五分，天花粉五钱，石菖蒲一钱，生山药五钱，南银花二两五钱，以水一千二百毫升，先煮羚羊角、犀角、石膏十五分钟，加诸药煮至二百五十毫升，分五次服，一小时一次。

（2）牛黄四分，与安宫牛黄散四分，共研一处，分二次用，三小时一次。

［9月17日］

中医检查：体温38℃，脉滑数，一息六至，小便利，身有汗。

现症：背部仍有红疹，四肢发战，痉挛，精神比昨日好，仍不识人，神昏。

处方：羚羊角三分，广犀角三钱，生石膏研三两，川黄连一钱五分，大青叶一钱五分，天花粉五钱，生山药五钱，南银花二两半，地龙四钱，粉草三钱，煮服法同上。

西医检查：病情如前，震颤消失。

［9月18日］

中医检查：体温38.9℃，脉象沉数六至，舌苔有白块，二便正常。

现症：牙关已开，不能言语，精神较清楚。

处方：

（1）羚羊角五分，广犀角五钱，生石膏三两五钱，川黄连一钱半，大青叶一钱半，天花粉五钱，全虫三钱，南银花二两半，元参四钱，地龙四钱，粉草二钱，煮服法同上。

（2）牛黄四分，予安宫牛黄散四分，共研一处，分两次，三小时一次。

西医检查：病情如前，未见好转，今日又有不断痉挛，震颤，睑及面部浮肿，心肺等无异常，瞳孔稍有散大，近三天无大便，白细胞12000，肥皂水400毫升灌肠。

［9月19日］

中医检查：体温38.9℃，脉象滑数，一息六至，二便正常。

现症：眼睑颤动，两手抽搐未除。

处方：用18日原方（1）、（2）。

煮服法：同上。

［9月20日］

中医检查：体温38.2℃，脉象沉数，一息七至，二便正常。

现症：诸症状如前，昨夜睡很好。

处方：

（1）羚羊角五分，广犀角五钱，生石膏四两，川黄连一钱半，大青叶一钱半，天花粉四钱，元参四钱，忍冬藤一两，南银花一两，龙胆草三钱半，粉丹皮五钱半，青黛三钱，粉甘草二钱，以水一千二百毫升，先煮犀角、羚羊角、石膏二十分钟，再加诸药，煮至二百五十毫升，分七次服，一小时一次。

（2）牛黄四分，安宫牛黄散，共研一处与汤剂同服。

针穴：人中、承浆各二分，攒竹三分，丝竹空三分，上星三分，十宣刺见血（慢性捻泻法）。

［9月22日］

中医查体：体温37.7℃，脉象不浮，不沉，大便微干，小便正常。

现症：今日疹稍退，神志较清。

处方：同前方，煮服法同前。

西医检查：如前，全身，颜面均有震颤。尿蛋白（±），糖（−）。白细胞（+），膀胱上皮（+）。

［9月23日］

中医检查：体温37.8℃，脉象沉弦，舌苔白厚，大便黑，小便利。

现症：瘟疹见退，神志少清，抽搐未止。

处方：羚羊角五分，广犀角五钱，生石膏研四两，川黄连捣一钱半，大青叶一钱，天花粉三钱，元参一两，大生地六钱，忍冬藤一两，龙胆草二钱半，粉丹皮四钱，青黛冲服三钱，粉甘草一钱半，以水一千毫升，先煮石膏二十分钟，加诸药煮至二百五十毫升，分七次服，一小时一次。

［9月24日］

中医检查：体温37.0℃，脉象沉弦，一息五至，舌苔如腐渣，二便正常。

现症：背部疹已净，两腿部未净，胸部仍有，抽搐未止，神志清楚。

处方：

（1）羚羊角五分，广犀角一钱五分，生石膏研四两，川连打三钱，生地六钱，元参一两，银花二两，钩藤一两，丹皮三钱，全虫二钱，青黛三钱，大青叶一钱半，花粉五钱，粉草三钱，蜈蚣三条，以水一千五百毫升，先煮石膏二十分钟，纳诸药煮至三百毫升，去渣纳入羚羊角、广犀角汁一钱，分六次服，一小时一次。

（2）局方至宝丹二分，一次服，白水送下。

西医检查：病情严重，仍有阵发性痉挛（颜面及四肢）。舌糜烂，肺呼吸音粗糙，心音速，臀部有褥疮，白细胞11000。

［9月25日］

中医检查：体温37℃，脉象略有缓和，一息五至，舌苔腐渣退。

现症:昨晚大便一次,右腿能伸动,昨晚无抽搐,今日又现抽搐。

处方:

(1) 同 24 日方,煮服法同前。

(2) 安宫牛黄散四分,二次服,三小时一次,白水送下。

[9 月 26 日]

中医检查:体温 37.3℃,脉象沉细,舌苔微白,二便正常。

现症:胸部疹未净,抽搐仍未止,但比昨日较缓和,左腿能伸。

处方:(1)、(2)同昨,煮服法同前。

[9 月 27 日]

中医检查:体温 37.3℃,脉象沉细,一息五至,舌苔白如腐渣块,二便利。

现症:胸疹未退净,仍有抽搐。

处方:

(1) 羚羊角三分,广犀角五钱,生石膏四两,生地五钱,元参一两,银花二两,钩藤一两,丹皮二钱半,全虫二钱半,蜈蚣三条,大青叶一钱半,寸冬五钱,粉草三钱,以水一千五百毫升,先煮石膏二十分钟,纳诸药煮至二百毫升,再入羚羊角、犀角汁,分七次,一小时一次。

(2) 安宫牛黄散四分,分三次服。

[9 月 28 日]

中医检查:体温 37.3℃,脉象沉细,一息五至,舌苔白厚,二便正常。

现症:抽搐较昨日缓和。

处方:

(1)、(2)均按 27 日原方,煮服法同前。

(3) 针穴:外关五分,后溪五分,足三里一寸,阳陵泉一寸半,足临泣三分,申脉二分(均慢刺泻法)。

西医检查:体温不高,昏迷不语,食欲尚可,颜面肌肉抽搐,瞳孔等大,舌有黄色厚苔,现有抵抗,心肺正常,腹正常,上臂曲不能伸,下肢强直,动转时感疼痛,臀部褥疮将愈。

[9 月 30 日]

中医检查:体温 37.5℃,脉象现强,一息五至,舌苔白,二便正常。

现症:胸部疹仍现,抽搐仍有。

处方:(1)、(2)均按 27 日原方,煮服法同前。

[10 月 1 日]

中医检查:体温 37.7℃。脉象沉弦而数,一息五至,舌苔白腐厚,二便正常。

现症:两手腕不能伸,仍抽搐,不能言,两腿不能动。胸部疹子未净。

处方:

(1)羚羊角四分,犀角五钱,生石膏四两,生地五钱,元参六钱,丹参六钱,钩藤六钱,丹皮三钱,全蝎二钱,大蜈蚣三条,地龙四钱,寸冬四钱,生山药五钱,大青叶一钱,粉草一钱,鲜荷梗一两,以水一千五百毫升,先煮石膏二十分钟,纳诸药煮至三百毫升,再纳入羚羊角,犀角汁,分七次服,一小时一次。

(2)安宫牛黄散四分,分二次服。

[10月2日]

中医检查:体温37.5℃,脉象沉弦,一息五至,舌苔微白,二便正常。

现症:口角抽搐,连及两腮,较昨稍好转,两腿躁动不安,左腿为甚。疹现尚未退净,其他症状如前。

处方:

(1)羚羊角四分,广犀角五钱,当归身八钱,杭芍五钱,生地五钱,野台参五钱,丹皮三钱,元参三钱,银花五钱,生石膏研二两,粉草二钱,地龙二钱,鲜荷梗一两,丹参五钱,以水一千毫升,先煮石膏十五分钟,纳诸药煮至三百毫升去渣,再纳入羚羊角、广犀角汁,分二次服,一小时一次。

(2)针刺:针穴同9月29日,加人中二分、承浆二分。

西医检查:体温不高,口张,颈强直,颜面肌肉抽搐,时出汗,两上肢强曲,下肢移动时疼痛,膝腱反射存在,其他氏征(+)

[10月4日]

中医检查:体温37.5℃,脉象沉细数,舌苔黄厚,二便正常。现症:瘟疹已退净,仍不能言,烦躁不安,腿不能伸曲,两手臂不能动转。

处方:10月3日原方,煮服法同前。

西医检查:病情如前,意识有时清楚,不语张口,眼常闭合,舌有厚苔,颜面肌肉抽搐,颈僵直,心肺无异常,上肢稍能屈曲,掌指关节红肿,饮食不少,动作很慢。

评注:

此为郭可明老先生接手治疗的一例病案。患者为病情变化复杂,病势反复,较为凶险的典型病案。患者得病四天后前来住院治疗。入院以高热头痛、腹胀呕吐、四肢厥冷,脉象数而沉弦,舌苔白腻为主要症状。在治疗过程中逐渐发展为神志不清,陷入昏迷,大便不通,体温不稳,到后期遍身斑疹,伴有褥疮、肢体拘挛,言语不利等症。从卫气营血辨证看当属温热疫毒炽盛,湿热内蕴,由气分而起,转营入血,耗血伤阴,以致斑疹密布,引动肝风;患者出现上半身汗出,下半身恶寒,头汗独多,苔如腐渣,是湿热熏蒸,湿热内盛的表现;出现高热但四肢厥逆,是热盛厥深的表现;体温不高,但神志昏迷,也是热邪伏逆于内,正气不得外达的真热假寒证。治疗以"清热、解毒、养阴"为大法,以清瘟败毒饮、犀角地黄汤等汤剂为主方,在疾病的不同阶段重用生石膏、犀角、生地、丹皮、银花、连翘、花粉等是正确的。

此病例病程较长,期间几多反复,亦有加重,说明仍有经验教训可以总结,第一,寒热真假的鉴别。在发病初期,湿热内盛甚重之时,首方至四诊运用的是清热解毒大法,到了第五诊,患者体温下降后用了桂枝、附子、炙草,这点是值得商榷的。彼时要分辨这是真寒证,需要升提阳气、温通经络?还是真热假寒证,仍然坚持清利湿热、清热解毒?这是非常关键的,因为这是两个相反的治疗方向。郭可明老先生是主张温病治疗"一清再清,一下再下"的,而反对在炉中火苗尚未熄灭时再添油加柴的。结合当时病情、病人服药后的症状以及后续病程的发展来看,这还应该是真热假寒证,坚持清热解毒的治法才是正确的选择。此时用桂附炙草等大热升提之品是不妥当的。又加以用蜜导法等泻下药过早,以致引毒入肠,热毒郁闭更深,而使病情内陷,最后导致入血发斑,这是有连带关系的。《疫疹一得》:"疹者火之苗,火者疹之根",斑疹成片说明病因还是热邪深陷,疫毒炽盛。需要说明的是,如果出现亡阳脱证,那用参附升阳举陷,护住元气是必须的。关键是辨清是真假寒热。

第二,生石膏的用法用量。生石膏作为白虎汤和清瘟败毒饮的主药,用法用量是非常重要的。此病例如早期就能重用石膏,病程将大大缩短。这样说是有充分依据的。该患者病程记录只到 1954 年 10 月 4 日。10 月 4 日之前,方药以透发斑疹为主,生石膏与羚羊、犀角等配伍,自用后,体温已不高,主要两臂及手腕抽搐,不能伸开,两腿不断伸曲不安,面肌抽搐,下颏运动不灵活,饮食受影响,不能言语等后遗症。10 月 4 日后石膏用量逐步减少,到 10 月 16 日停用石膏,只用祛风活络等药,直到 11 月 26 日症未加重亦未见减轻,以后又逐步加用石膏用量,由一两、二两、而渐至三两、四两,到 12 月底起每天将石膏增加到五两,连服 17 天,结果始将各种症状治愈。此案治疗过程跌宕起伏,走过不少弯路,从中总结的经验教训也是值得吸取和借鉴的。

(郭媛)

流行性乙型脑炎后遗症型病案评注 ◎

　　流行性乙型脑炎后遗症期,系脑炎之大病瘥后所遗之未愈症状,因其年龄之大小体格之强弱,或由于治疗之失宜,与得病之重轻,而有差异,因而所遗之症状每有不同。临床常见表现有:①发狂谵妄,不避亲疏,不住乱叫,如病案中之刘某某。②眼珠如闪电式之震颤,肌肉瘛疭(目瞤肉惕),昏睡谵妄,如病案中之王某某。③口眼㖞斜,抽搐不止,舌强不能言,滞颐喉痹不能饮食,如病案之李某某。④脚手寻摸不安,言语微细,呢喃不清,神志不清,如病案之某某。需要指出的是,后遗症期的治疗原则也可借鉴到乙脑恢复期的治疗中。

1. 王某某,男,38 岁

1954 年 8 月 21 日发病,8 月 22 日入院。

　　西医病历摘要:患者于 8 月 21 日发病,初觉头痛,头晕,全身不适,嗜睡,继则昏迷,大便秘结,尿色深黄,经人民医院介绍前来本院。

　　西医检查摘录:体温 40.2℃,发育营养中等,意识昏迷,烦躁不安,不能言语,腹壁反射消失,提睾反射消失,膝腱反射消失,克尼格征、巴宾斯基征(−),瞳孔较小,对光反应存在,眼球震颤,心肺无异常,颈强直。白细胞 9600;脊髓液:细胞 280,中性粒细胞比值 35%,淋巴细胞比值 65%,糖:1(−),2~5(+)。

　　西医处理:入院后以常规护理,青霉素肌肉注射,每日二次注射血浆,每次 30 毫升,5% 葡萄糖盐水 1000 毫升皮下注射,苯巴比妥钠 100 毫克肌肉注射。

　　患者入院后,持续昏迷,烦躁不安,眼球震颤,每日补充液体并给镇静剂(水合氯醛灌肠)等,虽体温下降,但症状未见好转,与 8 月 27 日起,请中医治疗。

[8 月 27 日]

中医检查:主诉:头疼发热,恶心,昏迷不醒。

检查:36.6℃。

现症:头痛烦躁不安,痉挛目不识人,不能言语,呕逆多汗,眼球颤动。

处方:广犀角五钱,羚羊角六分,南银花一两,川黄连二钱,连翘五钱,钩藤五钱,大蜈蚣五条,地龙三钱,天竺黄五钱杵,茵陈四钱,全虫三钱,粉草二钱,以水一千五百毫升,先煮犀羚十五分钟,再加诸药煮至五百毫升,分四次服,一小时服一次。

西医检查:晕迷不省人事,呼吸稍迫促,眼球充血,不能饮食,用鼻饲法。

[8月28日]

中医检查:体温36℃,脉象左沉数,右脉大,大便正常。

现症:两眼颤动呃逆不休,胳膊颤抖。

处方:旋覆花六钱,清半夏五钱,代赭石研细八钱,野台参六钱,炙草六钱,青竹茹二钱,全虫二钱,大蜈蚣五条,生姜五钱,以水八百毫升,煮至四百毫升,分四次服,一小时服一次。

西医检查:昏迷眼球震颤,有时不安,心肺无显著变化。

[8月29日]

中医检查:体温37.1℃,脉象沉缓,一息六至。

现症:同上,眼充血较减。

处方:旋覆花六钱,清半夏五钱,代赭石一两研细,青竹茹三钱,全虫三钱,大蜈蚣四条,地龙五钱,野台参五钱,炙草三钱。

煮服法:以水八百毫升,煮至四百毫升,分四次服,一小时服一次。

西医检查:昏迷烦躁不安,眼球震颤厉害,呃逆不止,心肺无变化,有时发生痉挛。

[8月30日]

中医检查:体温39℃,一息六至。

现症:症状同上。

处方:旋覆花六钱,生赭石五钱研细,青竹茹五钱,全虫三钱,大蜈蚣四条,地龙五钱,野台参五钱,炙草三钱,茵陈五钱,生牡蛎粉一两,以水八百毫升,煮至四百毫升,分四次服,一小时服一次。

西医检查:病情如昨,昏迷烦躁,眼球震颤,手足颤动,呃逆,心肺正常,肝脾不肿,大便稀黄色,而次数较多。

[8月31日]

中医检查:体温36.5℃,脉象一息五至。

现症:诸症较好,仍呃逆未止。

处方:旋覆花五钱,清半夏五钱,野台参四钱,青竹茹四钱,生牡蛎粉一两,大蜈蚣四条,全虫二钱半,地龙四钱,炙草三钱,以水五百毫升,煮至二百五十毫升,分两次服,一小时一次。

[9月1日]

中医检查:体温37.5℃,脉象一息五至。

现症:眼仍颤动,较轻,咽食仍困难。

处方:

(1)广犀角三钱,银花五钱,旋覆花四钱,生牡蛎粉一两,全虫二钱,大蜈蚣四条,地龙二钱,炙草三钱,以水六百毫升,先煮犀角十五分钟,再加诸药煮至二百五十毫升,分三次服,一小时服一次。

(2)安宫牛黄散五分,分二次服,三小时一次。

抽搐大减,眼仍颤动,仍本原方加生石决明、龙胆草、川连、莲子心。

[9月9日](2日至8日处方同1日)

中医检查:体温36.8℃,脉象沉弦,一息六至,大便泄,小便利。

现症:眼球仍颤动,意识不清。

处方:仍用原方加生石决明五钱,龙胆草三钱,煮服法同上。

化验检查:白细胞17300,中性粒细胞比值90%,淋巴细胞比值10%。

[9月10日]

中医检查:体温36.9℃,脉象弦数,一息六至。

现症:眼仍颤动。

处方:

(1)生石决明一两、广犀角四钱、银花一两、莲子心三钱、百合五钱、粉甘草三钱、全虫二钱半、川黄连二钱半、滑石粉一两、莲子心三钱、生杭芍五钱、龙胆草三钱、大蜈蚣三条,煮服法同上。

(2)安宫牛黄散四分,二次服用。

西医检查:病情如前,昏迷不语,不时自己起来,不盖被子,眼球颤动,心肺正常,肝脾不肿,大便次数较多而稀,色黄无黏液。

[9月11日]

中医检查:体温36.5℃,脉象沉微弦,一息六至,大小便正常。

现症:眼震颤减轻,烦躁不安,神志不清。

处方:

(1)羚羊角四分、广犀角五钱、生石决明一两、钩藤三钱、大蜈蚣三条、全虫二钱、莲子心四钱、天竺黄四钱研、南银花一两、粉甘草二钱,煮服法同上。

(2)安宫牛黄散四分。

西医检查:眼球震颤稍好转,上午已会说话,昨夜体温升高到39.1℃,现在体温恢复。

[9月12日]

中医检查:体温36.5℃,脉缓和,一息五至,大小便正常。

现症:眼球颤动愈,意识有时略清,半语,视觉听觉少有,鼻饲。

处方:

(1)羚羊角四分、广犀角五钱、生石决明粉一两、钩藤四钱、大蜈蚣三条、全虫二钱、莲子心三钱、天竺黄研四钱、银花一两、粉草二钱,煮服法同上。

(2)安宫牛黄散四分,服法同上。

(3)针穴:风府三分,太阳三分,大椎三分,至阳二分,通里五分,天突三分(慢刺泻法)。

西医检查:如前,用鼻饲法。

[9月13日]

中医检查:体温37℃,脉沉,一息五至,大小便正常。

现症:仍是反复不安,微有听觉视觉。

处方:

(1)羚羊角四分,广犀角五钱,生石决明粉一两,莲子心四钱,钩藤三钱,全虫二钱半,地龙四钱,忍冬藤五钱,茵陈二钱,粉草三钱,石菖蒲一钱,以水七百毫升煮至二百五十毫升,分两次冲羚羊角服。

(2)安宫牛黄散四分。

(3)针治:风府三分,风池一寸,大椎三分,印堂三分,太阳三分,眉心三分,人中三分,承浆二分,涌泉二分,照海三分(慢刺泻法)。

[9月14日]

中医检查:体温36.5℃,脉同上。

现症:同上状况。

处方:

(1)羚羊角粉四分,广犀角五钱,生石决明粉一两,莲子心四钱,忍冬藤五钱,全虫三钱,茵陈三钱,粉草二钱,地龙四钱,煮服法同上。

(2)安宫牛黄散四分。

(3)针治:风府三分,风池五分,上星三分,天突寸半,合谷三分,陶道三分(慢刺泻法)。

西医检查:意识不清,言语困难,颈强直,两侧眼球震颤,仍用鼻饲法,不时自动爬起。

[9月15日]

中医检查:体温36.6℃,脉象沉弦五至,大便三次。

现症:神志稍清,稍有听觉。

处方:

（1）羚羊角四分、广犀角五钱、生石决明粉一两、忍冬藤五钱、鲜荷梗一两、茵陈二钱半、粉草二钱半。

（2）苏合香丸一个，分二次服，一小时一次。

（3）针治：上星三分，风府三分，风池三分，灵台三分，至阳三分，膈俞三分，尾骶三分（慢刺泻法）。

西医检查：仍需专人护理，烦躁不安，大便数次，白细胞7000。

［9月16日］

中医检查：体温36.5℃，一息五至，舌苔无，二便正常。

现症：神志稍清，眼球震颤略显。

处方：

（1）羚羊角四分、广犀角五钱、生石决明粉一两、忍冬藤八钱、鲜荷梗一两、莲子心五钱、石菖蒲二钱半、生赭石粉一两、粉草二钱，煮法同上。

（2）苏和香丸一个，服法同上。

［9月17日］

中医检查：体温36.5℃，脉象和缓，一息五至。

现症：神志稍清。

处方：

（1）羚羊角四分、广犀角五钱、生石决明粉一两、忍冬藤八钱、鲜荷梗一两、莲子心四钱、石菖蒲一钱、生石膏一两研、生山药一两、粉草二钱，煮法同上。

（2）苏和香丸一个，安宫牛黄散四分，共研分四次服，三小时一次，白水送下。

［9月18日］

中医检查：体温36℃，脉象一息五至。

现症：眼球颤动，神志清楚，能说话。

处方：

（1）同上用原方，加生山药一两，煮服法同上。

（2）苏和香丸一个，安宫牛黄散四分，服法同上。

西医检查：病情较前稍好，意识有时清醒，精神仍是有些不安，不能咽，眼球震颤比昨好转。

［9月19日］

中医检查：体温36.5℃，脉象缓和五至。

现症：神志已较清楚。

处方：同17日原方。煮服法：同上。

［9月20日］

中医检查:体温36.5℃,脉象和平,舌无苔。

现症:神志清楚,能说话。

处方:

（1）羚羊角四分,广犀角五钱,生石膏一两,忍冬藤一两,莲子心四钱,石菖蒲一钱五分,生山药五钱,粉草二钱,煮服法同上。

（2）安宫牛黄散四分,分三次服,三小时一次。

（3）针治:风府二分,风池五分,百会三分,大椎三分,陶道三分,上星三分（均慢捻刺泻法）。

［9月21日］

中医检查:体温37℃,脉一息七至。

现症:神志较好。

处方:

（1）同上原方。

（2）针治:风府三分,风池五分,百会三分,大椎三分,陶道三分,身柱三分（均慢捻刺泻法）。

西医检查:病情较前好转,意识有时清醒,能吃干食,不能饮水,眼球震颤减轻,其他如前。

［9月23日］

中医检查:体温36℃,脉一息五至,舌无苔,二便正常。

现症:诸症状好转。

处方:

（1）羚羊角四分、广犀角五钱、生石膏一两研、忍冬藤一两、莲子心四钱、石菖蒲二钱、生赭石粉八钱、生山药四钱,煮服法同上。

（2）针治:风府三分,大椎三分,陶道三分（均慢捻刺汤法）。

［9月24日］

中医检查:体温36℃,脉象沉滑,一息五至,舌无苔,二便正常。

现症:精神较好,神志清醒。

处方:

（1）羚羊角四分磨汁、广犀角五钱磨汁、生石膏细研一两、生山药四钱、银花一两、生赭石细研七钱、石菖蒲一钱、莲子心四钱、粉甘草三钱、天花粉三钱、煮服法同前。

（2）安宫牛黄散四分,分二次服,服法同前。

西医检查:意识清楚,能说简单话,能吃干粮,不能吃流食,全身生散在褥疮,眼球震颤不甚明显,颈部有抵抗,心肺无异常,时有烦躁不安,白细胞6400。

(3)针治:风府三分,大椎三分,陶道三分,身柱三分,上星三分,神庭三分。

[9月26日](25日同24日治疗处方)

中医检查:体温37.1℃,脉象缓和,一息五至,舌无苔,二便正常。

现症:精神略清,仍有时谵语。

处方:

(1)用24日原方加生赭石研三钱、石菖蒲五分、花粉一钱,煮法同前。

(2)安宫牛黄散四分,服法同前。

[9月27日]

中医检查:体温38℃,脉象弦数,一息六至,舌无苔,小便正常。

现症:较热,神志有时清楚,有时谵语。

处方:

(1)羚羊角三分磨汁,广犀角五钱磨汁,生石膏研一两,南银花一两,生赭石一两,石菖蒲一钱,青黛三钱冲服,粉甘草二钱,莲子心四钱,以水七百毫升,先煮生石膏十五分钟,纳诸药更煮至二百五十毫升去渣,纳入羚羊角汁、广犀角汁、青黛,分五次用,一小时服一次。

(2)安宫牛黄散二分,一次服,服法同前。

方解:体温略行上升,乃内陷之毒外透,现象良好。虽以后神志有时略有不清,稍觉头痛,而饮食大增,逐渐趋向好转,此后继进清解余毒,佐以补虚证之品为治。

(3)针治:风池三分,大椎三分,陶道三分,身柱三分,上星三分,神庭三分(均慢刺泻法)。

[9月28日]

中医检查:体温37℃,脉象弦数,一息六至,舌无苔,二日无大便。

现症:神志有时不清,食欲尚好。

处方:

(1)羚羊角三分磨汁,广犀角五钱磨汁,生石膏二两五钱研,南银花一两,石菖蒲一钱,莲子心四钱,大元参四钱,紫丹参四钱,龙胆草二钱,粉甘草二钱,以水八百毫升,先煮生石膏二十分钟,纳诸药更煮至二百五十毫升去渣,纳入羚羊角汁、犀角汁,分三次服,一小时服一次。

(2)安宫牛黄散四分,二次服,服法同前。

［9月29日］

中医检查:体温37.5℃,脉象滑数,一息五至多。

现症:仍有时神志不清,谵语。

处方:

(1)广犀角五钱磨研,野台参六钱,紫丹参五钱,生石膏一两五钱研,大元参四钱,莲子心四钱,石菖蒲一钱,大寸冬四钱,炙草二钱,以水八百毫升,先煮生石膏十五分钟,纳诸药更煮至二百毫升去渣,纳入羚羊角汁,分二次用,一小时一次。

(2)安宫牛黄散二分,一次用,白水送下。

(3)针治:针同上次。

西医检查:病情较前好些,能起自己吃饭,手有震颤,眼球震颤,意识不清,烦躁不安,自述头痛,项无强直,腹壁反射存在,提睾反射(+),克尼格征(−),心肺正常,肝脾未触及,大小便正常。

［10月1日］

中医检查:体温37℃,脉象滑,一息五至,舌无苔,大便黑绿色。

现症:两太阳头痛,后头部痛,眼球略显颤震颤,神志较清,饮食增加。

处方:

(1)广犀角三钱磨汁,南银花一两,茵陈五钱,鲜荷梗一两,大元参四钱,大寸冬三钱,莲子心四钱,丹参四钱,粉草二钱,煮服法同前。

(2)安宫牛黄散二分,一次服,白水送下。

方解:以犀角、羚羊为主药,9月28日生石膏增至二两五钱,以重清肺胃之热,去赭石之降下,加莲心、龙胆草之清心泻肝热,以明目。元参清热而滋阴,丹参养血,益气而安神,如斯则眼球之震颤大致愈矣。

［10月2日］

中医检查:体温36.5℃,脉象平,一息四至,舌无苔,二便正常。

现症:同昨。

处方:

(1)汤剂:同一日原方加生蔓荆子三钱,煮服法同昨。

(2)安宫牛黄散二分,一次服,白水送下。

(3)针穴:风府三分,风池五分,神庭三分,上星三分(均慢刺泻法)。

针解:首刺风府、大椎、百会,功能清脑退热止痛,太阳、风池、眉心、印堂,散头热、清脑止痛,天突降痰通里开窍。至阴引热下行,加刺照海、涌泉、太冲能清上腾之邪热,加刺前顶、上星、神庭,以清脑热而止痛,大杼止骨节痛,膈俞调血脉,通流全身,而退热,后加刺尾骶穴。通达督脉,引热下行,清脑共针十六次。

［10月4日］（3日同2日处方）

中医检查:体温36.7℃,脉象平,一息四至,舌无苔,二便正常。

［10月5日］

中医检查:体温37.2℃,脉象缓和,一息五至,舌无苔。

现症:同昨。

处方:

（1）广犀角四钱磨汁,茵陈四钱,南银花一两,鲜荷梗一两,大元参四钱,莲子心四钱,紫丹参四钱,石菖蒲一钱五分,粉甘草二钱,生蔓荆子三钱,以水八百毫升煮至二百毫升,去渣,纳入犀角汁,匀分三次服,一小时一次。

（2）安宫牛黄散三分,三小时服一次,分二次服,白水送下。

［10月6日］

中医检查:体温36.9℃,脉象平和,一息四至,舌无苔,二便正常。

现症:头痛已愈,仍神志有时不清。

处方:

（1）广犀角四钱磨汁,茵陈五钱,南银花五钱,莲子心四钱,石菖蒲一钱五分,鲜荷梗一两,生地四钱,大元参三钱,粉草二钱,以水七百毫升煮至二百毫升,分二次服用,犀角汁二次冲用,一小时一次。

（2）安宫牛黄散三分,服法同前。

（3）针穴:风府三分,大椎三分,陶道三分,太阳三分,上星三分,风池五分（均直刺慢捻泻法）。

［10月9日］（7、8日同6日处方）

中医检查:体温37.2℃,脉象滑数,舌无苔,二便正常。

现症:头昏不清而微痛,但精神很好。

处方:

（1）广犀角四钱磨汁,茵陈五钱,南银花一两,鲜荷梗五钱,莲子心五钱,生杭白芍五钱,大寸冬四钱,粉草三钱,石菖蒲一钱,以水七百毫升煮至二百毫升,去渣纳入犀角汁,二次分服,一小时服一次。

（2）安宫牛黄散二分,一次服,白水送下。

［10月11日］（10日与9日同）

中医检查:体温35.9℃,脉象平,一息四至,舌无苔,二便正常。

现症:头痛,神志有时不清,食欲尚佳。

处方：

（1）服九日原方，加石菖蒲一钱，煮服法同前。

（2）安宫牛黄散二分，一次服，白水送下。

［10月14日］（12日、13日亦服9日原方）

中医检查：体温37℃，脉象沉数，一息五至，舌中微有白点，二便正常。

现症：头部仍显昏晕不清。

处方：

（1）生石膏一两五钱，花粉四钱，茵陈四钱，元参四钱，生地五钱，青竹茹四钱，莲子心五钱，银花一两，粉草二钱，以水七百毫升，煮至一百五十毫升，分二次服，一小时一次。

（2）安宫牛黄散三分，服法同前。

［10月15日］

中医检查：体温37℃，脉象缓和，一息五至，舌无苔，二便正常。

现症：仍现头晕头痛。

处方：

（1）杭白芍五钱，丹参五钱，茵陈三钱，元参三钱，柴胡一钱，黑栀子一钱半，银花五钱，生荆子二钱，青竹茹三钱，粉草二钱，以水七百毫升煮至一百五十毫升，分二次服，一小时一次。

（2）安宫牛黄散三分，服法同前。

［10月16日］

中医检查：体温37.1℃，脉象滑而数，一息五至，舌无苔，二便正常。

现症：头晕仍现。

处方：

（1）杭白芍五钱，丹参四钱，大元参四钱，生百合一两，茵陈三钱，知母三钱，银花五钱，柴胡一钱，焦栀子一钱，青竹茹三钱，粉草一钱五分，煮服法同前。

（2）安宫牛黄散二分，服法同前。

［10月17日］

中医检查：体温36.7℃，脉象缓和，一息四至，舌无苔，二便正常。

现症：头晕不清较好些。

处方：生杭白芍五钱，丹参五钱，元参四钱，生百合一两，茵陈三钱，知母三钱，银花一两，焦栀子一钱，青竹茹三钱，粉草一钱五分，煮服法同前。

［10月18日］

中医检查：体温36.6℃，脉象缓平，一息四至，舌无苔，二便利。

现症:昨天大便三次,今日大便一次,略有头痛。

处方:按 17 日原方,煮服法同前。

[10 月 19 日]

中医检查:体温 36.9℃,脉象平,一息四至,舌无苔,二便利。

现症:昨天大便三次,今日大便一次,略有头晕。

处方:

(1)生杭芍五钱,大生地五钱,大寸冬一两,南银花五钱,青竹茹四钱,茵陈四钱,大元参三钱五分,生山药三钱,粉甘草二钱,以水七百毫升,煮至二百毫升,去渣,分三次服用,一小时一次。

(2)安宫牛黄散三分,分二次服,三小时一次,白水送下。

[10 月 20 日]

中医检查:体温 36.6℃,脉象缓和,一息四至,舌无苔,大小便利。

现症:头昏眩晕,有时神志不清。

处方:

(1)川军四钱后入,元明粉三钱冲服,生赭石七钱,川枳实一钱五分,以水三百五十毫升先煮枳实,煮至一百五十毫升,纳川军再煮至一百毫升,去渣顿服,将元明粉冲服。

(2)安宫牛黄散二分,一次服,白水送下。

[10 月 21 日]

中医检查:体温 36.5℃,脉象平,一息四至,舌无苔,二便利。

现症:头晕仍然不清,精神食欲皆正常,今日停药。

[10 月 22 日]

中医检查:体温 36.9℃,脉象平,一息四至,舌无苔,二便正常。

现症:头晕较昨已轻,自己感无力,精神食欲皆正常。

处方:

(1)南银花一两,生山药一两五钱,茵陈三钱,以水五百毫煮至二百毫升,分二次服,一小时一次。

(2)安宫牛黄散二分,一次服,白水送下。

[10 月 23 日]

中医检查:体温 36.8℃,脉象平,一息四至,舌无苔,二便正常。

现症:头晕较昨已轻,自己感无力,精神食欲皆正常。

处方:

(1)南银花一两,生山药二两,茵陈二钱,煮服法同昨。

（2）安宫牛黄散二分,一次服,白水送下。

［10月24日］

中医检查:体温37℃,脉象平,一息四至,舌无苔,二便正常。

现症:精神食欲正常,头部依然略有眩晕。

处方:

（1）昨日原方,以水六百毫升煮至二百毫升,分三次服用,一小时一次。

（2）安宫牛黄散二分,一次服,白水送下。

［10月25日］

中医检查:体温36.7℃,脉象平,一息四至,舌无苔,二便正常。

现症:自觉头脑不清,神志清楚,眼看报纸很清。

处方:

（1）前方加莲子心五钱、石菖蒲一钱,茵陈减一钱,煮服法同昨。

（2）安宫牛黄散二分,服法同前。

［10月26日］

中医检查:体温36.5℃,脉象平,一息四至,舌无苔,二便正常。

现症:依然头晕不清,身倦无力,精神食欲良好。

处方:昨方,茵陈加成四钱,加鲜荷梗一两,煮服法同昨。

［10月28日］（27日同26日处方）

中医检查:体温37.2℃,脉象平,一息四至,舌无苔,二便正常。

现症:头眩晕较好,精神神志食欲良好。

处方:煮服法:同26日原方。

［10月29日］

中医检查:体温37.2℃,脉象平,一息四至,舌无苔,大小便利。

现症:神志清楚,食欲良好。

处方:南银花一两,生山药二两,莲子心五钱,鲜荷梗一两,茵陈三钱,以水八百毫升煮至二百毫升,分三次服,一小时一次。

西医检查:眼球时有震颤,说话能相互对答,但有时尚不大清,饮食不少。

［11月2日］（11月1日同10月29日处方）

中医检查:体温36.5℃,脉平一息四至,舌中赤,二便利。

现症:昨天大便一次,今日一次,精神食欲良好,自觉身体无力。

处方:南银花一两,生山药二两,莲子心三钱,鲜荷梗一两,茵陈四钱,以水八百毫升,煮至二百六十毫升,分三次服,一小时一次。

［11月3日］

中医检查:体温36.5℃,脉象缓和,一息四至,舌无苔,二便正常。

现症:精神食欲良好,自觉身体无力。

处方:南银花一两,生山药一两,莲子心五钱,鲜荷梗一两,茵陈五钱,粉甘草四钱,煮服法同前。

［11月4日］

中医检查:体温36.9℃,脉象数而有力,一息五至,舌苔微白,小便利。

现症:昨天大便三次,今日一次,头微痛,口微干,精神食欲均佳,因昨晚受凉,故大便多而头痛。

处方:南银花一两,茵陈四钱,川黄连三钱捣,粉葛根二钱,荷梗一两,粉草二钱,莲子心五钱,煮服法同前。

［11月5日］

中医检查:体温36.7℃,脉象滑,一息四至,舌苔微白,小便利。

现症:昨天大便二次,今晨一次,精神食欲均佳,自觉身体倦怠无力。

处方:南银花五钱,生杭芍四钱,川黄连一钱五分,莲子心三钱,粉草二钱,荷梗五钱,茵陈三钱,煮服法同前。

［11月7日］

中医检查:体温36.5℃,脉象滑数,一息五至,舌无苔,小便利。

现症:大便每天一次,精神食欲良好,但坐起来时感觉无力。

处方:南银花五钱,野台参五钱,生山药五钱,莲子心五钱,炙甘草二钱,生杭芍四钱,茯苓片三钱,以水七百毫升煮至二百毫升,分三次服,一小时一次。

［11月8日］

中医检查:体温36.9℃,脉象平,一息四至,舌无苔,小便利。

现症:昨日大便一次,精神食欲均好,自觉身体依然无力。

处方:南银花五钱,莲子心五钱,杜仲五钱微炒,野台参五钱,生山药五钱,生杭芍五钱,炙粉草五钱,大寸冬四钱,茯苓片三钱,以水一千毫升,煮至二百五十毫升,分三次服,一小时一次。

［11月11日］

中医检查:体温36.8℃,脉象滑数,一息五至,舌无苔,二便正常。

现症:精神食欲良好,身体仍感无力。

处方:南银花五钱,莲子心四钱,生赭石五钱,杜仲五钱,大寸冬四钱,生杭芍四钱,野台参三钱,炙粉草三钱,茵陈四钱,煮服法同上。西医检查:自诉有头疼,意识尚清楚,眼球未见震颤,坐时觉头晕。

［11月17日］（12日至16日同11日处方）

中医检查：体温36.5℃，脉象缓和，一息五至，舌无苔，二便正常。

现症：昨天大便一次，正常，精神食欲良好。

处方：南银花五钱，莲子心四钱，生赭石五钱，茵陈四钱，川杜仲五钱微炒，野台参五钱，生山药五钱，炙甘草二钱，以水八百毫升，煮至二百毫升，分三次服，一小时一次。

［11月23日］（18日至22日同17日处方）

中医检查：体温36℃，脉象缓和，一息五至，舌无苔，小便利。

现症：昨天大便一次，今日一次，下坠少腹疼痛而里急。

处方：

（1）杭白芍七钱生，生赭石五钱，茵陈四钱，南银花五钱，粉甘草二钱五分，生麦芽四钱，以水七百毫升，煮至一百五十毫升，分三次服用，一小时一次。

（2）局方至宝丹四分，分二次服，三小时一次，白水送下。

［11月24日］

中医检查：体温36.7℃，脉象缓和，一息五至，舌无苔，小便利。

现症：昨天大便一次，今天大便一次，色黄不黏，腹疼里急已愈，而精神依然不振。

处方：南银花五钱，生赭石一两，青竹茹五钱，清半夏二钱五分，生麦芽二钱，生鸡内金三钱，茵陈三钱，以水八百毫升，煮至一百五十毫升，分二次服用，一小时一次。

［11月25日］

中医检查：体温36.8℃，脉象缓和，一息五至，舌无苔，小便利。

现症：昨天大便一次，今天大便一次，色黄不黏，自昨天受凉，觉头痛，但精神食欲均良好。

［11月28日］（26日27日同25日处方）

中医检查：体温36.9℃，脉象缓和，一息五至，舌无苔，小便利。

现症：昨天大便一次，今天大便一次，色黄不黏，但头昏不满，而食欲睡眠都很好，但自觉肢体无力。

处方：茵陈四钱，生麦芽三钱，生鸡内金三钱，南银花五钱，生赭石一两，粉甘草三钱，以水八百毫升煮至一百五十毫升，二次服，一小时一次。

［12月1日］

中医检查：体温36.6℃，脉象缓和，一息五至，舌无苔，小便利。

现症：今天大便一次，不黑不黏，而呈黄色，但精神，食欲均良好。

处方:今日停止,等待出院。

评注:

流行性乙型脑炎属疫证范畴,与暑瘟、暑厥相似。好发于夏秋季节。其辨证与暑瘟有相似之处,然与暑瘟又有不同,其病因是疫热毒邪弥漫三焦,搏击表里,充斥三焦,迅速出现高热、意识昏迷、肢体抽搐。因病人体质不同,岁运多寡,发病季节各异,临床表现又有所不同。有以热毒犯胃,毒火上冲,而频频发呕,又有热毒充斥于内,下迫大肠,利下恶垢,或热结旁流,又有阳明邪热上扰神明,出现发狂骂詈,不避亲疏,甚则登高而歌,弃衣而走,逾垣上屋,力倍常时,或语生平未有之事,未见之人,如有邪附者。或热毒淫热于肝经,出现循衣摸床,撮空理线,或者抽惕若惊,如此等等,不胜枚举。治疗宜清热解毒养阴,贯穿于本病治疗始终。其间或加醒脑开窍,或息风止痉,或加降逆止呕,或加以通腑泄浊,或芳化淡渗,以利湿浊。方药以白虎汤,清瘟败毒饮,安宫牛黄丸为主。重用石膏,以加强清阳明热毒,直入胃经,使其敷布于十二经,退其淫热,则甚者先平,而诸经之火无不安矣。若本病湿重于热,当以湿温、暑湿论治。因暑湿郁闭,湿胜热,阳郁不宣,三焦失利,法用辛开苦降,芳化淡渗,盖湿邪非辛不通,非苦不降,非芳不化,非淡渗不利。本病例初起高热昏迷、头疼烦躁不安,恶心、眼球震动,乃疫毒搏击气营,弥漫三焦,肝风内动,热毒上冲于胃所致,给予清营凉血、息风止痉及降逆止呕治疗。虽取得一定疗效,但仍是热毒较重,燔灼肝经,后加用石膏,以加强清阳明热毒,病情明显缓解,足见治疗乙脑适用石膏的重要性。

2. 李某某,男,7岁

1954年7月27日发病,1954年7月30日入院。

西医病历摘要:患者于1954年7月27日,入院前四天起发热,嗜睡,次日昏迷不醒,不能言语,抽风,无恶心及呕吐,至今未见减轻,经人民医院检查,介绍来我院。

西医检查摘录:体温39.8℃,发育营养中等,意识昏迷,眼球结膜轻度充血,斜视,瞳孔反射迟钝,耳鼻无异常,舌披黄褐色苔,头无强直,心脏二尖瓣第二心音不纯,肺呼气延长,腹凹陷,肝脾不大,腹壁反射消失,克尼格征(-),巴宾斯基征及布辛斯基氏征(+)。化验检查:白细胞14100;脊髓液:细胞数40,蛋白(+),糖:1(-),2~5(+)。

诊断:流行性乙型脑炎。

西医处理:入院后以血浆肌肉注射每日两次,每次20毫升,10%水合氯醛灌肠,每8小时注射青霉素10万单位,5%葡萄糖盐水400毫升皮下注射,苯甲酸钠咖啡因每 6 小时皮下注射一支,内服复方阿司匹林片,及应用盐水或肥皂水灌肠营养及维生素等补充。继续昏迷九天后,逐渐清醒。但咽下不顺利,于 8 月 29 日起请中医治疗。

[8 月 29 日]

中医检查:主诉:脑炎后遗症。

检查:体温 37.7℃,脉象沉细数,一息六至,舌苔白厚,似豆腐碎渣,面色稍红。

现症:偏左半身不遂,食物咽下困难,不会说话。

处方:生薏米八钱,宣木瓜五钱,滑石粉三钱,海桐皮二钱,杏仁泥一钱,甘草梢二钱,川独活一钱,威灵仙二钱,晚蚕砂二钱,汉防己二钱,生姜片三片,大枣三枚,以水五百毫升,煮至二百毫升,去渣,分三次服,隔一小时服一次。

[8 月 20 日]

中医检查:体温 37.7℃,脉象沉细数,一息六至,面黄瘦,大便正常。

现症:似半身不遂,食物下咽不利。腿颤动,口唇仍是颤动,舌短硬,小便黄,大便黄,角弓反张。

处方:粉葛根三钱,生薏米八钱,宣木瓜两钱,天竺黄二钱,海桐皮三钱,滑石粉二钱,威灵仙二钱,晚蚕砂二钱,汉防己二钱,川独活一钱,甘草梢二钱,广苓片二钱,生姜三片,大红枣三枚,以水六百毫升,煮至二百毫升分两次服,隔二小时服一次。

[8 月 31 日]

中医检查:体温 37.7℃,脉象弦数洪大,两便正常,舌苔黄燥,无津,有芒刺,食物咽下困难。

现症:左腹右臂不能伸展,舌短硬,不能言。

处方:

(1)生薏米八钱,宣木瓜六钱,天竺黄四钱研,海桐皮两钱,滑石粉三钱,威灵仙二钱,晚蚕砂二钱,汉防己二钱,川独活一钱,甘草梢二钱,广苓片三钱,地龙三钱,生姜三片,大枣三枚,以水六百毫升,煮至二百毫升,分二次服,一小时一次。

(2)针治:大椎、陶道、身柱各三分,曲池一寸,后溪五分,足三里一寸,足临泣三分,外关五分,申脉三分(均慢捻泻法)。

[9 月 1 日]

中医检查:体温 37.5℃,脉象弦数洪大,舌心黑苔,舌强不能语。

现症:症状同昨。

处方:按 30 日原方减去葛根加生薏米二钱,煮服法同昨。

西医检查:吞咽仍是困难,烦躁,精神欠佳,颈部强直,心肺正常,腹部正常,腹壁及提睾反射消失。

[9月2日]

中医检查:体温 37.6℃,脉象同一日。

现症:症状同昨,手腿均颤动.

处方:用 1 日原方加生薏米一两,煮服法同前。

[9月3日]

中医检查:体温 37.7℃,脉象弦数,今晨大便一次,全黑色,舌苔黑色退,有薄苔。

现症:仍抽搐、腹胀。

处方:

(1)姜半夏二钱,秦艽二钱,大腹皮二钱,生山药五钱,砂仁五分打,川牛膝钱五分,地龙二钱,生薏米八钱,木瓜二钱,海桐皮二钱,汉防己二钱,炙粉草四钱,生姜三片,大枣三枚,煮服法同前。

(2)针穴:阳陵泉一寸二分,绝骨五分,太冲五分,外关五分,足临泣三分,曲池一寸(慢捻泻法)。

西医检查:患者体温仍持续 37℃之间,不能翻身,吞咽仍困难,不能说话,颈部有抵抗,克尼格征(+)。

[9月4日]

中医检查:体温 37.6℃,脉象弦数,舌苔黄灰色,大便黑色。

现症:仍抽搐、腹胀。

处方:

(1)同 3 日原方,去半夏,加生山药一两、独活一钱、杭白芍三钱,煮服法同前。

(2)针穴:风府三分,外关五分,阳陵泉一寸,绝骨五分,委中五分(慢捻刺泻法)。

[9月6日](5日同4日原方)

中医检查:体温 37.8℃,脉象缓和,舌苔黄腻而厚,大便黑色,小便利。

现症:仍现抽搐,舌仍强直,不能说话,饮食略能下,口干咳嗽。

处方:

(1)生山药一两,川牛膝一钱五分,地龙二钱,生薏仁八钱,宣木瓜二钱,海桐皮二钱,滑石粉二钱,汉防己二钱,广寄生三钱,射干三钱,桔梗四钱,鲜荷叶一张,青蒿二钱,杏仁一钱炒打,杭白芍三钱,以水六百毫升,煮至二百毫升,分三次服,隔一小时一次。

(2)针穴:人中三分,承浆二分,风府三分,灵台三分,百会三分,合谷五分,委中五分,阳陵泉一寸半,足三里一寸二分(慢捻刺泻法)。

[9月7日]

中医检查:体温37.7℃,脉象弦数七至,舌心黄色,两便正常。

现症:饮食平常,咳嗽,不能言语,好哭,夜间睡眠安稳。

处方:

(1)广犀角三钱,钩藤三钱,天竺黄三钱研,银花五钱,大蜈蚣三条,全虫二钱,地龙二钱,莲子心三钱,粉草二钱,煮服法同前。

方解:以犀角、莲子心,解心热,银花解毒,钩藤、地龙、蜈蚣、全虫,止抽搐伸筋活络去湿热,天竺黄去心热、平肝、开窍化痰镇痉,粉草和中,石菖蒲开心窍。

(2)针穴:外关五分,后溪五分,申脉二分,百会三分(慢捻刺泻法)。

西医检查:一般症状尚好,饮食较前稍有进步,白细胞10400,中性粒细胞比值70%,淋巴细胞比值29%,单核细胞比值1%,血红素77%,红细胞380万。

[9月8日]

中医检查:体温37.7℃,脉象弦数,一息七至。

症状同昨。

处方:

(1)用七日原方加菖蒲一钱,煮服法同前。

(2)安宫牛黄散四分,服用法同前。

(3)针穴:外关五分,后溪五分,足临泣三分,申脉三分,风府三分,曲池一寸二分,人中三分,承浆三分(慢刺捻泻法)。

[9月9日]

中医检查:体温37.9℃,脉弦数一息六至,舌苔黑黄色,两便正常。

现症:仍不能言语,抽搐大减,饮食增加,一碗不饱。

处方:

(1)广犀角三钱,钩藤三钱,天竺黄三钱研,南银花五钱,大蜈蚣三条,全虫二钱,石菖蒲一钱,莲子心三钱,粉草二钱,生石膏一两二钱研,煮服法同前。

(2)安宫牛黄散六分,分二次服,三小时一次,白水送下。

(3)针穴:百会三分,外关五分,后溪五分,足临泣三分,申脉三分,大杼三分,风门三分(慢刺捻泻法)。

［9月10日］

中医检查:体温37.8℃,脉象沉数,舌苔灰色,二日无大便。

现症:仍不能言语。

处方:

(1)广犀角三钱,天竺黄三钱,银花一两,茵陈五钱,大蜈蚣三条,全虫二钱,石菖蒲三钱,莲子心三钱,粉丹皮三钱,忍冬藤四钱,粉草三钱,煮服法同前。

(2)安宫牛黄散四分,二次服,白水送下。

(3)针穴:外关五分,后溪五分,足临泣五分,申脉五分,风府三分,大椎三分,风门三分(慢刺捻泻法)。

［9月11日］

中医检查:体温37.9℃,脉弦数,一息六至,舌苔黄色,大便正常。

现症:左腿不能伸直,足都能活动,仍不能言语,能安睡,舌短。

处方:

(1)广犀角四钱,羚羊角三分,钩藤三钱,大蜈蚣三条,全虫二钱,菖蒲一钱,莲子心三钱,忍冬藤五钱,生石膏一两研,粉草二钱,天竺黄三钱,煮服法同前。

(2)安宫牛黄散四分,二次用,服法同前。

(3)针穴:针同上穴,加针天突一寸半(慢刺捻泻法)。

［9月12日］

中医检查:体温37.5℃,脉象数,一息六至,舌黄苔,大便正常。

现症:左腿痛,欲屈,不欲伸,食欲增进,仍不能言语。

处方:

(1)南银花五钱,广犀角三钱,钩藤三钱,全虫二钱,莲子心三钱,茵陈三钱,天竺黄三钱研,地龙三钱,粉草二钱。煮服法同前。安宫牛黄散四分,服法同前。

(2)针穴:外关五分,足临泣三分,后溪三分,申脉三分,风府三分,百会三分(慢刺捻泻法)。

［9月13日］

中医检查:体温37.7℃,脉象弦数,一息六至,舌苔中黄色,大便正常。

现症:左腿不能伸,左臂不能屈,不能言语。

处方:

(1)广犀角三钱,南银花五钱,钩藤三钱,全虫二钱,莲子心三钱,地龙三钱,生乳香一钱五分,明没药一钱五分,天竺黄三钱研,粉草二钱,煮服法同上。

（2）安宫牛黄散四分，服法同上。

（3）针穴：外关五分，足临泣三分，后溪三分，申脉三分，风府三分（均慢刺捻泻法）。

［9月14日］

中医检查：体温，脉象同昨。

现症：症状同昨。

处方：服法同昨。

西医检查：饮食较困难，精神烦躁，不能坐立，左侧瘫痪，白细胞8200。

［9月15日］

中医检查：体温37.8℃，脉象缓和，一息五至，两便正常。

现症：同昨。

处方：

（1）广犀角三钱，南银花五钱，生石膏一两研，丝瓜络三钱，威灵仙三钱，生乳香二钱五分，明没药二钱五分，地龙三钱，全虫二钱，粉草二钱，服法同前。

（2）安宫牛黄散四分，两次用，服法同前。

（3）针穴：外关五分，足临泣二分，后溪三分，申脉三分。

［9月16日］

中医检查：体温37.4℃，脉象缓和，一息五至，舌无苔光赤，两天无大便，小便利。

现症：诸症状较好，精神较好，食欲增加。

处方：

（1）广犀角三钱，忍冬藤一两，丝瓜络四钱，威灵仙四钱，生乳香二钱五分，明没药二钱五分，地龙四钱，全虫二钱，粉草二钱，生赭石五钱研，以水八百毫升，先煮广犀角十五分钟，纳诸味更煮至二百五十毫升，分两次服，一小时服一次。

方解：加生赭石以益血，润便，化痰清热。

（2）安宫牛黄散四分，分二次服，三小时一次，白水送下。

［9月17日］

中医检查：体温37.5℃，脉象微数，一息五至，舌无苔，三天无大便。

现症：诸症好转。

处方：

（1）广犀角三钱，生石膏一两研，忍冬藤五钱，地龙三钱，威灵仙四钱，生乳香二钱，明没药二钱，全虫一钱五分，川秦艽二钱。服法同前。

(2) 针穴:外关五分,后溪三分,风府三分,足临泣三分,风池一寸半。

西医检查:病情同前,左侧仍瘫痪,不能说话,吞咽困难。

[9月18日]

中医检查:体温37.7℃,脉缓和,一息五至。

现症:同上。

处方:

(1) 同昨日方,加生山药三钱,煮服法同。

(2) 针穴:外关五分,足临泣三分,后溪三分,申脉三分,风府三分(先泻后补)。

[9月19日]

中医检查:体温37.4℃,脉象缓和,一息五至,舌无苔,两便正常。

现症:诸症较好,饮食佳,原方照服。

西医检查:患儿左下肢可以向下伸,但伸不直,左上肢可自动活动,咽下较前好。

[9月20日]

中医检查:体温、脉象、症状同昨。

处方:

(1) 用17日原方加生山药四钱,煮服同前。

(2) 针穴:外关五分,足临泣三分,后溪五分,申脉三分,风府三分(平补平慢泻下)。

[9月22日]

西医检查:精神饮食尚佳,左上下肢运动仍有障碍,白细胞10000。

[9月23日]

中医检查:体温37.9℃,脉象缓和,一息五至,无舌苔,两便正常。

现症:诸症很好,肘臂已能伸舒,20日原方照服。

针穴:外关五分,足临泣三分,后溪三分,申脉三分,风府二分(均先补上穴慢泻下穴)。

[9月24日]

中医检查:体温37.8℃,脉象缓和,一息五至,舌无苔,两便正常。

现症:精神良好,食欲增进,左腿依然微硬,不能伸直。

处方:

(1) 广犀角三钱磨汁,生石膏一两面,南银花一两,全虫二钱,大蜈蚣三条,生乳香一钱五分,明没药一钱五分,川秦艽二钱五分,生山药二钱,青竹茹二钱,以水八百毫升,先煮生石膏十五分钟,纳诸药更煮至一百五十毫升,分三次服,每次兑入广犀角汁三分之一,一小时服一次。

（2）安宫牛黄散四分,服法同前。

（3）针穴:风府三分,大椎二分,陶道三分,外关五分,后溪三分,足临泣三分,申脉三分(均缓刺泻法)。

［9月26日］

中医检查:体温36.4℃,脉象缓和,一息四至,舌无苔,二便正常。

现症:手臂已愈,左腿亦能伸直。

处方:广犀角三钱磨汁,生石膏一两面,南银花一两,大蜈蚣三条,生乳香一钱五分,生明没药二钱五分,生山药两钱五分,青竹茹三钱,服法同前。

［9月28日］

中医检查:体温37.7℃,脉象缓和,一息五至,舌无苔,二便正常。

现症:左腿已能行动,左手臂肘均能伸缩自如,食欲增进,精神良好。

处方:广犀角二钱磨汁,生石膏一两面,南银花一两,全虫二钱,大蜈蚣三条,生乳香二钱五分,明没药一钱五分,川秦艽二钱五分,生山药二钱五分,服法同前。

西医检查:精神饮食均佳。能站立。

［9月29日］

中医检查:体温37.2℃,脉象缓和,一息五至,舌微有薄苔,二便正常,诸症已趋好转。

处方:广犀角三钱磨汁,生石膏一两面,南银花五钱,大蜈蚣三条,全虫五分,生乳香二钱,明没药二钱生,川秦艽二钱,生山药四钱,野台参三钱,炙甘草二钱。服法同前。

方解:29日加野台参以补元气,山药益脾祛湿。

［10月1日］

中医检查:体温37.6℃,脉象平和,一息四至,舌无苔,二便正常。诸症已愈。

处方:广犀角二钱五分磨汁,野台参三钱,生山药三钱,南银花五钱,生乳香一钱五分,明没药一钱五分,川秦艽三钱,炙甘草一钱。

方解:犀角、银花清心热解毒,乳香、没药、川秦艽活血益血,去瘀伸筋活络,野台参、生山药助气健脾利湿。甘草和诸药解余毒。

［10月2日］

中医检查:体温37.5℃,脉象平一息四至,舌无苔,二便正常。

现症:稍有微热,均见好转,服一日原方。

[10月6日]

今日出院。

[附注]本病例逐日服用安宫牛黄散、局方至宝丹以助汤剂,不另注方解。

针解:首刺风府、大椎、陶道、身柱四穴,泻热,清脑,止痛。曲池引热下行。后溪、申脉、外关、足临泣理舒气血与经络。绝骨、阳陵泉,功能清髓热而舒筋。委中通背脊,泻热下降。人中、百会、大舒、风门,功能泻热止痛。加刺中脘、足三里调理肠胃,能进饮食。加刺天突,通利咽喉,无痰阻。共针19次,多刺外关、足临泣、后溪、申脉、风府五穴。

补体结合实验:7月30日(-);9月6日(-)1:4;10月5日(-)1:16。

原按:查本病是最忌用辛燥温热之药,如前一段用过独活、生姜、葛根、砂仁等药,是不当的。脉搏由六至增至七至,是使病加重。由于后来治疗方针改变,到9月11日脉搏才又转退到六至。考查其以后方针,是正确的,故前一阶段虽有错误,但也能在较长时期内治愈。如前一阶段不犯错误,病程将大大缩短。

评注:

流行性乙型脑炎(简称乙脑)是由乙型脑炎病毒所引起的中枢神经系统的急性传染病。临床特点有高热、意识障碍,抽搐及脑膜刺激征等。好发于夏秋季节,由蚊虫传播,其发病急骤,传染性强,致残率及病死率高,属中医"瘟疫"之范畴,《素问》有云:"五疫之至,皆相染易,无问大小,病状相似。"庞安时在《伤寒总病论》中说:"天行之病,大则流毒天下,次则流毒一方,次则流毒一乡,次则偏着一家。"吴又可认为疫病与伤寒、中暑不同,在《温疫论》指出:"伤寒与中暑,感天地之常气,疫者感天地之戾气,在岁运有多寡,在方隅有厚薄,在四时有盛衰。此气之来,无论老少强弱,触之者即病。"余师愚在《论疫与伤寒似同而异》中指出:"疫证初起,有似伤寒太阳阳明证者。然太阳阳明头痛不至如破,而疫则头痛如劈,沉不能举。伤寒无汗,而疫则下身无汗,上身有汗,惟头汗更盛。头为诸阳之首,火性炎上,毒火盘踞于内,五液受其煎熬,热气上腾,如笼上熏蒸之露,故头汗独多,此又痛虽同而汗独异也。有似少阳而呕者,有似太阴自利者。少阳之呕,胁必痛;疫证之呕,胁不痛。因内有伏毒,邪火干胃,毒气上冲,频频而作。太阴自利腹必满,疫证自利腹不满。大肠为传送之官,热注大肠,有下恶垢者,有旁流清水者,有日及数十度者,此又证异而病同也。"曾于清瘟败毒饮方剂中谈到:"重用石膏,直入胃经,使其敷布于十二经,退其淫热,则甚者先平,而诸经之火无不安矣。若疫证初起,恶寒发热,头痛如裂,烦躁谵妄,身热肢冷,舌刺唇焦,上呕下泻,六脉沉细而数者,即用大剂(180~240g),沉而数者即用中剂(60~120g),浮大而数者用小剂(24~36g)。"张锡纯论石膏曰:"凉而能散,有透表解肌之力,外感有实热者放胆用之,直胜金丹。"本病例患者脑炎后出现半身不遂而给予祛风通络治疗,未取得明显疗效,继则给予醒脑开窍、息风止痉治疗后,取得良好效果。进一步指出,乙脑留下的半身不遂与内科杂证中风病因有明显差异,此乃疫热毒邪留滞于经络所致。治疗当以清热解毒养阴为主。如《疫疹一得》指出:"半身不遂乃疫症失治于前,热流下部,滞于经络,以致腰膝疼痛,甚者起不能立,卧不能动,误做痿治,必成废人。"

3. 吕某某,女,20岁

1954年8月17日发病,1954年8月20日晚入院。

西医病历摘要:患者于8月17日(入院前三日)觉发热、头疼、头晕、气短,入院前一日即不能说话,抽风,昏迷,经人民医院检查疑为"脑炎"介绍来本院。

西医检查摘录:体温40.3℃,发育正常,营养尚佳,意识不清,全身皮肤正常,眼结膜稍充血,瞳孔等大,光反应存在,颈部有抵抗,心肺无异常发现,腹平坦柔软,肝脾未触及,腹壁反射不显,巴宾斯基征(±),克尼格征(−),膝反射消失。白细胞7900;脊髓液:细胞数155,蛋白(++),糖:1(±),2~5(+)。

西医处理:住院后以常规护理,5%葡萄糖盐水500毫升皮下注射,苯巴比妥钠100毫升,肌肉注射,青霉素30万单位。

[8月21日]

中医检查:主诉:昨日入院,于18日晚突然头疼,发热,恶心,昨晚(20日)抽搐,咽喉有痰。

检查:体温39.7℃,脉象沉数,一息八至,三天无大便。

现症:神志不清,昏睡,抽搐,四肢冷厥,目赤。

处方:

(1)广犀角三钱,银花一两,连翘七钱,生地五钱,茵陈四钱,蜈蚣四条,全虫二钱,天竺黄研五钱,栀子二钱,花粉两钱,赤芍二钱,菖蒲一钱,粉甘草二钱,柴胡二钱,以水五百毫升,先煮犀角十五分钟,再纳诸味更煮至二百毫升,分二次服,一小时一次。

(2)安宫牛黄散六分,分二次服,三小时一次,白水送下。

(3)针刺:人中二分,承浆二分,地仓三分,曲池一寸,合谷五分,大椎三分,涌泉三分,足三里一寸三分,十宣见血(均用泻法)。

西医检查:体温高,深度昏迷,狂躁不安,时有抽搐,病情危重,瞳孔光反应存在,颈部僵直。心肺无异常,肝脾未触及,腹壁反射消失,膝腱反射存在,克尼格征(+),巴宾斯基征(-),布辛司克氏征(+),奥本海姆征(+)。给巴比妥钠100毫升肌肉注射。今日起每日二次,注射血浆10毫升。

[8月22日]

中医检查:体温39.2℃,脉象沉数,一息七至。

现症:一切症状如前。

处方:

(1)、(2),皆用21日原方,煮服法同前。

(3)针刺:三间三分,中脘一寸,足三里一寸半,气海三分,太冲五分,人中二分,承浆二分(慢捻刺泻法)。

[8月23日]

处方:

(1)按照8月21日处方服用,煮服法同前。

(2)针刺:上星三分,人中、承浆各二分,中脘一寸,曲池一寸,手三里一寸,足三里一寸半,外关五分,太冲五分(慢捻泻法)。

西医检查:病情危重,体温渐降,昏迷不醒,喉部有痰,抽搐较前稍轻,颈部强直,膝反射存在,腹壁反射消失,克尼格征(+),巴宾斯基征(-)。

[8月24日]

中医检查:体温38℃,脉象沉数而微,一息六至。

现症:抽搐,四肢厥冷,均见轻。

处方:

(1)广犀角三钱,银花一两,连翘七钱,生地五钱,茵陈四钱,蜈蚣三条,全蝎二钱,柏子仁二钱,天竺黄五钱,赤芍二钱,菖蒲三钱,柴胡二钱,粉草二钱,以水八百毫升先煮广犀角十五分钟,纳诸药煮至三百毫升,分三次服,一小时一次。

(2)安宫牛黄散四分,服法同前。

(3)针刺:上午合谷五分,列缺二分,曲池一寸,上星三分,前顶三分,风池三分,太冲五分,足三里一寸,中脘一寸,气海三分。下午大椎三分,陶道三分,身柱三分,灵台三分,至阳三分,风府五分,委中五分,合谷五分(均泻法)。

西医检查:仍昏迷,饮食差,四肢偶有抽搐,颈僵直。膝反射存在,腹壁反射消失,克尼格征(+),巴宾斯基征(-)。

[8月25日]

中医检查:体温38.3℃,脉象数而无力,一息七至,舌苔薄白。

现症:呼吸迫促,依然不能言语,视觉未能恢复,大便五日未下,呕吐未止。

处方:

(1)广犀角四钱,银花一两,连翘七钱,茵陈五钱,蜈蚣二条,全虫二钱,天竺黄三钱,瓜蒌五钱,菖蒲二钱,竹茹四钱,条芩钱半,粉草两钱,以水一千毫升,先煮广犀角十五分钟,纳诸药煮至三百毫升,分三次服,隔一小时一次。

(2)紫雪丹六分,分服二次,三小时一次。

(3)针刺:合谷五分,曲池一寸,列缺三分,足三里一寸五分,太冲,鸠尾五分,气海五分,上星三分,风池五分(均用泻法)。

西医检查:昏迷,意识不清,颈僵直,膝反射存在,腹壁反射消失,克尼格征及巴宾斯基征(+),臀部有褥疮,以肥皂水800毫升灌肠。

[8月26日]

中医检查:体温38.8℃,脉象虚而无力,一息五至,舌苔白腻,大便黑,小便利。

现症:意识较清,说话能半语,食欲不振,发热,昏迷已轻,但下肢厥冷。

处方:

(1)、(2),以25日原方,煮服法同昨。

(3)针刺:内关五分,中脘一寸,百会三分,足三里一寸半,太冲五分,人中三分,承浆二分(均慢捻刺泻法)。

西医检查:意识渐清,轻度发热,饮食较差,呼吸音粗糙,神经反射如前。

[8月27日]

中医检查:体温38℃,脉象虚而无力,一息五至,舌苔微黄,二便正常。

现症:一切症状较昨轻,唯小便不禁,呕吐减轻,依然咳嗽。

处方:

(1)广犀角三钱,归身一钱,银花一两,连翘五钱,天竺黄四钱,莲子心三钱,淡豆豉四钱,菖蒲二钱,茵陈四钱,青蒿三钱,丹皮三钱,丝瓜络一钱,粉草二钱,川贝母打三钱,竹茹三钱,以水一千毫升,先煮广犀角十五分钟,纳诸药更煮至三百毫升,分三次服,一小时一次。

(2)针刺:百会三分,曲池一寸,外关五分,合谷五分,五里一寸半,足临泣三分,绝骨五分(均慢捻刺泻法)。

[8月28日]

中医检查:体温37.3℃,脉象虚而无力,一息五至,二便正常。

现症:意识清楚,饮食增加,舌强已愈,四肢厥冷已愈,咳嗽已轻。

处方:

（1）广犀角三钱，银花一两，连翘五钱，天竺黄三钱，莲子心四钱，菖蒲二钱，茵陈四钱，生山药八钱，丝瓜络二钱，川贝二钱，竹茹三钱，粉草一钱，以水一千毫升，先煮广犀角十五分钟，纳诸药更煮至四百毫升，分三次服，一小时服一次。

（2）安宫牛黄散六分，二次服，三小时一次，白水送下。

（3）针刺：百会三分，上星二分，人中二分，承浆二分，合谷五分，足三里一寸半，太冲五分（慢捻刺泻法）。

西医检查：神志已清，饮食较前好，说话不便，颈强直，腹壁反射存在，克尼格征（+），巴宾斯基征（−），大便正常，昨日起停用血浆注射。

［8月29日］

中医检查：体温37.4℃，脉象虚而无力，一息五至，舌苔灰黑，大便三日未下，小便少。

现症：诸症同昨，唯心悸，言语不清，声音低，食少，额部自汗。

处方：

（1）广犀角四钱，银花一两，连翘五钱，茵陈五钱，天竺黄四钱，莲子心四钱，菖蒲一钱，生山药八钱，生牡蛎八钱，丹皮二钱，粉草一钱，以水一千毫升，先煮广犀角十五分钟，纳诸药更煮至三百毫升，分三次服，隔一小时一次。

（2）安宫牛黄散六分，服法同昨。

［8月30日］

中医检查：体温37.3℃，脉象虚而无力，一息五至，舌苔灰黑，大便四日无，小便正常。

现症：发热已退，精神好，饮食见增，说话半语，音低，口渴。

处方：

（1）广犀角三钱，银花五钱，连翘五钱，茵陈五钱，天竺黄四钱，莲子心四钱，菖蒲一钱，生山药五钱，丹皮二钱，鲜石斛八钱，花粉三钱，生杭芍三钱，粉草一钱，以水一千毫升，先煮犀角十五分钟，纳诸药更煮至三百毫升，分三次服，隔一小时一次。

（2）安宫牛黄散六分，服法同前。

（3）蜜导煎一锭。用法纳入肛门内。

［8月31日］

中医检查：体温37.8℃，脉象沉数无力，一息五至，舌有灰黑苔，大小便正常。

现症：仍是半语，有时清楚，语音仍低，神志较昨良好，唯食欲不甚佳。

处方：

(1) 广犀角三钱，银花一两，连翘五钱，茵陈五钱，天竺黄四钱，莲子心三钱，菖蒲二钱，丹皮二钱，鲜石斛八钱，归身二钱，生杭芍三钱，粉草二钱，野台参三钱，丝瓜络一钱，以水一千毫升，先煮广犀角十五分钟，纳诸药更煮至三百毫升，分三次服，隔一小时服一次。

(2) 紫雪丹六分，分三次服，隔三小时服一次，白水送下。

(3) 针刺：手三里一寸，足三里一寸半，合谷五分(均慢捻刺法)。

西医检查：午后体温稍高，精神较不稳定，稍急躁，颈僵直，克尼格征(+)，大小便正常，白细胞7400，中性粒细胞比值70%，淋巴细胞比值30%。

[9月1日]

中医检查：体温37.5℃，脉象沉数虚而无力，一息五至，舌苔灰黑，二便正常。

现症：食欲略增，口仍渴，仍半语，音微弱而低。

处方：

(1) 广犀角三钱，银花一两，连翘五钱，茵陈五钱，天竺黄四钱，菖蒲一钱半，丹皮三钱，丝瓜络一钱，生白芍三钱，粉草一钱，以水一千毫升，先煮广犀角十五分钟，纳诸药更煮至三百毫升，分三次服，隔一小时服一次。

(2) 安宫牛黄散六分，服法同前。

(3) 针刺：百会三分，上星三分，人中二分，承浆二分，内关五分，中脘一寸，足三里一寸半(慢捻刺泻法)。

西医检查：神志清，说话障碍，饮食正常，心肺正常。

[9月2日]

中医检查：体温37.5℃，脉象沉数无力，一息五至，舌苔灰黑，二便正常。

现症：一切症状如昨，唯手足现厥冷。

处方：

(1) 广犀角四钱，银花一两，连翘五钱，天竺黄二钱，茵陈五钱，菖蒲二钱，栀子二钱半，条芩二钱，杭芍三钱，元参四钱，丹皮三钱，鲜石斛五钱，粉草一钱半，丹参四钱，以水一千毫升，先煮广犀角十五分钟，纳诸药更煮至三百毫升，分三次服。隔一小时服一次。

(2) 安宫牛黄散六分，服法同前。

(3) 针刺：阳陵泉一寸半，足三里一寸半，承山五分，曲池一寸(均捻刺泻法)。

西医检查：神志较前清醒，不能说话，四肢乱动，褥疮有化脓现象。

［9月3日］

中医检查:体温37℃,脉象右寸独盛,关尺沉数,左手三关,沉数无力,舌苔灰黑,二便正常。

现症:饮食正常,脚手寻摸不安,胸中发闷现象,欲人推按,依然半语。

处方:

(1)广犀角三钱,银花五钱,连翘三钱,茵陈三钱,天竺黄二钱,莲子心四钱,地龙三钱,栀子二钱,丹参四钱,黄芩二钱,菖蒲二钱,丝瓜络一钱,糖瓜蒌五钱,粉草一钱,以水一千毫升,先煮广犀角十五分钟,纳诸药更煮至三百毫升,分三次服。隔一小时服一次。

(2)安宫牛黄散六分,服法同前。

(3)针刺:足三里一寸半,三阴交一寸,风府三分,大椎三分,陶道三分,身柱三分(均慢捻刺泻法)。

［9月4日］

中医检查:体温36.9℃,脉象沉细,一息五至,舌苔灰黑,二便正常。

现症:神志清楚,手足依然寻摸不安。

处方:

(1)羚羊角四分,广犀角四钱,银花一两,天竺黄四钱,栀子二钱,黄芩二钱,忍冬藤一两,广地龙三钱,莲子心三钱,菖蒲一钱,花粉四钱,寸冬三钱,生石膏一两,淡豆豉三钱,粉甘草二钱,茵陈四钱,竹叶二钱,以水一千二百毫升,先煮广犀角、石膏十五分钟,再纳诸药更煮至三百毫升,分四次服,隔一小时一次。

(2)安宫牛黄散六分,服法同前。

(3)针刺:外关五分,足三里一寸半。

西医检查:精神较前为佳,饮食增进,大小便正常。

［9月5日］

中医检查:体温:37.3℃,脉象沉数,左盛于右,一息六至,舌苔灰黑,二便正常。

现症:昨夜安睡,手足不安较好,已能自行翻身。

处方:

(1)羚羊角四分,广犀角四钱,银花一两,天竺黄四钱,生栀子二钱,条芩二钱,广地龙三钱,莲子心三钱,石菖蒲二钱,天花粉三钱,寸冬三钱,生石膏研一两,茵陈四钱,淡豆豉二钱,鲜银花藤一两,元明粉冲服四钱,以水一千二百毫升,先煮羚羊角、犀角、石膏二十分钟,再纳诸药更煮至三百毫升,分三次服,隔一小时一次。

（2）安宫牛黄散二分，服法同前。

［9月6日］

中医检查：体温37.7℃，脉象左关沉细而数，一息五至，舌苔灰黑腻，二便正常。

现症：神志清楚，语言有时清楚，声音低，手足依然不安，饮食正常，睡眠安。

处方：

（1）广犀角三钱，银花一两，茵陈五钱，生栀子三钱，川军钱半，龙胆草三钱，生石决明三钱，地龙三钱，川连一钱，菖蒲二钱，条芩三钱，生石膏研一两，丹皮三钱，粉甘草钱半，元明粉冲服二钱，以水一千毫升，先煮犀角、石膏十五分钟，再纳诸药更煮至三百毫升，分三次服，隔一小时一次，第一次即将元明粉冲服。

（2）安宫牛黄散六分，服法同前。

（3）针刺：攒竹三分，风池五分，上脘七分，中脘一寸，下脘一寸，气海五分，足三里一寸半，三阴交七分。

西医检查：微热，仍不能说话，四肢乱动，颈僵直，克尼格征（－）。

［9月7日］

中医检查：体温37.5℃，脉象沉伏，一息五至，舌苔灰黑，昨服药后，大便一次。

现症：饮食正常，手足依然不安，脐腹部拒按，言语较昨清楚，声音仍低。

处方：

（1）银花一两，川军（后入）三钱，元明粉冲服三钱，粉草二钱，鲜银花藤一两，菖蒲二钱，粉丹皮三钱，莲子心三钱，连翘五钱，以水八百毫升，先煮七味后入川军煮至四百毫升去渣，冲元明粉，分三次服，隔一小时一次。

（2）安宫牛黄散四分，分两次服，隔三小时服一次，白水送下。

（3）针刺：百会三分，外关五分，后溪五分，足临泣三分，申脉三分，上脘七分，中脘一寸，下脘一寸（均慢捻刺泻法）。

西医检查：精神不稳定，今日稍能说话，颈僵直，克尼格征（＋）。

［9月8日］

西医检查：白细胞6000。

［9月9日］

中医检查：体温37.8℃，脉象沉伏，一息六至，舌苔黄腻，二便正常。

现症：两腿仍伸屈不安，言语清楚，饮食俱增。

处方：

（1）生乳香三钱，鲜忍冬藤一两，青竹茹二钱，茵陈三钱，明没药三钱，宣木瓜三钱，连翘八钱，地龙三钱，粉草二钱，以水七百毫升，煮至二百五十毫升，分两次服，隔一小时一次。

（2）安宫牛黄散四分，服法同前。

（3）针刺：大椎、身柱各三分，三脘各八分，气海五分，内关五分，足三里一寸半（均慢捻刺泻法）。

西医检查：意识不够清楚，手足无意识的乱动，不安，言语不清，迟钝，有时在检查时，能够说话，无头痛，昨晚能够睡，饮食好，今日无大便，小便正常，肺无异变，心律速，检查时，克尼格征（±），巴宾斯基征（−），腹壁反射（−），布辛司克氏征（−），颈部僵直（+），膝腱反射（−）。

［9月10日］

中医检查：体温、症状、脉象同昨，照9月9日原方1、2，服法同昨。

针刺：针穴同昨。

西医检查：意识较前清楚，言语不清，手足依然无意识的乱动，无头痛及发热。饮食正常，今日无大便，小便正常，心肺无异变，颈僵直（±），其他反射均为（−）。

［9月11日］

中医检查：体温36.4℃，脉象沉数，舌苔黄腻，二便正常。

现症：言语清楚，饮食正常，手足依然伸屈不安。

处方：

（1）银花一两，连翘五钱，茵陈五钱，木瓜四钱，桑寄生五钱，汉防己四钱，忍冬藤四钱，地龙三钱，生杭芍三钱，粉草二钱，以水八百毫升煮至三百毫升，分三次服，隔一小时一次。

（2）安宫牛黄散六分，服法同前。

［9月12日］

中医检查：体温37.1℃，脉象沉伏，一息五至，舌苔淡黄，二便正常。

现症：手足依然乱动不安，言语清楚，有时谵语。

处方：

（1）广犀角三钱，银花一两，莲子心三钱，川军二钱半后入，元明粉冲服二钱，菖蒲二钱，茵陈四钱，木瓜四钱，生杭芍二钱，丹皮三钱，胆草二钱，粉草一钱，以水一千毫升，先煮广犀角十五分钟，纳诸药煮至三百毫升，分三次服，隔一小时服一次。

（2）安宫牛黄散六分，服法同前。

（3）针刺：三阴交五分，上脘一寸，下脘一寸，足三里一寸半，大椎三分（均慢捻刺泻法）。

［9月13日］

中医检查：体温37.8℃，脉象沉伏，一息五至，舌尖边红，中有两条黄苔。

现症：手足不安较轻，大便一次，言语清，睡眠安。

处方：

（1）广犀角三钱，银花一两，莲子心三钱，川军（后入）三钱，元明粉冲服二钱，菖蒲二钱，茵陈四钱，生杭芍三钱，条芩二钱，胆草三钱，生栀子三钱，连翘五钱，粉草一钱，荷梗一两，以水一千毫升，先煮广犀角十五分钟，纳诸药煮至三百毫升，分三次服，隔一小时一次。

（2）安宫牛黄散四分，服法同前。

（3）针刺：足三里一寸半，外关五分，申脉三分，上星三分，神庭三分，前顶三分，足临泣三分（均慢捻刺泻法）。

［9月14日］

中医检查：体温36.5℃，脉象沉细，一息五至，舌根苔黄厚。

现症：诸症较好，大便一次，手足仍现烦躁不安。

处方：

（1）川军后入四钱，元明粉二钱半冲服，菖蒲一钱，礞石研一钱，银花五钱，盆沉香打二钱，牙皂三分，以水六百毫升，煮至二百五十毫升，纳入川军煮至五六沸去渣，分三次服，第一次将元明粉冲服。

（2）安宫牛黄散四分，服法同前。

［9月15日］

中医检查：体温37.2℃，脉象沉伏，一息五至。

现症：诸症如昨，昨晚大便四次，舌灰色已退，有似豆腐渣样白块状舌苔。

处方：

（1）忍冬藤一两，鲜荷梗一两，莲子心五钱，菖蒲一钱半，生杭芍七钱，生赭石一两，地龙三钱，威灵仙三钱，桑枝三钱，粉草二钱，以水八百毫升，煮至二百五十毫升，分三次服，一小时一次。

（2）安宫牛黄散四分，服法同前。

（3）针刺：手三里一寸，足三里一寸半（平补平泻法）。

［9月16日］

中医检查：体温36℃，脉象缓和，一息五至，舌无苔。

现症:今日无大便,小便利,手足不安,较昨轻。

处方:

(1)忍冬藤一两,鲜荷梗一两,莲子心五钱,地龙五钱,生赭石一两五钱,威灵仙四钱,桑枝三钱,生杭芍五钱,粉草二钱,菖蒲一钱半,以水七百毫升,煮至二百五十毫升,分三次服,一小时一次。

(2)苏合香丸一个,在服汤剂前,先用白开水冲服。

(3)针刺:内关三分,百会三分,前顶三分,上星三分,足三里一寸半(慢捻刺泻法)。

[9月17日]

中医检查:体温36.5℃,脉象沉数,一息五至,大便一次,小便不利。

现症:手足仍然烦躁不安。

处方:

(1)川军(后入)五钱,川黄连打三钱,条芩三钱,生石膏研一两,广犀角汁五钱,贡阿胶烊五钱,粉草二钱,鲜荷梗一两,以水八百毫升,先煮石膏十五分钟,纳诸药煮至三百毫升,再纳川军,煮十数沸去渣,纳贡阿胶烊化,分三次服,一小时一次。

(2)安宫牛黄散四分,服法同前。

[9月18日]

中医检查:体温36.1℃,脉象沉细,一息五至,舌苔微红,二便正常。

现症:又现有神志不清,依然手足烦躁不安。

处方:

(1)、(2),俱同17日原方。

(3)针刺:内关五分,神门三分,鸠尾五分,巨阙三分,上脘一寸,三阴交五分,百会三分,上星三分(均刺泻法)。

[9月19日]

中医检查:体温37.9℃,脉象沉细,一息五至,舌中微有白苔,二便正常。

现症同18日。

处方:(1)、(2),煮服法均同18日原方。

[9月20日]

中医检查:体温36.5℃,脉象缓和,一息五至,舌无苔。

现症:一天大便四次,其余症状同前。

处方:

(1)银花一两,生赭石一两,莲子心四钱,生贡阿胶后纳烊三钱,龙胆草三钱,粉草二钱,以水七百毫升,煮至二百五十毫升,分二次服,一小时一次。

（2）安宫牛黄散四分,服法同前。

（3）针刺:神庭三分,上星三分,内关五分,神门三分,鸠尾五分,巨阙五分（均慢捻刺泻法）。

［9月21日］

中医检查:体温 36.9℃,脉象缓和,一息五至,舌中苔微黄,二便正常。

现症:神志较前清楚,其他一切症状同前。

处方:

（1）银花一两,生赭石一两,莲子心四钱,龙胆草二钱五分,菖蒲一钱五分,丹参三钱,青竹茹四钱,粉草二钱,盔沉香一钱半。

煮服法:以水七百毫升,煮至二百毫升,分三次服,一小时一次。

（2）安宫牛黄散四分,服法同前。

［9月22日］

中医检查:体温 37.2℃,脉象缓和,一息五至,舌无苔,二便正常。

现症:精神有时不正常,有时哭泣。

处方:

（1）、（2）,煮服法均同 21 日原方。

针刺:风府三分,大椎三分,足三里一寸半（均慢捻刺泻法）。

西医检查:坐卧不安,烦躁,其他如前,白细胞 7000。

［9月23日］

中医检查:体温 36.6℃,脉象缓和,一息五至,舌苔微白,二便正常。

现症:睡眠很好,意识较前清楚。

处方:

（1）、（2）,煮服法均同前。

针刺:足三里一寸半,外关五分,上星三分。

［9月24日］

中医检查:体温 36.8℃,脉象缓和,一息五至,舌无苔,二便正常。

现症:仍意识不清,错语。

处方:

（1）南银花五钱,生赭石面一两,莲子心四钱,紫丹参一两,大元参五钱,石菖蒲一钱五分,青竹茹四钱,粉草一钱。煮服法同前。

（2）安宫牛黄散四分,二次用,用法同前。

［9月25日］

中医检查:体温36.6℃,脉象沉数,一息五至,舌中有苔,二便正常。

现症:有时烦躁,神志略有不清,好哭。

处方:

（1）用24日原方,煮服同。

（2）安宫牛黄散四分,服法同前。

（3）针刺:风池五分,合谷五分,太阳三分,上星三分。

［9月26日］

中医检查:体温36.5℃,脉象弦数,一息五至,舌无苔,二便正常。

现症:诸症较缓和,有时仍不清楚。

处方:

（1）同前。

（2）安宫牛黄散二分,一次服,白水送下。

［9月27日］

中医检查:体温36.6℃,脉沉滑,一息五至,二便正常。

现症:烦躁不安好转,仍头昏不清。

处方:

（1）服26日原方,煮服法同。

（2）安宫牛黄散二分,白水送下,一次用。

针穴:上星三分,前顶三分,百会三分,内关五分,三阴交一寸（均慢捻刺泻法）。

［9月28日］

中医检查:体温36.5℃,脉象滑数,一息五至,舌无苔,二便正常。

现症:神志有时不清,手足烦躁不安。

处方:

（1）南银花一两,广犀角汁四钱,钩藤一两,紫丹参五钱,大元参五钱,竹茹四钱,生赭石面一两,石菖蒲一钱五分,粉草二钱。

煮服法:以水八百毫升,煮至二百毫升,纳入广犀角汁,分二次服,一小时一次。

（2）安宫牛黄散四分,分二次服,三小时一次,白水送下。

［9月29日］

中医检查:体温36.9℃,脉象沉数而滑,舌苔白,二便正常。

现症:神志仍有时不清,错言乱语。

处方:

(1) 南银花一两,广犀角汁五钱,钩藤一两,生赭石面五钱,石菖蒲二钱,莲子心五钱,紫丹参五钱,大元参四钱,生地五钱,粉草二钱,鲜荷梗一两。

煮服法:同前。

(2) 安宫牛黄散四分,服法同前。

针穴:上星三分,前顶三分,百会三分,内关五分,三阴交一寸(均慢捻刺泻法)。

[10月2日]

中医检查:体温36.6℃,左脉沉,一息四至。

现症:说话已见清楚,自己感觉胸部闷时,即发现糊涂。

处方:

(1) 生赭石一两五钱,莲子心四钱,石菖蒲一钱五分,南银花八钱,糖瓜蒌五钱,茵陈三钱,紫丹参四钱,大元参三钱,广犀角汁四钱。

煮服法:同前。

(2) 安宫牛黄散四分,服法同前。

(3) 针穴:太阳三分,合谷五分,曲池一寸,足三里一寸半(均慢捻刺泻法)。

[10月3日]

中医检查:体温37℃,脉象弦而无力,一息五至,舌有灰黄苔,二便正常。

现症:手足仍有烦躁不安之现象,言语郑声。

处方:生赭石面一两五钱,莲子心四钱,石菖蒲一钱五分,南银花八钱,糖瓜蒌五钱,鲜荷梗一两,苏栀子二钱,淡豆豉一钱五分,茵陈三钱,大元参三钱,广犀角汁四钱,丹参四钱。

煮服法:以水一千毫升,煮至二百毫升,去渣,纳入犀角汁,分二次服,一小时一次。

[10月5日]

中医检查:体温36.5℃,脉象左沉右大,一息五至,舌两边白色苔,二便正常。

现症:仍有时错言乱语,四肢烦躁。

处方:

(1) 生赭石一两五钱,莲子心四钱,石菖蒲一钱五分,南银花八一两,糖瓜蒌八钱,鲜荷梗一两,栀子二钱,淡豆豉三钱,茵陈四钱,广犀角汁四钱,牡蛎粉五钱,粉草二钱。

煮服法:以水一千毫升,煮至二百五十毫升,去渣纳入犀角汁,分三次服,一小时一次。

(2) 安宫牛黄散四分,分二次服,三小时一次,白水送下。

[10月6日]

中医检查:体温37℃,脉象沉伏,一息五至,舌无苔,二便正常。

现症:仍现错言乱语,四肢不安。

处方:

(1) 生赭石二两,元明粉冲服四钱,当归身三钱,银花五钱,鲜荷梗五钱,淡豆豉三钱,苏栀子钱半,莲子心四钱,粉草二钱。

煮服法:以水八百毫升,煮至一百五十毫升,分二次服,一小时服一次。

(2) 安宫牛黄散四分,分二次服,三小时服一次,白水送下。

[10月9日]

中医检查:体温37.2℃,脉象弦数,一息五至,二便正常,舌无苔。

现症:四肢烦躁较好,错言亦好些。

处方:

(1) 生赭石二两,当归身五钱,银花一两,菖蒲一钱半,莲子心五钱,鲜荷梗五钱,元参三钱,生杭芍五钱,粉草三钱。

煮服法:以水六百毫升,煮至二百毫升,三次服,一小时一次。

(2) 针刺:大椎三分,陶道三分,身柱三分,灵台三分,至阳三分,肝俞三分,风府三分,承浆二分,人中二分(均泻法)。

[10月10日]

中医检查:体温37℃,脉象沉滑,一息五至,舌无苔。

现症:精神有时仍现错乱,大便五次,稀黏液。

处方:

(1) 生赭石一两,当归身一两,菖蒲一钱半,莲子心五钱,青竹茹二钱半,元参四钱,紫丹参三钱,银花五钱,粉草二钱,茵陈三钱。

煮服法:以水八百毫升,煮至二百毫升,分三次服,一小时一次。

(2) 安宫牛黄散三分,二次服,白水送下。

[10月11日]

中医检查:体温37.2℃,脉象沉数,一息五至,舌无苔,二便正常。

现症:诸症较好些,大便黑色已无。

处方:

(1)、(2),均按10日原方照服,煮服法同前。

针刺:风府三分,大椎三分,身柱三分,合谷五分,至阳三分,风门三分,肝俞三分,心俞三分,膈俞三分(均慢刺法)。

［10月12日］

中医检查:体温37℃,脉象沉数,一息五至,舌两边白苔。

现症:服前药后,大便三次。

处方:

(1) 川军(后入)五钱,川枳实二钱,元明粉(冲服)四钱,生赭石研七钱,粉草二钱。

煮服法:以水四百毫升,煮至一百五十毫升,纳入川军,再煮十数沸,去渣,分二次服,一小时一次。

(2) 安宫牛黄散二分,一次服,白水送下。

［10月13日］

中医检查:体温37℃,脉象沉数,一息五至,舌两边二条白苔,昨天大便三次,发黏微黑色。

现症:神志较清楚。

处方:

(1) 丹参五钱,生杭芍五钱,菖蒲一钱,生赭石研七钱,莲子心五钱,生山药五钱,鲜荷梗一两,粉草二钱。

煮服法:以水四百毫升,煮至一百五十毫升,分二次服,一小时一次。

(2) 安宫牛黄散二分,一次服,白水送下。

(3) 针穴:内关五分,大椎三分,陶道三分,身柱三分,风门三分(均慢泻法)。

［10月14日］

中医检查:体温37.7℃,脉象沉数,一息五至,舌两边白苔。

现症:昨天大便泻下的绿色黏液便。

处方:

(1) 川军(后入)八钱,元明粉冲服四钱,当归身五钱,菖蒲一钱,盔沉香打一钱,青礞石研二钱,猪牙皂研四分,莲子心三钱,银花五钱,黄芩二钱,鲜荷梗一两,以水六百毫升,煮至一百五十毫升,纳入川军,再煮十数沸,去渣,冲元明粉,一次服。

(2) 安宫牛黄散二分,服法同前。

［10月15日］

中医检查:体温36.6℃,脉象沉数,一息五至,舌边两条黄苔。

现症:诸症缓和,烦躁不安较好。

处方:川军(后入)三钱,元明粉(冲服)二钱半,生赭石六钱,盆沉香打一钱,石菖蒲一钱,条芩二钱,青礞石研一钱半,猪牙皂四钱,莲子心三钱,银花五钱,以水六百毫升,煮至一百五十毫升,纳入川军再煮十数沸,去渣,冲元明粉一次服。

[10月16日]

出院。

补体结合试验:8月23日(-)。9月4日(+)1:4。10月16日阳性1:16。

评注:

流行性乙型脑炎属疫证范畴,好发于夏秋季节,其高热、呕吐、腹泻与暑瘟、暑厥相似,然其与暑瘟、暑厥又有不同。其病因是疫热毒邪弥漫三焦,充斥表里内外,迅速出现高热、意识昏迷、肢体抽搐等症。在《温疫论》指出:"伤寒与中暑。感天地之常气,疫者感天地之戾气,在岁运有多寡,在方隅有厚薄,在四时有盛衰。此气之来,无论老少强弱,触之者即病。"除高热、意识昏迷、肢体抽搐,有的以热毒犯胃,毒火上冲,而频频发呕;又有热毒充斥于内,下迫大肠,利下恶垢,或热结旁流;又有阳明邪热上扰神明,出现发狂骂詈,不避亲疏,甚则登高而歌,弃衣而走,逾垣上屋,力倍常时,或语生平未有之事,未见之人,如有邪附者;或热毒淫热于肝经,出现循衣摸床,撮空理线,或者抽惕若惊如此等等,不胜枚举。治疗宜清热解毒养阴,贯穿于本病治疗始终。期间或加醒脑开窍,或息风止痉,或加降逆止呕,或加以通腑泄浊,或芳化淡渗,以利湿浊。本病例初起以高热、昏迷、抽搐,给予清营解毒、醒脑开窍、息风止痉治疗,期间出现循衣摸床、言语微细,呢喃不清,神志不常,盖心主神明,心静则神爽,心为疫热火毒所燔,则神不清而呢喃不语,循衣摸床者肝经淫热也,肝属木,木动则风摇。方药以白虎汤,清瘟败毒饮,安宫牛黄丸为主。清热解毒,醒脑开窍,息风止痉为主。重用石膏,以加强清阳明热毒,直入胃经,使其敷布于十二经,退其淫热,则甚者先平,而诸经之火无不安矣。本病例后期出现黏液血便乃热毒下迫于肠给予礞石滚痰丸加减,通腑泄浊、清热解毒而愈。

4. 刘某某,女,18岁

1954年7月20日发病,1954年7月26日入院。

西医病历摘要:患者于1954年7月20日起,突然发热,头痛,不思饮食,第四日起,意识昏迷,抽风,谵语,烦躁不安,曾服用退热药无效,经专区医院检查后,介绍本院。

西医检查摘录:体温39.2℃,发育营养佳,意识昏迷,瞳孔等大光反应迟钝,扁桃腺稍肿大,颈强直,心跳速,节律整齐,肺呼吸不匀有时迫促,腹稍膨隆,腹壁反射消失。克尼格征、巴宾斯基征,均出现阳性,膝反射消失。白细胞7400,中性粒细胞比值70%,淋巴细胞比值30%,血红素70%;脊髓液:细胞数363个,蛋白(+),糖40~50毫克%。临床诊断:流行性乙型脑炎。

西医处理:入院后,以常规护理,青霉素10万单位,每六小时肌肉注射一次,10%水合氯醛20毫升灌肠,血浆注射,及一般对症治疗,患者仍昏迷不醒,痉挛不止,至入院后第五日起,体温渐降至正常,意识逐渐清楚,于8月3日后,体温降至正常。脊髓液:细胞数150个,蛋白(-),糖:1(-),2~5(+)。但精神异常,时坐时起,语无伦次,经休养一月,未能减轻,于8月28日起请中医治疗。

[8月28日]

7月26日入院至今。

中医检查:体温36.5℃,脉象沉细,一息五至。

现症:言语错乱,意识不清,饮食正常,小便正常,大便六七日一次(每次须经灌肠始能大便)。

处方:

(1)柴胡八钱,黄芩三钱,清半夏二钱半,当归身五钱,生杭芍三钱,野台参三钱,川芎二钱,生地二钱,炙甘草三钱,生姜三钱,大枣四枚,以水六百毫升,煮至二百毫升,分二次服,二小时服一次。

(2)针灸:神门三分,鸠尾五分,膻中二分,身柱三分,至阳三分,心俞三分,大肠俞三分(慢捻刺泻法)。

[8月29日]

中医检查:体温正常,脉象脉弦无力,面色灰白,舌淡红,厚白苔。

现症:精神恍惚,起卧不安。

处方:朱茯神八钱,生白术三钱,人参一钱五分,姜半夏三钱,焦枣仁三钱,炙甘草三钱,香豆豉一钱,广砂仁一钱五分,青皮一钱,生栀子一钱,紫油桂三分,大枣五枚,以水四百毫升,煮至一百二十毫升,一次温服。

[8月30日]

中医检查:体温37℃,脉象沉细而数,一息五至,舌苔黄,大便干结,小便利。

现症:精神失常,懊恼、喜暗。

处方:

(1)朱茯神三钱,元肉三钱,生枣仁炒三钱,郁李仁炒四钱,火麻仁炒四钱,炒杏仁四钱,黑芝麻六钱,肉苁蓉三钱,麸炒枳实二钱,元明粉(冲服)三钱,蜂蜜一两,以水六百毫升,煮至三百毫升,纳入蜂蜜、元明粉溶化后分二次服用,大便利,止服。

（2）蜜导煎一条，先用后服药。用法：纳入肛门内。

（3）针穴：期门五分，中脘一寸（慢捻刺泻法）。

西医检查：精神异常，喊叫不止，坐卧不安，不见好转。

［8月31日］

中医检查：体温37℃，脉象左寸脉洪大，余脉皆沉涩，昨日用蜜导煎后，下硬屎一次，舌尖红中白薄苔。

现症：胆怯，精神失常，郑声，自曰大便不畅。

处方：

（1）天竺黄一钱半，炒枣仁四钱，东人参一钱半，桑椹子四钱，软柴胡一钱，桃仁泥一钱五分，煅龙齿三钱，石菖蒲三钱，广橘络一钱，炙甘草三钱，茯神六钱，白菊花五钱，以水八百毫升，煮至三百毫升，分三次服，一小时服一次。

（2）安宫牛黄散四分，分二次服，三小时一次，白水送下。

［9月1日］

中医检查：体温脉搏同昨。

症状：同昨日，较好些。

处方：

（1）用昨日原方，加羚羊角二分，犀角三钱，以水一千毫升，先煮羚羊角十五分钟，纳诸药更煮至三百毫升，分三次服，一小时一次。

（2）针穴：大椎三分，陶道三分，身柱三分，至阳三分，膈俞三分，期门五分，鸠尾五分，巨阙五分（慢捻刺泻法）。

［9月2日］

中医检查：体温37℃，脉象弦数，一息六至，舌苔黄，舌尖红，大便黏黑，小便黄臊。

现症：昨日用药后，一夜未安睡（原因，用药后即不能睡），下午发狂，吵闹不休，不避亲疏翻滚，今晨大便一次，黑而黏。

处方：

（1）川军四钱后煎，元明粉三钱冲服，盔沉香打一钱，青礞石面一钱，石菖蒲一钱，条芩二钱，生石膏面一两，牙皂酥炙三分，紫丹参四分，羚羊角四分，广犀角三钱，以水五百毫升，先煮羚羊角、犀角、生石膏、盔沉香十五分钟，再纳诸药，更煮至二百四十毫升，分六次服，元明粉分六次冲服，一小时用一次，用药后大便下，止服药。

（2）针穴：鸠尾五分，巨阙五分，上脘五分，足三里一寸半，内关五分，通里五分（慢捻刺泻法）。

9月3、4日,未服药。

[9月5日]

中医检查:体温36.5℃,脉搏弦数,一息五至,舌尖仍红,较昨日轻,中白薄,大便正常,黄色,小便数。

现症:饮食很好,吵闹较前轻。

处方:

(1)生龟甲八钱,活磁石捣一两,阿胶四钱,焦枣仁二钱,石菖蒲二钱,生牡蛎粉六钱,羚羊角二分,生栀子二钱,炙甘草三钱,黑元参四钱,紫丹参四钱,豆豉二钱,以水八百毫升,先煮羚羊角十五分钟,纳诸药,更煮至四百毫升,分四次服,四小时一次。

(2)针穴:巨阙五分,上脘五分,中脘一寸,下脘一寸,水分三分,足三里一寸半(慢捻刺泻法)。

[9月6日]

中医检查:体温36.5℃,脉象弦数,一息五至,今日大便一次,黑色,小便正常,昨夜睡眠良好,舌尖红,苔灰黄。

现症:饮食尚可。

处方:5日药未用完今日继用。

西医检查:烦躁不安,精神较前稍安静,仍不断乱说,能安静卧床。

[9月7日]

中医检查:体温37℃,脉搏弦数,一息六至,舌无苔,二便正常。

现症:小便臊臭,饮食正常。

处方:

(1)盔沉香一钱五分,广犀角四钱,川军一钱五分后煎,青礞石研细一钱,石菖蒲一钱,条芩一钱五分,莲子心二钱,元参四钱,紫丹参四钱,以水四百毫升,先煮犀牛角二十分钟,纳入诸药,更煮至二百毫升,分三次服,一小时一次。

(2)安宫牛黄散四分,二次服白水送下。

(3)针穴:上脘八分,中脘一寸,下脘一寸,足三里一寸半,委中一寸,气海五分(慢捻刺泻法)。

9月8、9日,症状同前,原方减大黄、元明粉。

[9月10日]

中医检查:体温37.5℃,脉象沉弦,一息六至,昨夜泻出黏液物。

现症:饮食增进,言语较好,夜能安睡,午后仍有烦躁。

今日停药一日。

针穴:身柱五分,灵台三分,至阳三分(慢捻刺泻法)。

西医检查:较前安静,眼直视,烦躁不安,心肺正常,肝脾未触及。

[9月11日]

中医检查:体温37.2℃,脉象沉弦,一息五至,舌苔微白,二便正常。

现症:言语已不狂乱,精神安定。饮食增进。

处方:

(1)川军一钱半,元明粉(冲服)一钱,青礞石研细一钱,银花五钱,莲子心五钱,石菖蒲三钱,条芩二钱,生杭芍三钱,粉丹皮三钱,龙胆草二钱,广犀角三钱,粉草一钱,以水一千毫升,先犀角十五分钟,纳入诸药,更煮至三百毫升加入元明粉,分二次服,一小时一次。

(2)针穴:巨阙五分,上脘八分,中脘一寸,下脘一寸,关元五分,期门五分,三阴交五分(慢捻刺泻法)。

[9月12日]

中医检查:体温37.6℃,脉象略显弦数,一息五至,舌无苔,小便正常。

现症:昨夜安睡一宿,今日精神很好,饭后易饥,白天安卧不躁。

处方:广犀角三钱,川军三钱后煎,元明粉冲服一钱五分,青礞石研细一钱,银花五钱,莲子心二钱,石菖蒲三钱,黄芩二钱,生白芍三钱,粉丹皮三钱,龙胆草二钱,酒川连打一钱,粉草一钱,以水一千毫升,先煮广犀角十五分钟,再纳诸药,煮至三百毫升后纳入川军,煮数沸入元明粉去渣,分三次服,一小时一次。

[9月13日]

中医检查:体温37.5℃,脉象和缓,一息五至,舌无苔,二便正常。

现症:精神日增,谵语狂言大减,夜稳睡,日间亦安详,饮食增,服药后大便二次,都是黏状,腿疼,中午怔忡。

处方:

(1)广犀角三钱,川军二钱五分,元明粉(冲服)一钱五分,青礞石一钱研细,银花五钱,莲子心五钱,石菖蒲三钱,条芩二钱,生杭芍三钱,粉丹皮三钱,龙胆草三钱,酒川连打一钱,粉草一钱五分,鲜荷梗一两煮,服法同前。

(2)安宫牛黄散四分,二次服,服法同前。

(3)针穴:鸠尾五分,巨阙五分,上脘八分,中脘一寸,下脘一寸(均为慢捻刺泻法)。

[9月14日]

中医检查:体温37.5℃,脉象缓和,一息五至,舌苔微黄,二便正常。

现症:诸症缓和,狂言大减,饮食增进,精神良好。

处方:

(1)广犀角三钱,南银花六钱,莲子心三钱,生山药二钱五分,生石膏研细一两五钱,石菖蒲一钱,天花粉三钱,鲜荷梗一两,粉甘草二钱,以水八百毫升,先煮石膏、犀角十五分,再纳诸味,更煮至二百毫升,分三次服,一小时服一次。

方解:川黄连、黄芩、银花、丹皮、生杭芍、胆草、犀角,凉血、泻肝清热,重用生石膏清热,而能降低体温,用生山药,有如白虎之用粳米,鲜荷梗功能养阴而通气。

(2)安宫牛黄散四分,服用法同前。

(3)针穴:鸠尾五分,巨阙五分,上脘八分(均为慢捻刺泻法)。

西医检查:烦躁不安,食欲尚佳,大小便正常,白细胞8000。

[9月15日]

中医检查:体温36.9℃,脉象缓和,一息五至,舌苔微白。

现症:诸症较好,食欲增,大便利。

处方:

(1)广犀角三钱,莲子心四钱,石菖蒲二钱,生赭石粉一两,生杭芍四钱,鲜荷梗一两,煮服法同前。

(2)安宫牛黄散四分,服法同前。

[9月16日]

中医检查:体温36.4℃,脉象缓和,一息五至,二便正常。

现症:饮食正常,神志有时不清楚。

处方:

(1)广犀角三钱,莲子心五钱,石菖蒲二钱,远志肉微炒三钱,生赭石粉一两,生杭芍五钱,鲜荷梗一两,鲜石斛五钱,威灵仙五钱,甘草二钱,煮服法同前。

(2)苏合香丸一粒,一次服,白水送下。

[9月17日]

中医检查:体温37.5℃,脉象缓和,一息五至,舌尖微赤,二便正常。

现症:症状同前。

处方:

(1)广犀角三钱,元参五钱,莲子心三钱,鲜荷梗五钱,鲜石斛五钱,生地八钱,生杭芍五钱,粉甘草二钱,煮服法同上。

(2)局方至宝丹四分,服法同前。

[9月19日]

中医检查:体温37.2℃,脉象缓和,一息五至,舌苔微白,二便正常。

现症:神志好,饮食增加善饥。

处方:

(1) 广犀角三钱,大元参一两,生石膏研细一两,生山药五钱,天花粉三钱,生杭芍四钱,莲子心三钱,肥知母三钱,粉甘草三钱,煮服法同上。

(2) 安宫牛黄散四分,分二次用,三小时服一次,白水送下。

[9月20日]

中医检查:体温37℃,脉象和缓,舌苔微白,二便正常。

现症:神志清楚,善饥。

处方:

(1) 广犀角三钱,元参一两,生石膏研细一两,生山药一两,生杭芍五钱,莲子心四钱,炙甘草四钱,生赭石面一两,煮服法同前。

(2) 安宫牛黄散四分,服法同前。

[9月22日]

局方至宝丹二分,一次服,白水送下。

西医检查:精神仍不安,记忆不好,其他症状无明显变化。

[9月24日]

中医检查:体温37℃,脉象缓和,一息五至,舌无苔,二便正常。

现症:精神很好,觉饥饿。

处方:

(1) 广犀角磨汁三钱,元参一两,生石膏面一两,丹参一两,生山药五钱,莲子心四钱,菖蒲二钱,生赭石研一两,炙粉草五钱,以水八百毫升,先煮石膏十五分钟,纳诸药煮至二百五十毫升,去渣再纳入广犀角汁,分三次服,隔一小时服一次。

(2) 安宫牛黄散四分,分二次,三小时一次。

西医检查:精神异常,性情急躁,常嚷饥饿。

[9月26日]

中医检查:体温36.4℃,脉象缓和,一息四至,无舌苔,二便正常。

现症:精神正常。

处方:

(1) 广犀角磨汁五钱,元参五钱,丹参一两,生赭石一两,莲子心四钱,石菖蒲四钱,粉草三钱,地龙四钱,钩藤二钱,以水八百毫升,先煮赭石十五分钟,纳入诸药煮至二百毫升,去渣再纳入广犀角汁,分三次服,每隔一小时服一次。

（2）安宫牛黄散四分。服法:二次分服,三小时一次。

［9月27日］

中医检查:体温36.9℃,脉缓和,一息四至,舌无苔,二便正常。

现症:精神好,食欲正常。

处方:

（1）广犀角磨汁三钱,元参五钱,丹参五钱,莲子心四钱,石菖蒲一钱五分,生赭石一两,粉草二钱,地龙二钱,钩藤二钱,以水七百毫升,先煮赭石十五分,纳诸药煮至二百毫升去渣,再纳入广犀角汁,分二次服,每一小时服一次。

（2）安宫牛黄散二分,一次服,白水冲下。

［9月28日］

中医检查:体温36.6℃,平脉,一息四至,舌无苔,二便正常。

现症:精神正常,诸症见愈,食欲较好。

处方:广犀角三钱研汁,元参五钱,丹参五钱,生赭石研一两,生山药五钱,石菖蒲一钱五分,粉草二钱,杭白芍三钱,以水七百毫升,煮至二百毫升,去渣,纳广犀角汁,分二次服,一小时服一次。

［9月29日］

中医检查:体温36.5℃,脉象平和,一息四至,舌无苔,二便正常。

现症:精神很好,食欲增。

处方:用28日原方加野台参七钱、炙甘草二钱,减去生山药一钱、菖蒲五分、粉草二钱,煮服法同前。

西医检查:精神异常,较前好些,能安静卧床,饮食不少,大小便正常。

［10月1日］

中医检查:体温36℃,脉象缓平,一息四至,舌色正常,大便黑色。

现症:诸症已愈,仍元气不足。

处方:广犀角二钱磨汁,元参五钱,生山药四钱,野台参五钱,生杭芍三钱,鲜荷梗一两,粉草二钱,寸冬三钱,紫丹参五钱,以水六百毫升,煮至一百五十毫升,去渣纳广犀角汁,分二次服,一小时服一次。

中医检查:体温脉象精神食欲正常,一切症状完全消失,故只用清热养阴助气、健脾之品,以待出院。

原按:此病首一段服柴胡、生姜、肉桂,是药不对症的,因其毒在肠胃,后主要以清理肠胃而起到治疗作用。

评注：

脑炎属疫证范畴，以其好发于夏秋季节，与暑瘟、暑厥相似。《素问》有云："五疫之至，皆相染易，无问大小，病状相似。"其辨证与暑瘟有相似之处，然其与暑瘟又有不同，其病因是疫热毒邪弥漫三焦，搏击表里，迅速出现高热、意识昏迷、肢体抽搐。在《温疫论》指出："伤寒与中暑，感天地之常气，疫者感天地之戾气，在岁运有多寡，在方隅有厚薄，在四时有盛衰。此气之来，无论老少强弱，触之者即病。"除高热、意识昏迷、肢体抽搐，有的以热毒犯胃，毒火上冲，而频频发呕；又有热毒充斥于内，下迫大肠，利下恶垢，或热结旁流；又有阳明邪热上扰神明，出现发狂骂詈，不避亲疏，甚则登高而歌，弃衣而走，逾垣上屋，力倍常时……或热毒淫热于肝经，出现循衣摸床，撮空理线，或者抽惕若惊如此等等，不胜枚举。但瘟疫始终以阳明为中心，可内逼营血，治疗宜清热解毒养阴，贯穿于本病治疗始终。期间或加醒脑开窍，或息风止痉，或加降逆止呕，或加以通腑泄浊，或芳化淡渗，以利湿浊。

本病例初起高热、昏迷、抽搐、便秘，烦躁谵语，此阳明热毒炽盛，蒙蔽心包，燔灼肝经，治疗宜清热解毒，熄风止痉。本病初起未加强清解阳明治疗，导致患者在治疗期间出现，吵闹不休，打人骂人，逾垣上屋，弃衣而走并大便黑黏。此阳明疫毒炽盛所致。方用清下两法的白虎汤与礞石滚痰丸加减，一清再清，一下再下而获痊愈。如吴鞠通所言"白虎剽悍，邪重非其力不举，用之得当，原有立竿见影之妙，若用之不当，祸不旋踵，懦者多不敢用，未免坐误事机，孟浪者不问其脉证之若何，一概用之，应手而效者固多，应手而死者亦复不少，皆未真知确见其所以然之故，故手下无准的也"（《温病条辨》上焦篇第九条）。

（张学林）

◎ 妊娠期间的流行性乙型脑炎病案评注

阎某某,女,20 岁

1956 年 8 月 18 日发病,8 月 19 日入院。

西医病历摘要:患者于昨日上午开始发热,头痛甚重,精神不好,四肢发麻,腿痛,食欲顿减,无呕吐,无大便,小便不利,经治不效。于今晨剧烈头痛,烦躁不安,四肢厥冷,有时意识不清,急赴市医院就诊,诊为乙脑,介绍来我院治疗。现已妊娠 6 个月。

西医检查摘录:体温 40℃,脉搏每分钟 120 次,呼吸每分钟 36 次,发育营养中等,头颈胸部无所见,下腹膨隆,可闻及胎心。血:白细胞 13000,中性粒细胞比值 75%,淋巴细胞比值 25%。脑脊液:细胞数 8400,中性粒细胞比值 74%,淋巴细胞比值 26%,蛋白(+),糖 1~2(-)、3~5(+)。

中医检查:脉诊,沉滑而数;不整之象。

处方:生石膏四两,天花粉六钱,南银花一两,青连翘七钱,嫩茵陈五钱,生山药四钱,条黄芩五钱,粉甘草三钱,以水九百毫升煮至三百毫升,分七次温服,一小时一次。

[8 月 22 日]

检查:前方加减连进三剂,体温 39.8℃,脉象沉数,小便利,大便无,仍高热头疼。

处方:生石膏八两,大元参二两,天花粉五钱,鲜瓜蒌一两,生山药一两,粉甘草三钱,嫩茵陈三钱,条黄芩一两,广犀角五钱,以水一千二百毫升,先煮犀角、石膏十五分钟,再纳余药,更煮至四百毫升,分十次,一小时一次温饮。

以此方加减服至 8 月 31 日,诸症均有很大好转,大便不通,采用了生石膏、元参、糖瓜蒌之清热润肠以通燥结,小便不利有尿潴留时采取导尿,至 9 月 14 日病情日益好转。

[9 月 15 日]

检查:体温 37.5℃,脉象沉数无力,小便正常,大便虽下而不畅,有些腹痛,无下坠,睡眠欠佳,他症已除。

处方:黑元参四两,南银花二两,杭白芍一两,条黄芩四钱,粉甘草五钱,川楝子五钱,茯神五钱,新炒枣仁五钱,水煎分四次温服,一小时一次。

[9月17日]

检查:服药二剂后,诸症皆除。又经调理数天痊愈出院。数月后访问,始知已顺利生产,母子俱健。

评注:

该案为妊娠合并乙脑重型患者,妊娠期中妇女乙脑患者的治疗,是复杂而又棘手的问题,治病则碍胎,保胎则病进。患者妊娠六月又患乙脑,而且病情重危,高热神昏,头痛剧烈,二便不通,脉沉滑数不整,郭可明老以白虎汤加南银花、青连翘、嫩茵陈、条黄芩清热解毒养阴透邪,急治其标,单刀直入,三剂后病情稍缓,但大便不通,燥热内结,病终不解,若为常人患此,加承气汤类立解,而此时不可孟浪用之。诊者仍以清热解毒养阴为法,重用生石膏至八两,并配合重量元参、瓜蒌清热滋阴、润燥通便,广犀角开窍醒神,黄芩凉血保胎,加减连用三周而热退便通,诸症渐除,最后以养阴清热,安神养胎而收功,母子平安俱健。遵循《黄帝内经》"有故无殒,亦无殒也"的原则,积极有效快速地治疗乙脑,控制病情进展是关键。余师愚在《疫病篇》论"妊娠病疫"中曰:"母之于胎,一气相连,盖胎赖母血以养,母病热疫,毒火蕴于血中,是母之血即毒血矣;苟不清其血中之毒,则胎能独无恙乎?须知胎热则动,胎凉则安,母病热疫,胎自热矣。竭力清热以凉血,使母病去而胎可无虞。若不知此,而舍病保胎,必至母子两不系也。"对临床治疗有指导意义。郭可明老临此棘手危急复杂重症,胆大心细,考虑周全,挽危救难,于临床实践中得来的经验,弥足珍贵。

(毛宇湘)

◎ 流行性乙型脑炎合并症型病案评注

高某某,男,7岁

1956年9月4日发病,1956年9月7日入院。

西医病历摘要:患儿9月4日突然发热,呕吐,吐物为食物,下午呈半昏迷症状,无抽风,在当地院用过冰囊,服用阿司匹林、奎宁等药,治疗3天无效,介绍来我院治疗。

西医检查摘录:体温40.4℃,,呈完全昏迷状态,口向左斜,两目上翻,瞳孔散大,对光反射减弱,咽下困难,咽部充血,扁桃体肿大,上颚有米样大白色点状物附着(喉液涂片有白喉杆菌生长),左侧上下肢抽动,右侧活动迟钝,二便失禁。克尼格征(+),巴宾斯基征(−)。血:白细胞11250,中性粒细胞比值85%,淋巴细胞比值15%。脑脊液:细胞数285,糖阳性,蛋白阳性,氯化物680毫克%,中性粒细胞比值80%,淋巴细胞比值20%。

中医检查:脉象沉细而数,一息九至,舌苔白厚。

处方:

(1)生石膏三两,天花粉三钱,莲子心三钱,石菖蒲一钱半,川黄连一钱半,广犀角三钱,钩藤五钱,淡全虫二钱,大蜈蚣三条,生山药五钱,野台参五钱,生地八钱,元参八钱,银花一两,桔梗一钱半,水煎温服,分五次,二小时一次。

(2)安宫牛黄散六分,分三包,三小时一包,药汁冲服。

[9月9日]

检查:上方连服2天,今日病情好转,大便次数减少,体温逐渐将至38.5℃,脉象沉数,一息七至。口腔上颚白色点状物消退很多,但仍昏迷不语,烦躁不安,不断抽搐,口眼㖞斜。

处方:

(1)石膏二两,南银花一两,青连翘五钱,大蜈蚣六条,全虫二钱,生地黄四钱,大元参四钱,麦门冬三钱,桔梗一钱半,广犀角二钱,滑石粉四钱,生山药四钱,野台参五钱,钩藤四钱,水煎分五次温服,二小时一次。

(2)安宫牛黄散六分,分三包,四小时一次,药汁送下。

以 9 日方加减服至 9 月 25 日,体温正常,无自觉症状,神经系统无病理反射,化验检查正常,诸症痊愈出院。

评注:

该案为乙脑近极重型并合并白喉患儿,高热神昏,口斜目翻,瞳孔散大,二便失禁,窍闭欲脱,病急重危,已属难治之症。郭可明老先以大剂白虎人参汤加莲子心、石菖蒲、川黄连、广犀角、钩藤、全虫、蜈蚣、生地、元参、银花、桔梗和安宫牛黄散清热解毒、养阴通络、开窍醒神、益气固脱,两病同治。吴鞠通《温病条辨》说安宫牛黄丸"此芳香化秽浊而利诸窍,咸寒保肾水而安心体,苦寒通火腑而泻心用之方也"。两剂热减,但仍昏迷不语,烦躁不安,不断抽搐,口眼㖞斜,但大便次数减少,白喉减轻,病有缓象,二诊上药蜈蚣加倍,加减续服两周,两病同时痊愈而出院。郭可明老以清热、解毒、养阴为原则兼顾合并症的发生,及时而灵活的运用白虎加人参汤合安宫牛黄散加减治疗,如此复杂危候,诊者重剂祛邪,步步扶正,胆大心细,胸有成竹,非临床久战之大家,何以取此佳效!

(毛宇湘)

◎ 1955 年的 8 个病例补充

1. 安某某,男,11 岁

1955 年 8 月 5 日发病,8 月 9 日入院。

西医病历摘要:病历叙述者为病人之母。患者于前五天轻度发热、头疼、精神不振、饮食尚好。近三日来轻度腹泻,为黄色稀便,腹部感有疼痛。昨日四肢手足发麻,有震颤现象,病情逐渐加重,呈半昏迷状态,嗜睡。今日发热较高,意识昏迷,曾吃过西药,注射青霉素,补充过盐水葡萄糖液无效,到市人民医院诊治,经腰椎穿刺检查,诊断为:流行性乙型脑炎,介绍来院就诊。

西医检查摘录:体格营养不良,意识昏迷,嗜睡,急性重症病容。右侧颜面及上眼睑有轻度神经麻痹现象,体温 39.5℃,脉搏每分钟 108 次,呼吸每分钟 40 次。眼结膜微充血,瞳孔形圆等大,对光反应迟钝。两鼻孔通气,唇微干,舌披薄苔,咽及扁桃腺稍充血,颈右侧淋巴结(+)、心跳速亢进,肺呼吸音无异常所见。有摸索现象,右上肢有轻度麻痹。项强直(+),腹壁反射及提睾反射均消失,克尼格征(+),巴宾斯基征(+),布辛司克氏征(+),膝腱反射迟钝,皮肤灼热、无疹。化验:血液:白细胞 15000,分类:中性粒细胞比值 90%,淋巴细胞比值 10%,红细胞 375 万,血红素 78%;脊髓液:细胞 150,蛋白(++),糖:1(−),2~5(+),色清,压力不高,色氨基酸试验(−)。

中医检查:

主诉:发热头疼五天,自今早起较严重。

现症:体温:39.3℃,脉象沉数,一息七至,大便一次,小便不多。发热头疼,昏迷不醒,四肢发麻,厥逆瘛疭,吐泻一次,精神不好。

处方:

(1)生石膏四两,天花粉七钱,生山药五钱,忍冬藤一两,茵陈五钱,全虫一钱,大蜈蚣三条,钩藤四钱,川黄连三钱,黄芩三钱,青竹茹五钱,粉甘草二钱,大玄参三钱,广犀角四钱,以水三杯煮至一杯,分六次,一小时一次,温服之。

(2)安宫牛黄散五分,分二次,三时一次,白水送下。

(3)玉泉散三钱,与牛黄散同服。

[8月9日]

下午检查:发热,半昏迷,有时问话回答一声,瞳孔对光反应迟钝,右侧眼裂较开大,有麻痹现象,右上肢运动迟钝,不能饮食,以鼻饲法输入液体和药,项强直(+),腹壁反射及提睾反射均消失,克尼格征(+),巴宾斯基征(-),奥本海姆征(+),布辛司克氏征(+),喉内稍有痰。小便:蛋白(-),糖(-)。沉渣:膀胱上皮(+)。

中医晚10时检查:体温39.5℃,脉象滑数,一息七至,小便利,大便无,诸症状均如前。

处方:

(1) 安宫牛黄散四分,分二包,三小时一次。

(2) 玉泉散六分,分二包,与牛黄散合服。

[8月10日]

西医检查:意识稍清楚(于晨八点半),嗜睡,不思饮食,头部出汗,项部仍强直(+),膝腱反射迟钝,腹壁反射及提睾反射均消失,强刺激存在,克尼格征(+),巴宾斯基征(+),布辛司克氏征(+),右侧上下肢运动仍迟缓,白细胞13000,中性粒细胞比值80%,淋巴细胞比值20%。

中医检查:体温38.5℃,脉象较缓和,一息六至,舌微白,小便利,大便无力。

现症:头疼大减,神志清醒,亦能吃东西。

处方:宜原方主治。

[8月11日]

西医检查:意识清楚,精神颓靡,嗜睡,右侧合闭时眼裂较大,左上肢动作恢复常态,项强直(-),稍有抵抗,胸部心音稍亢进,腹壁反射迟钝,提睾反射消失,克尼格征(+),巴宾斯基征(-),大便例查:淀粉颗粒(+)。

脊髓液:细胞250,蛋白(±),糖:1~5(+),中性粒细胞比值50%,淋巴细胞比值49%,大单核细胞比值1%。

中医检查:体温37.3℃,脉象滑数,一息六至,舌苔微白,小便利,大便无。

现症:嗜睡,食欲增加,精神亦佳,大便至今未下,睡眠很好,但四肢略有麻木之感。

处方:生赭石一两五钱,元参五钱,青竹茹四钱,生地五钱,忍冬藤一两,天花粉五钱,以水二杯半煮至大半杯,分二次,二小时一次,温服之。

[8月12日]

西医检查:意识清楚,精神颓靡不振,出汗、无力,食欲较好,腹壁反射迟钝,提睾反射消失,克尼格征(+),巴宾斯基征(-),大便秘结,小便正常。

中医检查:体温36.7℃,脉象亦缓和,一息五至,二便不利,但诸症均良好,食欲亦佳。

处方:生赭石一两五钱,青竹茹五钱,元参五钱,生地五钱,粉草三钱,天花粉四钱,以水二杯半煮至多半杯,分二次,一小时一次。

[8月13日]

西医检查:意识清楚,精神颓靡,嗜睡,下肢有疼痛感,食欲良好,大便秘结,膝反射(+),克尼格征(+),巴宾斯基征(-),布辛司克氏征(+)。

中医检查:体温36.2℃,脉象较缓,一息五至,舌无苔微白,小便利,大便无,但两足发麻,两手已愈。

处方:生赭石一两五钱,天花粉六钱,青竹茹三钱,元参六钱,忍冬藤一两,以水二杯半煮至一杯,分二次,一小时一次。

[8月14日]

西医检查:精神较昨好,说话声音较大,舌披白色苔,食欲增加,克尼格征(+),巴宾斯基征(-),膝腱反射(+),足感麻木疼痛,大便秘结,白细胞10000,中性粒细胞比值75%,淋巴细胞比值25%。

中医检查:体温37℃,脉象缓和,一息六至,舌无苔,小便正常,大便无。

现症:两足麻木,精神良好,食欲增加,其他症状均良好。

处方:生赭石一两五钱,忍冬藤五钱,青竹茹五钱,天花粉四钱,全虫一钱,大蜈蚣二条,粉草三钱,糖瓜蒌四钱,以水二杯半煮至大半杯,分二次,一小时一次。

[8月15日]

西医检查:精神饮食均好,神志清,大便干燥,小便正常,瞳孔等大,对光反射(+),颈无抗力,腹壁反射迟钝,提睾反射存在,克尼格征(-),巴宾斯基征(-),布辛司克氏征(±),膝反射存在,二头肌反射存在。

中医检查:体温37℃,脉平和,一息五至,舌无苔,二便正常,两足麻木已愈,大便已通。

处方:杭白芍三钱,南银花五钱,生山药五钱,杭萸肉三钱,炙草二钱,以水二杯半煮至大半杯,分二次,一小时一次。

[8月16日]

西医检查:神志清醒,精神食欲均佳,舌披白苔,大便干燥,心肺正常,神经系无病理反射。

中医检查:体温36.9℃,脉象已平和,一息五至,舌无苔,二便正常,精神食欲均良好,但二足发痒未除。

处方:南银花一两五钱,生山药八钱,粉甘草四钱,以水二杯煮至一杯,分三次,一小时一次。

[8 月 17 日]

西医检查:一般情况均好,舌有白色薄苔,颈稍有抗力,心肺正常,腹柔软,肝脾未触见,腹反射(-),提睾反射存在,克尼格征(-),巴宾斯基征(-)。

[8 月 19 日]

西医检查:精神食欲均好,无自觉症状,足麻木消失,其他无所见。

中医检查:37.2℃,脉象缓和,一息五至,舌无苔,二便正常,精神食欲均良好。

今日停药。

[8 月 20 日]

西医检查:一般病情均好,心肺正常,腹柔软,肝脾未触知,神经系无病理反射。白细胞 14000,分类:中性粒细胞比值 79%,淋巴细胞比值 20%,大单核细胞比值 1%。脊髓液:细胞 30,蛋白(-),糖:1(±),2~5(+),氯化物 700 毫克 %,红细胞 385 万,血红素 80%。

中医检查:体温 37.8℃,脉象缓和,舌无苔,二便正常,诸症均良好。

[8 月 21 日]

西医检查:一般病情均好,昨日腰穿无反应,心肺正常,腹平软,肝脾未触及,神经系无病理反射。穿刺检查细胞数 30。

中医检查:体温 36.5℃,脉象缓和,一息五至,舌无苔,二便正常,精神食欲均好。

处方:南银花五钱,生山药一两,川黄连二钱,粉草二钱,生赭石五钱,以水三杯煮至一杯,分三次,一小时一次。

[8 月 22 日]

西医检查:精神食欲均好,大便正常,心肺正常,腹部正常,神经系无病理反射。血液:白细胞 11000,分类:中性粒细胞比值 76%,淋巴细胞比值 28%,大单核细胞比值 1%。

中医检查:体温 37.8℃,脉象平和,一息六至,舌无苔,二便正常,精神食欲均良好。

处方:玉泉散一两分四包,三小时一次,白水送下。

[8 月 23 日]病愈出院。

评注:

该案乙脑患者,发病五日后才由中医诊治,病情进展迅速,临近乙脑重型,高热头痛,昏迷不醒,四肢发麻,厥逆瘛疭,吐泻,病情重危,郭可明老治疗首先以大剂清瘟败毒饮加忍冬藤、茵陈、全虫、大蜈蚣、钩藤合安宫牛黄散及玉泉散清热养阴、息风通络扭转病势,两剂药后,热降病缓;继以生赭石、元参、青竹茹、生地、忍冬藤、天花粉镇肝养阴、息风止痉;后以杭白芍、南银花、生山药、杭萸肉、花粉、炙草养阴柔肝、清热透邪收尾巩固疗效。如中医药早期即介入治疗,效果会更好,不致发展到重型乙脑。

2. 马某某,女,61岁

1955年7月20日发病,7月21日入院。

西医病历摘要:据患者爱人谓,患者十天前患痢疾,于三天前治愈,三天未大便,于昨日又开始拉稀,黄色黏液样便,稍带白色脓液,共三次,无腹痛,中午开始发热,恶心、呕吐。无头痛,吐两次,吐物为胃内容物。午后四时许,神志不清,不会说话,大小便失禁,欲抽搐,赴人民医院就诊,收容住院。按痢疾治疗,每4小时内服一包药粉,注射青霉素数针,今晨经腰椎穿刺,细胞数120,蛋白(+),糖:1~5(+),诊断为流行性乙型脑炎,介绍来院诊疗。

西医检查摘录:体温40.2℃,脉搏128次/分,呼吸38次/分,发育营养中等,神志呈半昏迷状态,急性重症病容,叫喊时能回答,言语不清。眼结膜轻度充血,巩膜无黄疸现象,瞳孔缩小,反应迟钝,眼球运动不灵活,唇干,舌披厚苔,咽部微红,颈部无明显抗力,心音频数,稍弱,右肺后下部可听得少数干性啰音,左肺未见异常,左下腹有压疼。神经系检查:腹壁反射(-),膝反射迟钝,布辛司克氏征(-),克尼格征(-),巴宾斯基征(-),奥本海姆征(-)。化验:血液:白细胞32000,分类:中性粒细胞比值90%,淋巴细胞比值8%,大单核细胞比值2%,红细胞400万,血红素85%。大便:植物(+),淀粉颗粒(+)。脊髓液:细胞数120,蛋白(+),糖:1~5(+)。

中医检查:

主诉:前六七天患痢疾,肚疼,里急后重,经机关诊疗所治疗,经过三天未泻痢,以后继续泻痢,自昨午后五点,高热昏迷。

现症:体温40.6℃,左脉沉数而滑,右脉沉细,舌苔白,二便不知,泻泄白痢,里急后重,腹痛,昏睡鼾声,右半侧较不活软。

处方:

(1)生石膏三两,天花粉一两,生山药五钱,忍冬藤一两,莲子心四钱,野台参四钱,川黄连三钱,黄芩三钱,青竹茹五钱,粉甘草三钱,大蜈蚣两条,全虫一钱。煮服法:以水一千毫升,先煮生石膏十五分钟,更纳诸味,煮至三百毫升,分六次,一小时一次,温服之。

（2）安宫牛黄散五分，分二次，三小时一次，白水送下。

［7 月 22 日］

西医检查：神志已完全清醒，体温正常，自觉病情大为减轻，周身不适，无力，食欲较前好转，心音整，无杂音，肺部未见异常，听诊未发现啰音，瞳孔已等大，光反射存在，小便少。

中医检查：体温 37℃，脉象沉数，较昨转好，一息六至，舌苔黄薄，二便利。

现症：腹部较不畅，但精神较佳，神志清楚，体倦无力。

处方：野台参五钱，生山药五钱，天花粉五钱，生石膏一两五钱，粉甘草三钱，青竹茹四钱，生龙骨五钱。以水二杯半煮至大半杯，分三次，一小时一次，温服之。

［7 月 23 日］

西医检查：周身无力，倦怠，无头痛头晕现象，食欲稍差，但无恶心、呕吐，颈无抗力，腹壁反射（－），膝反射（＋），克尼格征（－），巴宾斯基征（－），奥本海姆征（－），今做腰椎穿刺。脊髓液：细胞 6，糖 100，蛋白（－），氯化物 700 毫克 ％。

中医检查：体温 37℃，脉象较昨已缓和，仍胸部略有不畅，二便正常，诸症均愈，但体倦无力精神不振。

处方：宜 22 日原方主治，煮服法同前。

［7 月 24 日］

西医检查：精神好转，食欲稍增，无头疼，心肺检查无异常发现，肝脾不大，大小便正常，未发现病理反射。

中医检查：体温 36.9℃，脉象已缓和，一息五至，舌苔微白，二便正常，诸症均愈，但精神不振，体倦无力。

处方：野台参五钱，生山药一两五钱，天花粉五钱，生石膏五钱，粉草三钱，以水三杯煮至一杯，分三次，二小时一次，温服之。

［7 月 25 日］

西医检查：精神大有好转，食欲增进，无头疼头晕，舌无白苔，颈软、心肺正常、腹平、无压疼、肝脾不大，克尼格征（－），巴宾斯基征（－），奥本海姆征（－），布辛司克氏征（－）。

血液：白细胞 10000，中性粒细胞比值 80％，淋巴细胞比值 20％。

中医检查：体温 37.3℃，脉象已缓和，舌苔微白，二便正常，食欲均良好，诸症均愈。

处方：宜原方主治，煮服法同前。

[7月26日]

西医检查：周身轻度发软，无力，其他无不适，大小便正常，未发现病理反射。

中医检查：体温37℃，脉象已缓和，一息四至，舌苔微白，二便正常。

现症：诸症均愈，唯较无力，精神食欲均良好。

处方：生山药二两，南银花一两，粉甘草三钱。以水三杯，煮至一杯，分三次，二小时一次。

[7月27日]

西医检查：病情无变化，周身发软无力，食欲尚佳，无恶心呕吐，无头疼，未发现病理反射。

中医检查：体温37℃，脉象正常，一息四至，舌苔微白，小便利，二天无大便，精神食欲均佳，体倦怠无力。

处方：生山药二两，南银花一两，粉甘草二钱，鲜石斛二钱。以水三杯，煮至一杯，二小时一次，分三次，温服之。

[7月28日]

西医检查：精神食欲皆如常，无恶心呕吐，亦无头痛，稍有周身发软，无力，颈软，心肺正常，腹壁反射（－），膝反射（＋），克尼格征（－），巴宾斯基征（－），奥本海姆征（－）。

中医检查：体温36.8℃，脉象正常，一息四至，舌根微白苔，二便正常，精神食欲均良好，体倦逐渐好转。

处方：生山药一两五钱，南银花五钱，鲜石斛四钱，天花粉四钱，甘草二钱。以水三杯，煮至一杯，分三次，二小时一次。

[7月29日]

西医检查：精神食欲如常，郭大夫嘱可考虑出院。血液：白细胞8000，中性粒细胞比值65%，淋巴细胞比值35%。

中医检查：体温36.6℃，脉象正常，一息四至，二便正常，精神睡眠均良好，今日停药观察。

[7月30日] 病愈出院。

评注：

该案为乙脑重型患者，老年女性，10天前患痢疾，尚未痊愈，又患乙脑，病情益重，气血虚弱，脾胃虚弱，胃肠湿热未尽，神昏高热、呕吐不食、泻痢腹痛，欲抽搐。郭可明老以白虎加参汤清热解毒、益气养阴，加忍冬藤、莲子心、大蜈蚣、全虫和安宫牛黄散清心息风通络，加芩连竹茹和胃清肠止痢，一剂顿挫病势,热降神清、纳复痢止。近代名医张锡纯在《医学衷中参西录》曾谈到痢证夹外感病为难治,曰:"痢证身热不休,服一切清火之药,而热仍不休者,方书多诿为不治。此乃外感之热邪,随痢深陷,弥漫于下焦经络之间,永无出路,以致痢为热邪所助,日甚一日而永无愈期。夫病有兼证,即治之宜有兼方也,斯非重用生石膏更助以人参以清外感之热不可。"病有相似,但更危重复杂;继以白虎加人参汤渐减生石膏用量清热透邪、健脾养阴、扶正祛邪,巩固疗效,后以生山药、南银花、鲜石斛、天花粉、甘草健脾生津透热清余邪而痊愈。纵观郭可明老诊治,尤以生山药代知母,天花粉代粳米,更能健脾生津,以防生石膏、芩连再伤已受损之胃肠,其辨证之精准、用药之精当,照顾之周全,进退自如,非有远见卓识,临证经验丰富之大家不可为也!此例患者在治疗期间,恰好卫生部考察团在石考察。此病例从病势危重到转危为安的神奇转变,赢得了考察团专家们的认可与赞叹。

3. 梁某某,女,3 岁

1955 年 8 月 28 日发病,8 月 29 日入院。

西医病历摘要:病情叙述人为患儿之母。患儿于前天上午 7 时左右,突发高热,恶心呕吐,吐物为胃内容物,精神不振,嗜睡,不思饮食,轻微咳嗽,曾在工厂医务室看过,服过每 4 小时 1 次药片,大便稀,一天一次,小便正常,体温仍高,到联合医院注射过一针青霉素,仍不见效,到人民医院检查,诊断为流行性乙型脑炎,后介绍来我院。接种史:注射过脑炎疫苗二次。

西医检查摘录:发育营养中等,半昏迷状,急性病容,精神不振,嗜睡,皮肤灼热,体温 40.5℃,脉搏 145 次 / 分,呼吸 36 次 / 分。眼结膜稍充血,瞳孔等大,对光反射(+),耳鼻正常,舌有白苔,咽部稍红。颈部稍有抵抗,肺左侧偶有笛音,心音速。肝在肋下二横指,脾正常,无压痛和肿块。神经系检查:腹壁反射迟钝,膝反射(−),克尼格征(+),巴宾斯基征(+),布辛司克氏征(−)。化验检查:脊髓液:外观色微浑浊,压力不高,细胞数 1250,蛋白(+),糖:1(−),2~5(+)。分类:中性粒细胞比值 42%,淋巴细胞比值 58%。血液:白细胞 21000,中性粒细胞比值 77%,淋巴细胞比值 23%。

中医检查:体温 39.5℃,脉象频数而沉,一息七至,舌有微白苔,小便利,无大便,高热昏迷,呕吐,足冷,不思饮食,精神不振,咳嗽。

处方:野台参五钱,生山药四钱,生石膏二两,广犀角三钱,芦根四钱,青竹茹四钱,川黄连钱半,大元参三钱,生地三钱,生赭石三钱,粉草一钱,广地龙三钱,黄芩二钱。以水二杯先煮犀角、石膏十五分钟,更纳诸药,煮至大半杯,分八次,一小时一次。

[8月31日]

西医检查:意识清醒,嗜睡、精神颓靡不振,饮食不多,大小便正常,瞳孔等大,对光反射(+),颈部仍有抵抗,心肺正常,腹部柔软,肝脾未触及,无压痛,腹壁反射(±),膝反射(−),克尼格征(+),巴宾斯基征(+),布辛司克氏征(−)。

中医检查:体温38℃,脉象缓和,一息六至,舌无苔,二便正常。

现症:精神好转,而欲呕吐。

处方:宜原方主治,煮服法同前。

[9月2日]

西医检查:精神颓靡,嗜睡,意识尚清,饮食较前稍好,瞳孔等大,对光反射(+),颈部微有抵抗,心肺正常,腹部稍有膨胀,肝脾未触及,腹壁反射(−),膝反射消失,克尼格征(+),巴宾斯基征(+),布辛司克氏征(−)。

中医检查:体温38℃,脉象缓和,一息六至,舌无苔,二便利。

现症:诸症均大见好转,而精神食欲均佳。

处方:宜原方主治,服法改为一日量。

[9月3日]

西医检查:精神颓靡,嗜睡,体温不规则,饮食尚可,大小便正常,瞳孔等大,对光反射(+),舌有白色苔,颈部有抵抗,心肺正常,腹部稍有膨胀,肝脾未触及,膝反射(−),腹壁反射(−),克尼格征(−),巴宾斯基征(+),布辛司克氏征(−)。

脊髓液:外观清,压力不高,细胞数380,蛋白(+),糖:1~5(+),氯化物710毫克%。分类:中性粒细胞比值50%,淋巴细胞比值49%,单核细胞比值1%,细菌(−),网膜(−)。

中医检查:体温38.2℃,脉象频数,一息六至,舌无苔,小便利,大便无。

现症:发热而欲呕吐,大便秘结,嗜睡,精神不振,食欲稍增。

处方:生赭石八钱,大元参五钱,生地黄四钱,芦根三钱,青竹茹三钱,天竺黄三钱,广地龙三钱,生杏仁泥二钱,天花粉三钱,粉甘草二钱。以水二杯,煮至大半杯,一日量,温服之。

[9月4日]

西医检查:精神颓靡,嗜睡,饮食欠佳,大小便正常,瞳孔等大,对光反射(+),颈部有抵抗,心音速,肺部无明显变化,腹部膨胀,肝脾未触及,腹壁反射(−),膝反射(+),克尼格征(−),巴宾斯基征(+)。

中医检查:体温39.1℃,脉象频数,一息七至,舌苔白色,二便利。

现症:发热,精神不振,食欲较好,眼光有神。

处方:生石膏二两,天花粉三钱,生山药三钱,忍冬藤五钱,青竹茹三钱,粉甘草三钱,以水三杯,煮至一杯,一日量,半小时一次,徐徐温饮之。

［9 月 5 日］

西医检查:精神颓靡不振,嗜睡,饮食尚可,呕吐一次,大便数次,为黄黑色黏稠物,颈部无抵抗,心肺正常,腹部稍膨胀,腹壁反射迟钝,膝反射迟钝,克尼格征(+),巴宾斯基征(+)。大便:结缔组织(+)。小便:蛋白(-),糖(-),尿酸(-)。

中医检查:体温 38℃,脉象频数,一息七至,舌无苔,二便利。

现症:精神食欲均佳,诸症状亦见好转。

处方:

(1) 玉泉散四钱,分四包,三小时一次,白水送下。

(2) 牛黄散四分,分四包,三小时一包与玉泉散和服。

［9 月 6 日］

西医检查:体温稍下降,嗜睡,精神仍是欠佳,饮食尚可,大小便正常,颈部无抵抗,心肺正常,肝脾未触及,腹壁反射、膝反射迟钝,克尼格征(-),巴宾斯基征(+),脉搏 130 次 / 分。

中医检查:体温 37.9℃,脉象频数,舌无苔,二便利。

现症:诸症状均好转,精神食欲均良好。

处方:

(1) 玉泉散三钱,分四包,四小时一次。

(2) 安宫牛黄散四分,分四包,四小时一次,与玉泉散合服。

［9 月 7 日］

西医检查:食欲尚好,精神稍差,颈部无抵抗,膝腱反射(+),舌披白苔,克尼格征(-),巴宾斯基征(-)。

中医检查:体温 37.5℃,脉象缓和,一息六至,舌无苔,二便正常。

现症:精神食欲均佳,诸症皆愈。

处方:宜 6 日原方主治。

［9 月 8 日］

西医检查:精神食欲均较好,舌披白色苔,心肺正常,腹壁反射存在,啼哭不合作,腹部稍胀,有轻度腹泻为稀便。

血液:白细胞 10000。分类:中性粒细胞比值 50%,淋巴细胞比值 50%。

大便:结缔组织(+)。

［9 月 9 日］病愈出院。

评注：

该案为乙脑重型患者，神昏高热，呕吐不食，病情危重，以大剂清瘟败毒饮加野台参、芦根清热解毒、开窍醒神、益气养阴，用竹茹、生赭石、粉草等和胃降浊止呕，连用三剂后病势扭转，热降神清，病情好转，去生石膏后，病情反复，体温又发热至39.1℃，再用白虎汤加忍冬藤，青竹茹清热养阴、健脾和胃，热退病缓，神清纳复，后以玉泉散和安宫牛黄散口服清心利尿退去余邪，方便患儿服用以巩固疗效。纵观郭可明老诊治，尤以生山药代知母，天花粉代粳米，更能健脾生津，以防石膏芩连伤及胃肠。其辨证之精准、用药之精当，如抽茧剥丝，丝丝入扣，真乃临床大家风范，叹为观止！

4. 吴某某，男，6岁

1955年7月11日发病，7月11日入院。

西医病历摘要：病情叙述者为其祖母。患儿于五六天前出现拉痢，经服药剂治愈。近二日来又拉稀，一日约4~5次，便色未注意。自诉腹疼，于今日下午4时许，突然高热，全身抽搐二次，抽搐时四肢强直，颈向后仰，口吐白沫，两眼斜视不省人事，呕吐二次，大便四次，便中有黏液，时有清醒现象，烦躁卧床乱动，乱叫，不欲进食，小便次数正常、色黄，赴人民医院诊为流行性乙型脑炎，介绍来我院诊治。

西医检查摘录：体温39.7℃，脉搏170次/分，呼吸42次/分。发育营养中等，烦躁，神志呈半昏迷状，急性重病容，周身皮肤灼热，颜面潮红，瞳孔圆形等大，对光反射存在，唇干，舌披白苔，咽赤肿，扁桃腺二度肿大，未见白膜。颈软，无抗力，心音频速亢进，两肺呼吸正常，肝脾未触及，腹中部有压痛。腹壁反射(−)，膝反射(±)，克尼格征(−)，巴宾斯基征(+)，奥本海姆征(−)。脊髓液：细胞1000(含血)，蛋白(+)，糖：1~5(+)。大便：脓球(++)，血球(+)，黏液(+)，大便培养痢疾杆菌无。

中医检查：

主诉：素有疾患，体弱，今日下午突然发热，肚子疼，呕吐，抽搐二次，泄泻无度，牙关紧闭。

现症：体温40.5℃，头痛发热，抽搐，头汗多，呕吐，泄泻，神志不清，大便黏液，小便赤色而短。脉象中取，洪长滑数，一息七至，舌有微白苔。

处方：野台参四钱，天花粉四钱，生石膏二两五钱，生山药三钱，青竹茹四钱，芦根四钱，茵陈三钱，羚羊角五分，广犀角四钱，南银花五钱，粉草二钱，全虫三钱，大蜈蚣四条，川黄连二钱，莲子心三钱。以水三大杯，先煮石膏、羚羊、犀角十五分钟，再纳诸药煮至一杯，分五次，一小时一次温服之。

［7月12日］

西医检查:患儿神志呈半昏迷状态,烦躁不安,体温甚高,食欲差,呕吐三次,大便次数甚多,为脓血便,量少,小便次数较多,颈软,克尼格征(−),巴宾斯基征(+),布辛司克氏征(−)。血液:白细胞 8400,红细胞 460 万,血红素 80%。分类:中性粒细胞比值 72%,大单核细胞比值 1%,淋巴细胞比值 27%。大便:黏液(+),脓球(+),血球(+)。小便:蛋白,糖(−),三价磷酸盐(+)。

中医检查:体温 37.2℃,脉象沉数而滑,一息六至,泄泻恶垢,肚疼,头疼不清,精神及食欲较好。

处方:

(1) 生石膏一两五钱,天花粉三钱,黄芩三钱,川黄连二钱半,连翘三钱,南银花五钱,赤芍三钱,竹茹四钱,粉草二钱,煮服法同前。

(2) 安宫牛黄丸四分,分二包,三小时一次,白水送下。

［7月13日］

西医检查:精神食欲尚佳,神志清,自诉无头痛,腹疼,大便次数多,为脓血便,有里急后重感,小便正常,今日无恶心呕吐,体温正常。颈软,心律整,两肺呼吸音正常,腹平,肝脾不大,腹中部有压痛。腹壁反射、膝反射、提睾反射皆存在,克尼格征(−),巴宾斯基征(−)。脊髓液:蛋白(−),糖 100 毫克 %,氯化物700 毫克 %,细胞数 10。

中医检查:体温 36.8℃,脉象沉数而滑,一息六至,舌苔微白,小便利,大便恶垢如脓,而便黑黏液,但精神好,食欲佳。

处方:

(1) 宜原方主治。

(2) 牛黄散四分,服法同前。

［7月14日］

西医检查:神清,饮食如常,神志清醒,大便次数减少,便时腹疼,平时已无腹疼,腹部已无明显压疼,未发现病理反射。

中医检查:体温 37.4℃,脉象沉数而滑,一息六至,舌苔微白,小便已利。

现症:泄泻已减少,为黑黏稠便,但精神良好,食欲亦佳。

处方:生石膏二两五钱,天花粉五钱,生山药三钱,南银花五钱,连翘四钱,粉草三钱,青蒿三钱,青竹茹三钱,煮服法同上。

［7月15日］

西医检查:便时仍有腹疼,大便次数减少,便中稍带黏液,腹部压痛较前减轻,无病理反射。

中医检查:体温 36.8℃,脉象缓和,一息六至,舌苔微白,小便黄色,昨夜无大便,今日二次大便,如药色,肚子微疼,精神食欲均佳。

处方:宜原方主治。

[7月16日]

西医检查:体温、精神、饮食皆正常,昨夜无大便,今晨大便一次,成形,色黄无脓血,便时无腹疼。

中医检查:体温 37.2℃,脉象中取缓和,一息六至,舌中厚苔较退,诸症状均愈,精神食欲均良好。

处方:生石膏一两二钱,天花粉七钱,生山药三钱,南银花四钱,青连翘三钱,茵陈二钱,青竹茹三钱,粉甘草二钱。以水三杯煮至一杯,分三次服,半小时一次。

[7月18日]病愈出院。

评注:

该案为 6 岁患儿,6 天前患痢疾,尚未痊愈,又患乙脑,气血受损,脾胃虚弱,胃肠湿热未尽,神昏高热、呕吐不食,泻痢腹痛,神昏抽搐,为乙脑重型伴痢疾患者,病势急危重。郭可明老先以大剂白虎汤加野台参清热益气养阴,加黄连、竹茹和胃清肠止痢,加犀角、羚羊角开窍醒神息风,金银花、茵陈、芦根解毒利湿,透热止咳,加莲子心、大蜈蚣、全虫清心通络止痉,一剂顿挫病势,热退神清、纳复痢止。继以白虎加人参汤渐减生石膏用量和安宫牛黄清心息风、清热透邪、健脾养阴、扶正祛邪,巩固疗效。后以生山药、南银花、鲜石斛、天花粉、甘草健脾生津、透热清余邪而痊愈。纵观郭可明老诊治,尤以大剂白虎加人参汤清热解毒、益气养阴勇挫病势,以犀羚、莲子心、蜈蚣、全虫开窍醒神、清心通络止痉风,以生山药代知母,天花粉代粳米,更能健脾生津,以防芩连再伤已受损之胃肠,令人印象深刻。如此急危重症,命悬一线,诊者大开大合,用药如用兵,七日痊愈。其辨证之准确,用药之精当,照顾之全面,进退之自如,实非纸上谈兵,真乃临床大家,一代温病宗师风范,叹为观止!

5. 张某某,男,9 个月

1955 年 8 月 8 日发病,8 月 9 日早一点入院。

西医病历摘要:病情叙述者为其母谓。患儿于昨日下午 2 点突然发病,高热,精神不佳,不愿吃奶,无恶心呕吐,曾到南马路联合诊所诊治,注射水剂青霉素 3 次,吃药 1 包(磺胺噻唑),于晚 10 点许开始抽搐,左侧抽动较剧,连续抽搐约 3 小时,抽搐时颈向后仰,口吐白沫,唇发绀紫,两眼向左斜视;大便稀如水样物,无脓血,小便正常,于夜间到人民医院诊断为流行性乙型脑炎,介绍来院就诊。

西医检查摘录:嗜睡,急性病容,左侧上下肢麻痹状态,体温 40.5℃,脉搏每分钟 120 次,呼吸每分钟 60 次。头部囟门稍膨出,眼向左侧斜视,瞳孔缩小,对光反射迟钝,唇微干,舌披白色苔,咽及扁桃体不充血。颈部淋巴结(−),项部稍有强直。胸部左右对称,心音速亢进,肺呼吸音稍粗糙,腹部稍膨隆,有鼓肠现象,肝稍能触及(在剑突下),脾正常,肠鸣音存在。四肢:右侧运用自如,左侧上下肢呈半麻痹状态,皮肤有痱子样红色疹。神经系统:项强直(+)腹壁反射消失,提睾反射存在,克尼格征(−),布辛司克氏征(+),巴宾斯基征右(+),左足趾反射消失。化验:血液:白细胞 25400,分类:中性粒细胞比值 80%,淋巴细胞比值 19%,大单核细胞比值 1%。红细胞 400 万。脊髓液:细胞数 35,蛋白(−),糖 1(−),2~5(+)。

中医检查:

主诉:昨日午后两点发高热,精神不好,不愿吃奶,到十点开始抽搐,曾南马路联合诊所治疗,注射盘尼西林两次,又吃发汗药两次。

现症:高热昏迷,抽搐项直,四肢发凉,体温 40.5℃,脉象频数,舌根有白薄苔,小便利,大便两次。

处方:野台参四钱,生山药四钱,天花粉四钱,生石膏二两,粉草一钱,天竺黄三钱,大蜈蚣二条,全虫一钱,钩藤三钱,广犀角一钱,以水一杯半,煮至少半杯,徐徐温服之,半日量,约六小时服完。

[8 月 9 日]

中医检查:10 点 15 分钟体温 39.9℃,脉象频数已较缓和,舌苔微白,大便一次,不稠。

现症:视力较转好,诸情况亦较好些,但左半身较麻痹。

处方:野台参五钱,生山药五钱,天花粉五钱,生石膏三两,粉草二钱,忍冬藤一两,大蜈蚣三条,全虫一钱半,钩藤三钱,僵蚕一钱,广犀角一钱半,天竺黄三钱,川贝母二钱,杏仁泥一钱半,以水三杯,先煮犀角、石膏十五分钟,更纳诸药煮至多半杯,一日量,徐徐温服。

西医检查:(下午)意识清楚,发热,呈半嗜睡状,瞳孔对光反射迟钝,项有抵抗,腹壁反射(−),提睾反射迟钝,巴宾斯基征(+),左侧上下肢运动障碍,有麻痹现象,吃奶好,腹胀腹泻,为清水样大便,含有黏液。尿:蛋白(−),糖(−),血液:白细胞 25400,分类:中性粒细胞比值 80%,淋巴细胞比值 19%,大单核细胞比值 1%。红细胞 400 万,血红素 80%。

[8月10日]

中医检查:体温40.2℃,脉象频数,一息八至,有微白苔,小便利,大便泻的量很少。

现症:发热,嗜睡,肚胀,哺乳很多。

处方:继服原方,再加安宫牛黄散六分,分两次,三小时一次,白水送下。

西医检查:意识清楚,嗜睡,腹泻腹胀,左侧下肢能自动屈曲,上肢运动障碍,囟门稍膨出,项强直(+),瞳孔对光反射迟钝,腹壁反射迟钝,提睾反射(+),巴宾斯基征(+),上肢麻痹为痉挛性。吃奶可以,体温停留于40℃左右。

[8月11日]

中医检查:体温39.9℃,脉象频数,身热较缓,大便稀,小便利,而精神不振,但哺乳很好。

处方:野台参五钱,生山药五钱,天花粉四钱,生石膏三两,忍冬藤五钱,川黄连一钱半,黄芩二钱,广犀角三钱,钩藤五钱,全虫五分,大蜈蚣一条,生麦芽一钱半,以水三杯,煮至大半杯,一日量,徐徐温服。

西医检查:发热、精神颓靡,腹泻一日五次,为稀水样便,嗜睡,左侧麻痹情况稍好,囟门膨出,项强直,瞳孔对光反射(+),克尼格征(+),巴宾斯基征(±)。化验:大便:结缔组织(+)。血液:白细胞19000。分类:中性粒细胞比值80%,淋巴细胞比值19%,大单核细胞比值1%。

[8月12日]

中医检查:体温38℃,脉象缓和,一息六至,二便利,有微白苔。

现症:发热,神志有时清醒,四肢瘛疭。

处方:照前方继续服之。

西医检查:体温下降,腹部膨胀减轻,腹泻也少,瞳孔对光反射(+),项强直(+),囟门膨胀,腹壁反射消失,提睾反射消失,克尼格征(-),巴宾斯基征(-),左侧上下肢运动障碍,吃奶可以。

[8月13日]

中医检查:体温37.8℃,脉象已缓和,舌无苔,二便利,精神不振,食乳很好,右手有时呈瘛疭状态。

处方:野台参六钱,生山药五钱,天花粉四钱,生石膏二两半,粉草二钱,全虫一钱,大蜈蚣二条,忍冬藤五钱,以水三杯,煮至大半杯,一日量,徐徐温服。

西医检查:体温大降,囟门稍膨出,腹部膨胀大减,腹泻止,项强直(+),左侧上下肢运动仍有障碍,较前稍好,吃奶好,精神较前稍好。化验:血液:白细胞16000。分类:中性粒细胞比值65%,淋巴细胞比值35%。脊髓液:细胞数

12,蛋白(+),糖 80 毫克 %,氯化物 680 毫克 %。

[8 月 14 日]

中医检查:体温 37.6℃,脉象缓和,一息六至,舌无苔,二便正常,但左半身较无力,发软。

处方:野台参七钱,生山药五钱,全虫一钱半,大蜈蚣三条,忍冬藤五钱,钩藤五钱,桑枝三钱,丝瓜络三钱,生石膏一两,粉草三钱,以水三杯,煮至大半杯,一日量。

西医检查:意识清楚,囟门膨凸减低,项强直(+),左上下肢运动较前好些,腹壁反射消失,提睾反射(+),克尼格征(-),巴宾斯基征(+),食欲增进,体温正常。

[8 月 15 日]

中医检查:体温 37.7℃,脉象中取滑数,舌无苔,二便利。

现症:项强,角弓反张,神志较清。

处方:野台参七钱,生山药五钱,天花粉四钱,生石膏二两,全虫四钱,大蜈蚣六条,地龙三钱,钩藤五钱,僵蚕一钱半,生地三钱,元参三钱,胆草二钱,粉草二钱,以水三杯,煮至多半杯,八小时服完。

西医检查:意识较清,未抽搐,有惊恐现象,吃奶不佳,咳嗽,大小便正常,囟门膨凸仍存在,颈强直,鼻有脓性分泌物,咽部有痰鸣声,舌有白苔,心音速,腹壁反射(-),提睾反射迟钝,克尼格征(±),巴宾斯基征(+),布辛司克氏征(+),左侧上下肢运动仍有障碍,右侧颌下淋巴结肿大(蚕豆大)。

下午 5 时,半昏迷状,咽喉部痰很多,不能吃奶,用鼻饲法,眼结膜极度充血,角弓反张。

[8 月 16 日]

中医检查:早 3 时体温 37.8℃,脉象缓和,一息六至多,舌无苔,二便利。

现症:意识清楚,痰涎盛势已降,颈项微强直,哺乳很好,睡眠很好。

处方:野台参五钱,生山药四钱,生石膏一两,川贝母三钱,天花粉四钱,全虫一钱半,大蜈蚣三条,钩藤五钱,粉甘草二钱,地龙二钱半,以水三杯半,煮至大半杯,一日量,徐徐温服之。

西医检查:意识清楚,哺乳尚好,鼻饲已去,鼻内分泌物减少,未发现抽搐现象,咽喉有时仍有痰鸣,大便三次,为黄色稀便,瞳孔等大,对光反射(+),颈部强直稍减,心音频数,腹部稍胀,腹壁反射(-),提睾反射消失,克尼格征(-),巴宾斯基征(+),布辛司克氏征(+),左侧上下肢麻痹。

[8 月 18 日]

西医检查:神志尚清,精神食欲均好,颈部仍向后挺,左侧肢体运动仍是不灵活,腹壁反射(−),提睾反射存在,膝反射(+),克尼格征(±),巴宾斯基征(+)。

[8 月 19 日]

中医检查:体温 37.5℃,脉象缓和,舌苔微白,二便正常。

现症:诸症均佳,精神食欲均良好,但左半身麻痹,无力,项部微强直。

处方:

(1) 忍冬藤一两,全虫二钱,蜈蚣二条,以水一杯煮至半杯,分三次服。

(2) 安宫牛黄散六分,分三次服之。

[8 月 20 日]

中医检查:体温 37.9℃,脉象缓和,一息六至,舌无苔,二便正常,但左半身麻痹无力。

处方:野台参三钱半,忍冬藤四钱,全虫五分,大蜈蚣二条,钩藤三钱,桑枝一钱半,广地龙二钱半,炙草二钱,以水一杯煮至小半杯,分六次,一小时一次。

西医检查:意识清楚,囟门平坦,吃奶好,腹壁反射消失,提睾反射(+),巴宾斯基征(+),膝腱反射存在,左侧上下肢运动障碍。化验:血液:白细胞15000。中性粒细胞比值 60%,淋巴细胞比值 40%。大便:黏液(+),结缔组织(+),有少数几个脓球。

[8 月 21 日]

中医检查:体温 37.3℃,脉象缓和,舌无苔,二便正常,精神、哺乳很好,左腿已能伸曲有力,但右手臂无力。

处方:照原方主治。

西医检查:精神、吃奶均好,神志清醒,瞳孔反射(+),舌有白薄苔,颈部仍轻度向后仰,心肺正常,腹壁反射(−),提睾反射(+),膝反射存在,克尼格征(−),巴宾斯基征(+),左侧上下肢运动仍是不灵活。

[8 月 22 日]

中医检查:36.5℃,脉象缓和,一息六至,舌无苔,二便正常,精神食欲均良好,睡眠亦佳,但左手臂无力。

处方:野台参五钱,生山药四钱,全虫一钱,大蜈蚣二条,桑枝二钱,忍冬藤五钱,丝瓜络二钱,炙草一钱,以水二杯,煮至半杯,分四、五次服,一小时一次,温服之。

西医检查:精神、吃奶好,神清,颈部仍有抵抗,心肺正常,腹部柔软,肝脾未触及,腹壁反射(−)提睾反射(+),膝反射存在,克尼格征(−),巴宾斯基征(+),左侧上下肢运动障碍。

[8 月 23 日]

中医检查:37.1℃,脉象缓和,一息六至,舌无苔,二便正常。

现症:右手臂软弱无力,其他精神哺乳均良好。

处方:22 日原方主治。

西医检查:精神、吃奶好,瞳孔反射(+),颈部无抵抗,心肺正常,腹部柔软,肝脾未触及,左上肢仍是运动障碍,左下肢麻痹减轻,腹壁反射(−),提睾反射存在,克尼格征(−),巴宾斯基征(+)。

[8 月 24 日]

中医检查:37.2℃,脉象已平和,二便正常。

现症:精神食欲均良好,但左臂较有力,而手不能握物。

处方:野台参五钱,生赭石三钱,丹参一钱半,忍冬藤五钱,桑枝一钱半,地龙一钱半,全虫三分,大蜈蚣一条,以水多半杯煮至一半,徐徐温饮之半日量。

西医检查:精神、吃奶均好,大小便正常,颈部正常,心肺正常,腹部柔软,肝脾未正常,腹壁反射(−),提睾反射(+),膝反射(+),克尼格征(−),巴宾斯基征(+),左上下肢运动较前有进步。化验:白细胞 12200。分类:中性粒细胞比值 70%,淋巴细胞比值 30%。

[8 月 25 日]

中医检查:36.8℃,脉象正常,二便亦正常,但左手不能握东西。

处方:宜 24 日原方加川秦艽一钱半,煮服法同上。

西医检查:精神、吃奶均好,心肺正常,腹部柔软平坦,膝反射(+),提睾反射存在,克尼格征(−),巴宾斯基征(+),左下肢较前有力,左上肢不能握物,大小便正常。

[8 月 26 日]

中医检查:37.4℃,脉象缓和,一息六至,舌无苔,二便正常。

现症:诸症已愈,但左手不能提东西。

处方:野台参三钱,威灵仙二钱,川秦艽三钱,桑枝一钱半,丝瓜络一钱半,广地龙二钱,全虫五分,大蜈蚣二条,甘草二钱,钩藤二钱半,以水多半杯,煮至小半杯,一日量,徐徐温服。

西医检查:体温不高,精神、吃奶好,大小便正常,瞳孔等大,对光反射(+),舌无苔,颈部无抵抗,心音频数,腹壁反射(−),膝反射(+),克尼格征(−),巴宾斯基征(+),提睾反射(+)。血液:白细胞 15000。中性粒细胞比值 62%,淋巴细胞比值38%。左上肢不能握物,能运动。大便:淀粉粒(+)。

[8月27日]

中医检查:体温脉象均正常,二便亦正常,睡眠亦好,但左手不能提东西。

处方:野台参四钱,威灵仙三钱,川秦艽三钱,桑枝一钱半,全虫五分,大蜈蚣一条,钩藤三钱,生赭石三钱,炙草一钱,以水一杯,煮至小半杯,一日量,徐徐温服之。

[8月28日]病愈出院。

评注:

该案患儿9个月,高热昏迷,抽搐项直,吐泻不止,四肢发凉,内闭欲脱,病情重危,为乙脑极重型患者。郭可明老以大剂变通清瘟败毒饮加野台参、羚羊角清热解毒、凉血息风、益气养阴,加钩藤、全虫、大蜈蚣通络止痉,忍冬藤、川贝母、天竺黄化痰开窍,三剂顿挫病势,热降神清病缓;继以白虎加人参汤渐减生石膏量清热醒神、益气养阴、健脾和胃、扶正祛邪,巩固疗效,加减全虫、大蜈蚣、僵蚕、忍冬藤、钩藤、桑枝、丝瓜络等通络息风止痉,以疗项强、角弓反张及四肢瘫痪;后以野台参、生山药、忍冬藤、全虫、大蜈蚣、钩藤、桑枝、广地龙、蜈蚣、生赭石、炙草等加减益气健脾、清热息风、通络止痉而痊愈。纵观郭可明老诊治,病证结合,层次分明,用药精当,进退自如,临危不惧,真乃临床大家,后世学习之楷模。需要指出的是,本例患者为9个月婴儿,在应用石膏时必须注意徐徐温服,这点是非常重要的。

6. 刘某某,男,26岁

1955年7月22日发病,7月22日入院。

西医病历摘要:午后2时突然发病,高热头晕,不能说话。气短,呼吸急促,卧床辗转不停,不断呻吟。无咳嗽,半天来未进饮食,无恶心,呕吐。未大小便,无抽搐。经注射一针,赴人民医院就诊。经腰椎穿刺,脊椎液:细胞数50个,诊断为流行性乙型脑炎,介绍来院就诊。

西医检查摘录:体温39.9℃,血压:收缩压126mmHg,舒张压74mmHg。发育营养欠佳,神志欠清,不愿答话,急性重病容。呼吸急速浮浅。眼结膜充血,巩膜无黄疸,瞳孔形圆等大,对光反射存在,眼球运动尚灵活。鼻通气,稍有不畅现象,无脓性分泌物。唇干,舌披轻度白苔,咽部稍红,扁桃体不大,无白膜,心音低弱,未闻到杂音。右肺呼吸音较弱。腹平软,肝脾未触及,无压疼及肿物。神经系检查:腹壁反射(−),膝反射(+),提睾反射(+),布辛司克氏征(−),克尼格征(−),戈登征(−),奥本海姆征(−)。血液:白细胞11000,中性粒细胞比值93%,淋巴细胞比值7%。

中医检查：

现症：体温 39.9℃,脉象六至,脉沉数,左脉较小,舌苔微白,干燥,二便无,不饮食,高热昏迷,眼膜稍充血。颜面潮红,四肢不凉。

处方：

（1）野台参六钱,生山药五钱,天花粉一两,生石膏三两,嫩茵陈三钱,南银花一两,莲子心四钱,粉甘草三钱,以水三杯,煮至一杯,分五次,一小时一次,温服之。

（2）安宫牛黄散五分,分二次服,三小时一次,白水送下。

西医检查：患者烦躁不安,卧床乱动,病情严重,能言语,呼吸急促且浮浅,不断呻吟。无咳嗽,头部及上身出汗甚多。腹壁反射（－）,膝反射（＋）,提睾反射（＋）,无病理反射。

［7 月 23 日］

西医检查：午后神志清醒,自能言语,头晕头痛,周身不适发酸,胃部发胀,饮食增进,无恶心呕吐。头部出汗多,心音稍速。颈无明显抗力,腹壁反射（＋）,膝反射（＋）,提睾反射（＋）,无病理反射。

血液：白细胞 8400,中性粒细胞比值 87%,淋巴细胞比值 12%,大单核细胞比值 1%,红细胞 450 万,血红素 85%。

中医检查：体温 38℃,脉象滑数,一息六至,苔白薄,小便短赤,大便无。

现症：诸症状比昨较缓和。

处方：宜原方加广犀角四钱,元参四钱,煮服法同前。

［7 月 24 日］

西医检查：自能坐起,轻度头晕、头痛。胃部胀,周身发酸。大小便如常,腹壁反射（＋）,膝反射（＋）,克尼格征（－）,巴宾斯基征（－）。脊髓液：细胞数 3。蛋白（－）,糖 100 毫克 %,氯化物 700 毫克 %。

中医检查：体温 36.8℃,脉象滑数,一息六至,舌无苔津润,二便利,头昏不清,食欲稍增。

处方：野台参八钱,天花粉一两,生山药一两,生石膏二两五钱,南银花五钱,粉甘草三钱,元参四钱。以水三杯,煮至一杯,分三次,一小时一次温服之。

［7 月 25 日］

西医检查：精神好转,轻度头痛,食欲如常,无恶心呕吐,舌无苔,心律整。两肺呼吸音正常,腹壁反射（＋）,膝反射（＋）,克尼格征（－）,巴宾斯基征（－）,奥本海姆征（－）。大便：淀粉颗粒（＋）,植物细胞（＋）。

中医检查：体温 36.8℃,脉象较缓和,一息五至,舌无苔,二便如常,头部微疼,胸满不畅,精神食欲均好转。

处方:生石膏二两,天花粉八钱,生山药四钱,青竹茹五钱,茵陈三钱,南银花五钱,糖瓜蒌(捣烂)五钱,粉草二钱,煮服法同上。

[7月26日]

西医检查:同昨。

中医检查:体温36.7℃,脉象沉数而滑,舌无苔津润,小便利,大便稀,昨日一次。

现症:头痛不能坐,干呕、烦躁。

处方:生石膏三两,天花粉五钱,生山药五钱,羚羊角三分,茵陈五钱,青竹茹五钱,忍冬藤五钱,钩藤四钱,川贝母钱半,粉草二钱,全虫三钱,大蜈蚣四条,以水三杯,煮至一杯,分四次,一小时一次,温服之。

下午8点感觉头痛,其他如常,二便正常。

处方:安宫牛黄散六分,分二次服,三小时一次,白水送下。

[7月27日]

西医检查:头痛,精神饮食尚可,头晕,心肺正常,大便稀,小便正常。胃部有胀感。

中医检查:体温36.8℃,脉象沉数而滑,一息五至,舌无苔,大便稀,小便黄,头疼眩晕,食欲增,精神倦怠,眼结膜轻度充血。

处方:生石膏三两,天花粉五钱,生山药五钱,石决明五钱,茵陈五钱,南银花五钱,大元参五钱,大生地五钱,荆子钱半,川连二钱半,青竹茹四钱,粉甘草钱半,煮服法同昨。

午后8点,感觉头痛且重,不能举。

[7月28日]

西医检查:头痛,多为阵发性,头晕,呕吐三次,吐物为白色稀水,无黏液及残渣,胃部有胀感,呼吸较急促,出汗较多,大便小便正常。

血液:白细胞8000,中性粒细胞比值80%,淋巴细胞比值19%,大单核细胞比值1%。

中医检查:体温36.6℃,脉象正常,舌无苔,二便正常,食欲稍增,干呕,头痛不清。

处方:生赭石八钱,南银花五钱,生石决明五钱,茵陈四钱,荆子三钱,青竹茹五钱,杭白芍三钱,生地五钱,元参五钱,粉草二钱,以水三杯煮至一杯,分三次,一小时一次,温服之。

[7 月 29 日]

中医检查:体温 37℃,脉缓和,一息五至,舌无苔,二天无大便,小便利。

现症:头痛已轻,其他症状均愈,精神食欲均良好。

处方:宜 28 日方加鲜石斛(煮服法同昨)。

西医检查:清晨时轻度头痛,头晕,午后精神较好,可起床游走,心肺正常,未发现病理反射。

[7 月 30 日]病愈出院。

评注:

该案为乙脑重型患者,高热神昏,气短喘促,腹胀不食,大小便闭,脉沉数,左脉较小,苔白干燥,病急危重欲脱之际,郭可明老以大剂白虎汤加野台参清热解毒、益气养阴急扭病势以防脱,嫩茵陈、南银花、莲子心和安宫牛黄散清心透邪护宫,一剂热退病势见缓。但脉象滑数,一息六至,苔白薄,小便短赤,大便无,内热伤阴,则加犀角、元参养阴醒神清热,头身出汗,二便转常,病势彻底扭转,正如《素问·玉机真脏论》在论述以虚实决死生"五实死,五虚死"时曰:"脉盛,皮热,腹胀,前后不通,闷瞀,此为五实……其时有生者何也……身汗得后利,则实者活。此其候也。"

继以白虎加人参汤渐减生石膏用量清热透邪、益气养阴扶正祛邪、巩固疗效,加瓜蒌、青竹茹清热涤痰宽胸,后加忍冬藤、钩藤、川贝母、石决明、蜈蚣、全虫和安宫牛黄镇肝息风、通络止痛,随症加减,热退神清,便调纳复而痊愈。纵观郭老诊治,其辨证之精准、用药之精当,如抽茧剥丝,丝丝入扣,真乃临床大家风范,叹为观止!

7. 王某某,男,6 岁

1955 年 8 月 6 日发病,8 月 9 日入院。

西医病历摘要:病情叙述者为其姊。患者发热抽风已 3 天。患者于 8 月 6 日突然发热头疼,嗓子疼,全身不适,于 8 日下午,头疼增剧,发憋抽风发作,右侧抽动较剧,一次约 30 分钟,抽时眼斜视,唇发干,喉内有痰,继呈昏迷,抽风时作,专区第一人民医院诊为流行性乙型脑炎,介绍来院就诊,现发热昏迷,小便次数少,发黄色,大便二日未解。

西医检查摘录:体温 39.4℃,脉搏 125 次 / 分钟,呼吸 34 次 / 分钟。意识昏迷,发高热,不断有抽风现象,眼结膜充血,对光反射迟钝,向右侧斜视,舌披白苔,咽及扁桃体稍充血,颈部强直,无静脉怒张,心跳速亢进,肺呼吸音稍粗糙,右侧上下肢运动障碍。神经系:眼斜视震颤,项强直(+),腹壁反射(-),提睾反射(+),克尼格征(+),巴宾斯基征(+),奥本海姆征(+)。化验:白细胞

12000。分类:中性粒细胞比值 90%,淋巴细胞比值 10%,红细胞 375 万,血红素 78%。脊髓液:细胞数 190。球蛋白(++)(注:专区人民医院化验)。

[8月9日]

中医检查:体温 39.9℃,意识昏迷,脉象滑数,一息七至,舌苔白薄,二便利。

现症:发热,头疼,昏睡,咽喉红肿,食欲不振,抽风。

处方:

(1)野台参四钱,生山药三钱,天花粉六钱,生石膏二两五钱,茵陈三钱,南银花五钱,青连翘四钱,川黄连二钱,黄芩二钱半,青竹茹三钱,粉甘草一钱半,以水三杯,煮至一杯,分六次,一小时一次。

(2)安宫牛黄散四分,分二次服,三小时一次,白水送下。

(3)玉泉散三钱,一次服下,与牛黄散和服

[8月10日]

西医检查:意识昏迷,不断抽风,从前右侧抽动较剧,现为对侧抽动,喉部稍有痰音,眼向右侧斜视,眼球震颤,瞳孔对光反射迟钝,右侧上下肢有轻度麻痹现象,足趾反射消失,大便一次、小便二次,项强直(+),腹壁反射消失,头部有汗,提睾反射划皮肤消失,用强刺激存在。克尼格征(+),巴宾斯基征(+)。

下午,左侧痉挛抽动较剧,喉部痰鸣增剧,昏迷更甚,眼向左侧斜视,血液:白细胞12000。分类:中性粒细胞比值 90%,淋巴细胞比值 10%,红细胞 375万,血红素 78%。小便:蛋白(−),糖(−)。沉渣:尿酸胺(+)。

中医检查:体温 39.8℃,脉象沉数,一息七至,舌苔微白,小便利,大便无。

现症:高热,抽搐严重,神志不清。

处方:生石膏三两五钱,天花粉五钱,生山药五钱,全虫三钱,大蜈蚣五条,钩藤五钱,天竺黄四钱,广犀角四钱,羚羊角五分,忍冬藤五钱,川黄连一钱半,胆草一钱半,石决明五钱,粉草二钱,以水三杯,先煮犀角、羚羊、石膏十五分钟,再入诸药煮至多半杯,分六次,一小时一次温服之。

午后三点,体温 38.4℃,脉象数,抽搐依然未止,神志不清,今日大便三次,稀便。

午后九点,体温 39.3℃,脉沉数,发热,抽搐未止,神志不清,目斜视,四肢瘛疭。

处方:生石膏四两,生山药五钱,天花粉七钱,忍冬藤一两,钩藤一两,地龙五钱,羚羊角一钱,粉草二钱,大蜈蚣六条,全虫三钱,广犀角四钱,以水三杯,先煮犀角、羚羊角、石膏十五分钟,再入诸药,煮至一杯,分六次,一小时一次。

西医下午十点检查:

昏迷抽风连续不止,左上下肢乱动,下肢屈曲,右下肢强制性不动,出大汗,眼向左侧斜视,眼球震颤,心音亢强。大便检查:植物纤维(+),蛔虫卵(+)。

[8 月 11 日]

西医检查:意识昏迷发热,时有抽风,四肢为强直性痉挛,牙关紧闭,项部强直(+),眼向左斜视,瞳孔左侧中等散大,对光反射迟钝,呼吸因抽风而显不均。白细胞:18000,中性粒细胞比值 87%,淋巴细胞比值 13%。大便:淀粉颗粒(+)。

中医检查:早晨体温 39℃,脉象沉数较缓和,一息七至,小便利,大便四次。

现症:抽搐较缓些,龂齿,目斜视,不省人事,按以上情形,阴虚阳旺之故。

处方:宜原方二煎,加生地五钱,杭芍三钱,野台参三钱,以水一杯半,煮至多半杯,分六次,温服之,半小时一次。

下午,体温 38.5℃,脉象中取滑数,一息七至,牙关紧闭,昏迷不醒,继续抽搐未止,项强直,目斜视,大便一次,小便利。

处方:野台参四钱,生石膏四两,天花粉六钱,生山药六钱,全虫四钱,大蜈蚣六条,钩藤六钱,天竺黄三钱,忍冬藤一两,粉草三钱,莲子心四钱,生地五钱,川黄连二钱半,广犀角五钱,以水三杯,先煮犀角,石膏十五分钟,再纳诸药煮至一杯,一日量,徐徐温服之。

[8 月 12 日]

西医检查:于昨夜两点许,抽风减少,仍于昏睡状态,瞳孔缩小,对光反射消失,项强直(+),心音亢强,腹壁反射、提睾反射消失,克尼格征(+),巴宾斯基征(+),腹泻减少,呼吸均匀,喉内痰鸣减少,仍鼻饲法补充液体及营养。

中医检查:体温 38.5℃,脉象较缓和,一息六至多,牙关紧闭,项强,神昏不清。

处方:宜原方二煎再加元参四钱,胆草二钱,生石膏一两,全虫二钱半,大蜈蚣三条,以水二杯,煮至多半杯,分六次,半小时一次。

[8 月 13 日]

西医检查:抽风停止,仍不能说话和咽物,呈嗜睡状态,仍用以鼻饲,但能笑,瞳孔等大,对光反射迟顿,腹壁反射(−),提睾反射(+),克尼格征(+),巴宾斯基征(+),血液:白细胞 10000。分类:中性粒细胞比值 85%,淋巴细胞比值 14%,单核细胞比值 1%。小便:蛋白(−),糖(−)。沉渣:尿酸(+)。

中医检查:体温 38.6℃,脉象已较缓和,一息六至,舌苔微白。

现症:喉内较有痰音,自昨天午后六点已能哭,抽搐已愈,目能视,神志较清,但不能说话。

处方:生石膏四两,天花粉七钱,生山药五钱,忍冬藤一两,钩藤五钱,地龙五钱,全虫三钱半,大蜈蚣六条,广犀角四钱,羚羊角五分,粉草二钱,大生地五钱,杭芍三钱,野台参三钱,以水三杯,先煮犀角、羚羊角、石膏十五分钟,再入诸药煮至一杯,分六次,一小时一次温饮之。

[8月14日]

西医检查:意识仍不清,稍有知觉,不会说话,不会饮食,仍用鼻饲,瞳孔反射存在,项强直,心肺正常,下腹部膨胀,肝脾未触及,右上肢运动障碍,克尼格征(+),巴宾斯基征(+),布辛司克氏征(+),膝反射存在,提睾反射(+),腹壁反射(+),下口唇有溃疡。

中医检查:体温37℃,脉象已缓和,一息六至,舌无苔,二便正常。

现症:诸症已大见好转,神志清醒,睡眠很好,但说话困难。

处方:宜原方去羚羊角加莲子心五钱、元参五钱。

[8月15日]

西医检查:意识不太清,未抽风,有时惊怕,不能饮食和说话,瞳孔等大,对光反射(+),颈部有抵抗,心音稍速,肺有鼾音,腹部柔软,肝脾未触及,右手运动不灵活,腹壁反射(+),提睾反射左侧(+),右侧迟钝,肱二头肌反射存在,右膝反射迟钝,左(+),克尼格征(+),巴宾斯基征(+),布辛司克氏征(+)。

中医检查:体温37.9℃,脉象已缓和,一息六至,二便正常。

现症:精神食欲均佳,依然不能说话,有时惊怕,睡眠很好。

处方:宜原方野台参改为一两,去犀角。

[8月16日]

西医检查:精神尚清,不能说话,能饮少量水,二日未大便,左侧上下肢运动迟缓,瞳孔等大对光反射(+),颈有抵抗,心肺正常,腹柔软,肝脾未触及,腹壁反射(+),提睾反射存在,克尼格征(+),巴宾斯基征右(+)、左(-),膝反射存在,布辛司克氏征左(+)、右(-)。脊髓液:细胞数6。蛋白(+),糖90毫克%,氯化物800毫克%。

中医检查:体温37.7℃,脉象缓和,一息六至,舌苔白腻。小便利,二日无大便,精神良好,言语声低,睡眠佳。

处方:野台参五钱,南银花五钱,天花粉四钱,生石膏三两,莲子心五钱,地龙四钱,粉草三钱,生山药五钱,川黄连一钱半,广犀角三钱,以水三杯,煮至一杯,一日量,徐徐服之。

[8月17日]

西医检查:意识清楚,仍不能说话和饮食,瞳孔等大,对光反射(+),齿龈有糜烂,颈部有抵抗,肺部有鼾音,心音频数,腹部正常,提睾反射(+),膝反射存在,克尼格征(+),巴宾斯基征(+),左侧上下肢运动仍是迟缓。

下午,自己能少量进饮食,叫能答应,不会说话。

[8 月 18 日]

西医检查:神清,能饮,会说话,颈部有抵抗,心肺正常,腹柔软,肝脾未触及,腹壁反射(−),提睾反射(+),克尼格征(+),巴宾斯基征(+),左侧上下肢运动仍不灵活。

[8 月 19 日]

西医检查:意识清醒,精神好,食欲增多,心肺无异常,腹壁反射(+),提睾反射(+),克尼格征(+),巴宾斯基征(+)。

[8 月 20 日]

西医检查:意识清楚,食欲好,四肢运动如常,克尼格征(+),巴宾斯基征(+),体温微高 37.7℃。

中医检查:体温 37.7℃,脉象缓和,一息六至,舌微白,二便利,大便微黑黏,咽喉较痛。

处方:

(1) 玉泉散九钱,分三包,四小时一包,白水送下。

(2) 牛黄散六分,分三包,四小时一包,与玉泉散和服。

[8 月 21 日]

西医检查:精神食欲均好,大小便正常,不爱说话,瞳孔等大,对光反射(+),颈稍有抗力,心肺正常,腹柔软,肝脾未触及,腹壁反射(−),提睾反射(+),膝反射存在,克尼格征(+),四肢运动自如。

中医检查:体温 36.8℃,脉象缓和,一息五至,舌苔无,二便正常,精神食欲均良好,睡眠亦佳。

处方:生山药一两五钱,南银花一两,甘草三钱,以水三杯,煮至一杯,分三次,二小时一次。

[8 月 22 日]

西医检查:精神欠佳,饮食尚可,自诉头疼腹痛,二便正常,瞳孔反射(+),舌有白苔,颈稍有抵抗,心肺正常,腹部稍膨胀,肝脾未触及,腹壁反射(−),提睾反射(+),膝反射存在,克尼格征(+),巴宾斯基征(−),四肢及脊柱运动自如。

中医检查:体温 37.2℃,脉象缓和,一息六至,舌无苔,二便正常,精神食欲均良好。

处方:宜 21 日原方主治。

［8月23日］

西医检查:精神食欲欠佳,瞳孔反射(+),两侧等大,舌有白苔,颈部稍有抗力,心肺正常,腹柔软,肝脾未触及,腹壁反射(+),提睾反射存在,膝反射存在,克尼格征(±),布辛司克氏征(-),巴宾斯基征(±)。

中医检查:体温36.8℃,脉缓和,一息六至,舌无苔,二便正常,诸症已愈,仍精神,体倦无力。

处方:生山药一两,忍冬藤五钱,粉草三钱,杭白芍四钱,生麦芽三钱,生鸡内金二钱半,以水二杯半,煮至多半杯,分五次,一小时一次温服之。

［8月24日］

西医检查:精神食欲均好,能坐立和玩,瞳孔反射(+),舌有薄苔,颈部无抗力,心肺正常,腹柔软,肝脾未触及,腹壁反射(+),膝反射(+),提睾反射(+),克尼格征(-),巴宾斯基征(+)。

中医检查:体温37℃,脉象滑数,舌无苔,二便正常,精神食欲均佳,睡眠亦好。

处方:生山药一两,忍冬藤五钱,杭白芍四钱,生麦芽三钱,生鸡内金二钱半,炙草三钱,以水二杯,煮至多半杯,分四次,二小时一次。

［8月25日］

西医检查:精神食欲尚好,瞳孔等大,对光反射(+),颈无抵抗,心肺正常,肝脾未触及,神经系无病理反射,大小便正常。

中医检查:体温37.3℃,脉已缓和,一息六至,舌无苔。

现症:精神食欲均良好,睡眠亦佳,二便正常。

今日停药,以便观察。

［8月26日］

西医检查:精神食欲好,大小便正常,颈无抗力,心肺正常,腹壁反射(+),膝反射(+),提睾反射(+),克尼格征(-),巴宾斯基征(-)。血液:白细胞11000。分类:中性粒细胞比值70%,淋巴细胞比值30%。红细胞400万,血红素80%。

中医检查:体温36.9℃,脉象缓和,一息六至,舌无苔,二便正常,诸症均消失。

今日停药,以便观察。

［8月28日］病愈出院。

评注:

该案为乙脑重型患者,6岁患儿,头痛发热3天后就诊中医,头疼增剧,意识昏迷,颈强喘憋,抽搐频繁,眼红唇干,喉内有痰,不能进食,窍闭欲脱,病急重危,郭可明老先以大剂白虎加人参汤和安宫牛黄散清热益气养阴、开窍醒神固脱,如《医宗金鉴·幼科心法》曰:"发热汗出,头痛口渴,烦躁不宁,恶寒足冷,气乏神倦,治以人参白虎汤。"吴鞠通《温病条辨》说安宫牛黄丸"此芳香化秽浊而利诸窍,咸寒保肾水而安心体,苦寒通火腑而泻心用之方也"。同时加茵陈、南银花、青连翘、川黄连、黄芩、青竹茹解毒透热止呕,玉泉散清心利尿。二诊因患儿高热,抽搐严重,神志不清,则以大剂变通清瘟败毒饮加全虫、大蜈蚣、钩藤、天竺黄、羚羊角、忍冬藤、胆草、石决明,加强清热开窍醒神、息风通络止痉,四日治疗后高热退下,神志渐清,抽搐渐止,睡眠转安,但神志欠清,说话困难,不能进食,则以白虎加人参汤合莲子心、地龙、粉草、生山药、川黄连、广犀角、羚羊角、粉草、大生地、杭芍清脑醒神、益气养阴、健脾和胃。后以生山药、忍冬藤、粉草、杭白芍、生麦芽、生鸡内金等加减健脾和胃、养阴生津、扶正固本,治疗三周而病愈。如此危候,胆大心细,重剂祛邪,步步扶正,非临床久战之大家,何以取此佳效! 在 1954 年治疗中,郭可明老大量使用犀角和安宫牛黄散,价较高。为了减少贵重药使用,1955 年以后,郭老以重用生石膏或一天改两次处方的办法控制安宫和犀角的使用。这个特点在此例中也能体现。

8. 洛某某,男,成年,苏联专家

1956 年 1 月 7 日初诊。

西医病历摘要:患者于 1955 年 8 月得流行性乙型脑炎,经治半年,但留有后遗症缠绵不愈,至 1956 年 1 月昏睡不醒,张口呼吸,痰声辘辘,不能饮食,两目失明,左眼睑下垂,右眼不能闭,四肢不能动,小便短赤浑浊不清,非灌肠大便不通。查其脉右手弦大而数兼有滑数,左脉数而无力,舌干燥而裂,以手摸之,干硬无津,舌有白点,象如腐渣。诊断为乙脑后遗症合并肺癌。

处方:生石膏一两,野台参五钱,生山药一两,天花粉六钱,天竺黄四钱,生地黄一两,大元参一两,大蓟五钱,生赭石五钱,石决明一两,生龙骨五钱,粉甘草二两,水煎温饮,分八次,一小时一次。

[1 月 8 日]

体温 37.2℃,脉无大改变,但痰声辘辘已除,舌上白点稍退,口舌已有津液。

处方:原方增台参为一两,生地一两半,元参一两半,生山药一两半,石膏一两半,加石斛四钱。

[1 月 9 日]

体温 38℃,右脉较小,左脉较有力,舌上白点已退,大便自下五六枚干燥屎

球,黑色。小便较清而利,神志较前清醒,眼能开合,左手能活动,给其水,知道用左手扶持而饮。

处方:以原方增石膏为二两半,加萸肉一两,牡蛎粉七钱,改赭石为八钱,龙骨七钱。兼服局方至宝丹一粒,苏合香丸一粒,混合分二次,六小时一次。

[1月13日]

处方:前方生石膏增为三两,连服三剂后,眼已活动自如,脉象日趋好转,体温正常,左上肢较有力,下肢能活动,神志清醒,可以握手、再见,能说简单言语,病情日益好转。因家属要求治疗肺癌,乃于1月23日交由肺瘤专家治疗。

评注:

该案为乙脑后遗症合并肺癌,乙脑后遗症历6个月,经多方治疗病情逐渐加重,以致昏睡不醒,张口呼吸,痰声辘辘,不能饮食,两目失明,左眼睑下垂,右眼不能闭,四肢不能动,二便不利,舌干燥而裂,以手摸之,干硬无津,舌有白点,象如腐渣,右手脉弦大而滑数,左脉数而无力。病为气阴两伤,阴液大亏,毒热内伏,痰迷心窍所致,郭可明老以变通白虎汤合增液汤清热解毒、养阴益气,加生赭石、石决明、生龙骨、天竺黄镇肝息风、化痰开窍,一剂药后,病即见缓,出现转机。二诊原方增野台参、生地、元参、生山药、生石膏量,加石斛,再一剂后,诸症好转,二便通利,神志较前清醒,眼能开合,左手能活动。三诊前方加萸肉、牡蛎粉,兼服局方至宝丹、苏合香丸,加强清热解毒、芳香开窍,三剂后病情大减,四诊时增加生石膏量至三两,上方又进三剂,患者窍开神清,瞳神复常,活动自如,病情向愈。如此危重乙脑后遗症已历六个月,短短两周治疗即告向愈,彰显中华医药功效之神奇!

(毛宇湘)

附　篇

永恒的思念

中国一代名医郭可明 ◎

郭可明（1902—1968），字大德，河北省正定县东仰陵村人。郭可明是我国著名中医学家、温病学家，河北省十大当代历史名人之首。他自幼学习中医，终生热爱中医事业，医风严谨，医术精湛，医德高尚，一心赴救病患，一生中活人无数，是一位深受人民爱戴的好医生。他爱党爱国热爱人民，积极培养后人，将毕生的经验毫无保留地传授给学生，为我国中医事业的发展奉献了全部精力。

郭可明曾担任过很多重要的职务，如石门（石家庄市旧称）医士公会会长、石家庄联合中医院医务主任、石家庄市人民医院中医科主任、石家庄传染病医院主治医师等，他曾当选石家庄科学技术协会委员、石家庄医药学会副理事长、中医学会主任、河北省医学科学研究院特邀情报员，曾为石家庄政协第三届常务委员、河北省政协委员。

1954 年到 1956 年，郭可明因治疗流行性乙型脑炎取得辉煌成就，获得新中国政府第一个卫生部甲等奖，并于 1956 年受到毛泽东、周恩来等党和国家领导人的亲切接见。

虽然郭可明离开人世已将近 50 年，但他在中医领域中的突出贡献和卓越成就，以及为人为医的崇高品质依然浩气长存，风骨永在，成为后世学习的典范。

领袖接见名中医，辉煌瞬间永难忘

1956 年 2 月 5 日下午 7 点。伴着初春的微风，此刻的北京已是华灯初上，这美丽宁静的夜晚也掩盖不住勃勃的春意，阵阵春风似乎在传递着喜悦的讯息，仿佛预示着有什么不平凡的事情即将发生。

中南海，怀仁堂。宴会厅里灯火辉煌，正在出席第二届全国政协会议二次会议的部分代表来到这里似乎在等待着什么事情。此时大家正聚在一起好奇地议论着：那么多政协委员，为什么偏偏是我们被召集在这里呢？会有什么特别的事发生吗？听说国家领导人要来接见我们，是真的吗？会是哪位领导人来接见我们呢？一连串的问题浮现在委员们的脑海中。很多人在兴奋、期待和不安的情绪中焦急地等待着。

宴会即将开始。有工作人员进来问道："请问哪位是郭可明大夫？"郭可明连忙站起身来，应声回答："我就是。""噢，您请坐。"工作人员问明情况后马上便又转身离去。这令郭可明感到非常奇怪：这么多人都不问，为什么要单单问我呢？正在纳罕间，时任卫生部部长的李德全同志进来对郭可明说："郭大夫，你知道吗，毛主席和周总理马上要来接见你们了！"听到李部长这么说，郭可明心情非常激动，几乎不敢相信自己的耳朵：这是真的吗？毛主席、周总理要来接见我们，这是多么大的光荣啊！

正在郭可明紧张思索间，只见毛泽东主席那高大威武的身姿已经出现在宴会厅门口，身后还有我们敬爱的周恩来总理。转眼间毛主席、周总理已经健步走进了会场并亲切地和在场的委员们一一握手交谈。

很快毛主席来到郭可明的面前。李德全同志向主席介绍说："这位就是石家庄的郭可明大夫，苏联专家的乙脑就是他治好的。"主席那温暖的大手紧紧握住郭可明的手，用浓重的湖南话说道："了不起啊，了不起啊！"郭可明用双手同样紧紧握着主席宽厚的大手，抑制住内心无比激动的感情，赶忙回答说："这都是主席英明领导的结果！"站在旁边的新华社摄影师马上用相机抢拍下了这非常珍贵的瞬间。

毛主席亲切接见中医专家郭可明的照片作为宝贵的历史资料，至今还被保存在新华社的档案库中。它见证着党和国家领导人对中医事业的肯定、关爱与支持。这不仅仅是郭可明个人的荣誉，还是石家庄的光荣，更是河北省乃至全国中医工作者的光荣！这辉煌的瞬间就此定格，成为永恒的记忆，融入历史，值得后人永远铭记。

郭可明怎么会受到毛主席和周总理的接见呢？为什么他会成为这辉煌历史瞬间的主人公呢？故事还要从头说起。

承家学初涉杏林，学海无涯苦作舟

郭可明出生于中医世家，继承祖业，走上了中医的道路。

最早在清咸丰年间，郭可明的祖父郭辰魁就在正定府（即现在的正定县）东仰陵村开设门诊，以内科和妇科尤为专长；郭可明的父亲郭达谐除了继承中医内科疑难病症治疗之外，又对中医外科多有发挥，善用"蜀漆"治疗淋巴结核,疗效神奇,名噪一时,十里八乡求医问药者颇多。郭可明是郭达谐的第四子,自幼聪明好学,是郭氏中医世家第三代传人。父亲对他寄予厚望,希望他能够继承家学,成为一名优秀的医生。郭可明6岁就入私塾,15岁正式开始跟随父亲学医。父亲对他的要求很严格,虽说是儿子,但也要和其他学徒一样从最基本的拿药开始,经过认药、拿药的锻炼,慢慢才能够帮助父亲调配丸药,这样的活儿一干就是好几年。他不怕吃苦,不分寒暑,每天天刚蒙蒙亮就起床,筛药认药,勤恳工作;到了晚上点着油灯一边推着药捻子压药,一边借着昏暗的灯光看书学习,常常学习到深夜,天天如此,从不敢懈怠。郭可明熟读过许多部中医经典,尤其是中药的经典著作,比如学医伊始郭可明最常念的书有《本草经》《本草从新》《本草纲目》等,有些典籍他更是能够达到章章熟练背诵的程度。

每天读书,刻苦学习,认真研读的习惯他保持了一辈子,甚至过了花甲之年仍时常读书到很晚才休息。他读书读得很精细,在反复诵读中连边角的批文注释都不放过,练就了扎实的基本功。

说到认真读书,这里还有个有趣的小故事呢。

枣仁是一味常用中药,中医都知道枣仁能治疗失眠,中国古典医籍《冯氏锦囊》《嵩崖尊生》和《石室秘录》都对枣仁治疗失眠的性能及使用方法有论述,可以说他们各有侧重,诸家有长。但都提到:枣仁需要生炒各一半,就是将枣仁的一半用文火炒熟,再配上一半生的入药。

郭可明有段时间在使用枣仁治疗失眠症时,患者反映疗效不够明显。郭可明不明白:为什么会有这样的问题呢,又如何提高疗效呢? 他是一个从不放过问题的人,尤其是在临床过程中,他总是经常说带着问题给患者看病,就是对患者的不负责任。

忙累一天了,夜深人静,全家人都睡了,可他人还在翻阅资料。问题盘旋在脑海,郭可明对此还在冥思苦想。家人开玩笑说:"你呀,别人的失眠没治好,自己都快失眠了!"不知不觉已经到了深夜两点,他有些倦意了,于是对自己说:"再看最后一页就睡觉吧,明天再接着查。"就在这个时候他突然发现书中有这样一句话:"炒枣仁隔宿香味走窜,服之无效。"他恍然大悟:"明白了,原来是因为枣仁炒过后不能隔得时间过长,长了就没有香味了,疗效也就没有了,有道理。"从此郭可明用枣仁治失眠总能得心应手,药到病除。

书山有路勤为径,学海无涯苦作舟。许多人都知道郭可明用药如神,却很少有人知道他神剂妙方后面的辛酸苦累。勤奋,就是他几十年行医生涯用药确有独到之处,总有精妙之笔的原因。

学徒的日子总是单调的，而小孩子又总是淘气而充满着好奇的，郭可明也不例外。他曾经对孩子们讲过自己的一个小故事："为了让我一心学医，心无杂念，父亲绝不允许看任何与医学无关的"杂书"。禁不住好奇心的诱惑，有一次我背着父亲偷偷借了些小伙伴的小说演义类的故事书来看，结果还是不小心被父亲发现了。父亲拿起书就要烧掉，我苦苦地哀求他，说这书是我借来的，以后再不敢了。父亲却毫不留情面，严厉地教训了我，说是有第一次就有第二次，这次不记住难保以后还会再犯！最后还是把书都烧掉了。从此之后我一心只读医书再不敢分心了"。

的确，父亲对郭可明家教极严，甚至近乎于苛刻。父亲要求他在接人待物、生活作风方面要谦虚恭让，自律谨慎。家里来了客人，父亲陪客人坐着说话，郭可明就要规规矩矩立在一旁随时准备给客人斟茶倒水；出门在外必须按时赶回家，不能在外随意流连而耽误了学习时间。一次，在很冷的冬天，好像是快到过年的样子，父亲要郭可明出去收账，人家热情挽留他吃晚饭，他执拗不过只好答应。用罢晚饭，一看钟表，糟糕，耽误了回家的时间。郭可明立马顶着风雪急急忙忙往家赶。可是等他跑到家时发现大门紧闭，原来父亲为了惩戒他故意命人关了大门。任他怎么叫父亲就是不给开门，无奈只好在门口冻了一夜。

郭可明晚年曾回忆起少年的生活和学医的往事，他说："虽然我父亲是旧式的教育，古板而严厉，与现在来说已经不合时宜了，但是这样做也有不少好处，毕竟这让我从开始就走了正路，懂得学医的艰苦和做人的难处，无论当医生还是做人交朋友都有很多益处的。"

自身的聪慧敏悟，刻苦求学，再加上父亲的严格教育，郭可明边学习边临床，进步很快。从15岁到20岁，他学习了大量的中医经典著作，有非常扎实的基本功，对多种疾病有了初步认识，郭家独有的用药诀窍和父亲的临床经验也已经掌握，在人们心中慢慢有了一定的威信，在十里八乡也小有名气，马上可以出师了。郭可明20岁那年他父亲不幸去世，他只好一人支撑起父亲留下来的门诊，自此正式悬壶于杏林，开始了辉煌并富有传奇色彩的行医生涯。

三世沧桑碧云堂，一代名医竞峥嵘

碧云堂就是郭氏中医世家最初的字号。当初，碧云堂曾是石门的一块中医金字招牌，提起它就像提起北京的同仁堂，可以说是无人不知无人不晓，尤其对于病患来说，碧云堂几乎就是痊愈的希望，每日求医问药者众多。

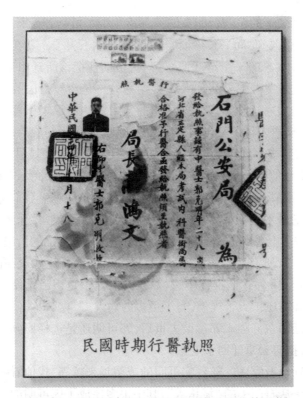

民國時期行醫執照

郭可明先生在民国时期的行医执照（郭克明为曾用名）

"碧云堂"的字号是怎么来的呢？它又经历过怎样的沧桑？

碧云堂原本是郭氏第一代创始人，郭可明的祖父郭辰魁创立的。郭辰魁在东仰陵行医之始就为自己的门诊命名"碧云堂"。据说这名字起得很有讲究：碧者，清也，玉也，温润醇厚，清澈见底，一碧万顷，比喻医生必须持有的职业道德，也用来预示医者做人的准则；云者，喻为高洁轻盈，洁白无瑕，天高云淡，生机勃勃。即便是从今天的眼光来看，碧云堂也不失为一个药店诊所的好名字，看到它就仿佛让人看到了生命的希望。

初期的碧云堂只是个规模不大的小诊所，但药物齐备，治疗常见病多发病的中药基本上齐全，附近的乡亲们看病的确是方便了很多。

本来碧云堂在东仰陵村开得好好的，可怎么又搬到石门了呢？它又是怎样慢慢发展起来以至于后来名噪石门的呢？这还要从碧云堂的四次搬迁说起。

第一次，"被迫"迁出东仰陵。之所以说是"被迫"肯定是有不得已的苦衷。原来那时候老百姓的日子很苦，穷得连糊口都很艰难，又怎么能看得起病呢。郭辰魁眼看着乡里乡亲的有病不敢看于心不忍，于是他经常给乡亲们赊医赊药，乡亲们欠下的医药费能免的他都给免了。可是开诊所也需要成本，郭家的家底也很微薄，时间一长诊所自然也就开不下去了。就在碧云堂快要倒闭的时候，多亏本家的一个亲戚慷慨解囊，帮助他把诊所迁出东仰陵，在郄马村重新开业，这才使得碧云堂保留下来，郭家也才能继续行医的生涯。

第二次，为报恩迁至黄庄。郭可明的父亲郭达谐继承了郭家的医术继续行医。他除了精通内科外又自学了中医外科，尤其是用蜀漆治疗老鼠疮（淋巴结核）堪称一绝，很多人都远道前来求治。其中有一位藁城县（今藁城区）黄庄来的病人是当地的富绅，他非常感激郭大夫治好了他的病。这位富绅给郭达谐出了个主意："不如请郭大夫把诊所搬到我们黄庄吧。我们那里得这种病的人挺多，您的医术这么好，到了我们村肯定有用武之地。"开始，郭达谐并不愿意搬家，于是这位富绅进一步劝说道："您是好大夫，人品好，医术又高，我很敬佩您。您放心，所有的费用我来承担，保证新的诊所比您现在的更好更大。只要您同意就行！"郭达谐推托不过，只得答应。于是碧云堂便从正定县搬到了藁城县，并在黄庄扩大了规模，有了更多的病人。

第三次，迁回东仰陵。郭达谐去世后，郭可明还是选择回到东仰陵村继续行医。于是又把碧云堂迁回了老家。

第四次，迁至石家庄。随着郭可明的威望越来越高，找他看病的人也越来越多，其中不乏从石门去的"城里人"，其中很多还成了郭可明的好朋友。每逢闲暇无事大家坐在一起聊天，这些朋友们都鼓励郭可明应该将碧云堂搬到石门去。那时的石门虽然还是个规模很小的城市，但由于地处交通要道，所以已经初现繁华，搬到石门对郭可明和碧云堂今后的发展都会有好处，大家看病也方便些。可是郭可明不想离开乡亲们，所以开始并没有答应。1929 年，他的一位朋友背着他在石门的电报局街（现在的胜利南街一带）替他租好了房子，并且置办了开诊所所需的一切家具物什。看到木已成舟，郭可明这才正式将碧云堂迁至石门，那一年郭可明 28 岁。碧云堂乔迁石门也成为郭可明事业一个新的起点。

经过一番艰苦的打拼，郭可明以精湛的医术和高尚的医德在石门站稳了脚跟，碧云堂也越办越红火，声名远播的同时规模也不断扩大，诊所门面增至九间，慢慢从相对偏僻的电报局街搬到了市中心的鲜鱼市街（现在新华集贸市场一带）。碧云堂在石门脱颖而出达到了鼎盛时期，当时的碧云堂就是一块金字招牌，成为当时石门中医诊所的佼佼者。

新中国成立后的 1954 年，党号召民族工商业进行资本改造，开展公私合营运动。郭可明虽然是无党派人士，但是他看到共产党是一心为穷苦百姓，一心为大众的政党,是新中国的希望,所以他拥护共产党,发自内心的自觉接受资本改造。当时石家庄市卫生局准备筹建石家庄联合中医院(市人民医院前身)。他不计个人得失,捐出碧云堂,作为股份加入联合中医院,亲自担任医务主任,在新医院的建立中承担了大量的具体工作。自此,郭氏三代人传承的碧云堂完成了它的历史使命,以新的面貌融入到新中国的建设中。

伸大义虎口拔牙,救同胞转危为安

到了 1937 年,日本鬼子打进华北,占领了石门。日本鬼子所到之处烧杀抢掠,日本人的残暴激起了人民的愤怒和反抗,尤其是党领导的地下工作者更是给了鬼子沉重的打击,所以小鬼子对共产党是又恨又怕,到处抓捕。日本鬼子非常凶残,一旦他们抓到"共产党"就全部送到石门的"南兵营",也就是影视作品里所说的"宪兵队",在那里严刑拷打,酷刑相逼,直至折磨致死。所有进了"南兵营"的人就好比羊入虎口,凶多吉少,很少能活着出来,很多地下党员遭到杀害。

1937 年的一天,东仰陵村的郭凤山和小西丈村的张曙光两名共产党员被鬼子抓进了南兵营。情况很危急,必须要尽快想办法营救他们。当时最好的办法就是找个人把他们给保出来。可是这有相当的危险性,就好比虎口拔牙,一旦鬼子发现他们是真正的共产党,那这个做保人的处境就很不妙了。谁肯冒着生命危险替他们作保呢?有人想到了郭可明大夫。郭可明是东仰陵村人,在石门又有一定的名望,如果郭大夫肯作保说不定还有希望。但是郭大夫肯冒这个险么?

大伙儿找到了郭可明。郭可明问明情况后当即表态:都是乡亲,只要有用我一定尽力。其实大家不知道,就在日本鬼子占领石门不久,郭可明的岳父就在老家被小鬼子用刺刀挑死了。郭可明心中充满了对日本人的仇恨,无论出于民族大义还是家仇国恨,这个忙都是一定要帮的。他的想法就是:抗日的力量那么宝贵,能救一个就要救一个。

恰巧,就在不久前郭可明刚刚给宪兵队长崔子训看好病,于是他就想利用这层关系营救两名党员。他找到崔子训,佯说道:"崔队长,听说你抓了两个人,一个是东仰陵的,一个是小西仗的。"崔子训说:"不错,有这么回事。"郭可明又说道:"唉呀崔队长,这恐怕是误会吧。这都是咱们本土的乡亲,怎么会是八路呢?您可一定要搞清楚呀。这十里八乡低头不见抬头见的,要是闹出误会来大家不好看呐。"崔子训问到:"那郭大夫的意思呢?"郭可明连忙说:"您看,要是我给他们作个保,能不能请队长手下留情,先把他们放出来呢? 我保证他们肯定不是八路。"崔子训见到是郭大夫前来作保,碍于面子只好答应。很快郭凤山和张曙光便被放了出来。后来党的地下组织曾经托人给郭可明送过钱以示感谢,但是被郭可明拒绝了,他说:"这都是我应该做的,这钱我不能收,你们留着能干更大的事。"

抗日战争胜利后,解放战争又打响了。黎明前最黑暗,1946 年,石门国民党对共产党员进行大搜捕,并在石门设立了一个机构,老百姓俗称"十九号",其实就是类似于"渣滓洞"的特务机关。这里关押着很多共产党员,特务们对他们施以酷刑,很多党员最后都被秘密处决。

由于郭可明为人正直,处事正义,所以被选为当时的石门医士公会会长。许多地下党员在他的碧云堂出出入入,安国的王节礼、李星垣等人就经常以看病为名住在他家,同时开展党的地下工作。

一天,石门另一家药店同和裕的经理李占鳌和店里的六个伙计突然被特务送进了"十九号",理由是他们都是地下党。郭可明以会长的身份连夜找到当时"十九号"的头头,再次作保要求把七个人保释出来。可这次"十九号"的头头并没有痛快地答应,他说:"这几个人的案子比较棘手,你郭大夫来作保,如果人跑了怎么办?"郭可明当即回答:"既然我敢担保,他们跑了当然找我了,我是跑不了的。"那头头看郭可明说得这么笃定,还真的把七个人给放了。李占鳌等人出来后马上离开了同和裕。没过几天,"十九号"的特务找到碧云堂,把郭可明"请"到了"十九号"。特务对郭可明严加盘问:"你身为保人就要知道保人的责任。现在你保的七个人全跑了,怎么办?"郭可明答应马上去找。郭可明回家后马上联系朋友,通知李占鳌等人回来。后来李等人从安国回来,以春节出去要账为由,才应付过去这场麻烦。

类似的事情还有几次,这其中到底有多少是共产党员,有多少是进步人士,还有多少是被"冤枉"的老百姓也许谁也说不清楚,但是郭可明都尽力保全了他们。

全心全意为病患,医德医风树典范

怎样才能当一个合格的医生? 是不是会看病就是好医生呢?

郭家祖传三条家训有明确的训诫:作为医生,不得嫌贫爱富,对穷苦患者要施舍药品;作为医生,不得贪图安逸,严冬降雪、风雨来袭之夜有求医者,多有急病,不可怠慢;作为医生,不可对病患言己所爱之物,不得索要钱物。一百多年来,这三条戒律始终是郭家严守的家规,凡是行医者,无论天资颖钝,必先学三条戒律,熟记于心,心领神会,并要恪守终生。凡违背家训者,无论医术高低,亦不能称之为合格的医生。在郭氏中医世家,看中的不仅仅是高超的专业技术,更重要的是要有高尚的医德。为医者,必先树医德,先学做人而后再做医。

郭可明一生谨遵家训,在50多年行医生涯中,始终保持着全心全意为病患着想,对病人"见彼苦恼,若己有之,一心赴救"的态度,树立了高尚的医德风尚,成为后世的典范。

郭可明曾经给他的孩子和徒弟们举过这样的例子:出门看病的时候,好比说假如有两种不同的车来接,一种是牛车,又笨又慢,另一种是"细车",又轻巧又舒服,那一定要先问清楚是谁先来,谁后到的。出诊的时候必须按照先来后到的次序,看完一家再看一家。千万不能看着"细车"好,心里喜欢,就嫌弃牛车,看病嫌贫爱富是不对的。

有时候,他到比较贫苦的人家出诊,看完病家属为了表示感谢总要给大夫煮一碗挂面卧鸡蛋。那时老家都是生土炕,用柴火烧锅做饭,柴火灰经常会落在锅里的挂面上。郭可明从没嫌弃过不干净,而是欣然接受,因为只有这样才能让病人和家属都安心。

解放前人民生活没有保障,再加上连年的战乱,老百姓生活困苦,乞丐特别多,郭可明经常给乞丐们舍药舍饭,从不厌烦。那时,很多乞丐都生臁腿疮,长期得不到救治,疮口破溃腐烂,脓水直流,尤其到了盛夏时节,远远地就能闻到一股一股恶臭,路人见到都掩口捂鼻,赶紧躲开,避之唯恐不及。可是,就是这样的乞丐如果走到碧云堂门前,郭可明看到了都会主动把他们叫进来,亲自给他们把疮口清洗干净,再用祖传治臁疮的特效药膏涂上,包扎好;如果赶上吃饭的时间还要留他们在药铺吃饭。乞丐们临走的时候,很多都给郭可明下跪磕头,感谢郭大夫待他们如同再生父母一般。

郭可明行医,最看重的是药品的货真价实。其实,这里面有两层意思:第一是说必须选用地道药材,对药品质量要求很高,绝对不能以次充好,偷工减料;第二是说,用药要替病人着想,在疗效相近的情况下,能用便宜的药就绝不用贵重药,这样做是为了替病人节省金钱,为的是让更多的人敢看病,看得起病。

郭可明有一位朋友,是一家瓷器店的老板,家里很富裕。有一年他患上了比较严重的冠心病,心绞痛时常发作非常痛苦害怕。为了看好冠心病他跑过很多大医院,钱花了不少但心绞痛就是控制不住,最后他找到郭可明求助。郭可明问明病情后，对他说："这病能治，但是你要好好吃药，按时服用，静心调养，会好起来的。"然后只开了一味药，并让药房给他磨成散剂，嘱咐他每日一包饭后温水送下。这位老板去拿药时，药房告诉他每包药两分钱。他听了既不敢相信又有点不情愿："我花了那么多钱都没治好的病，这么便宜的药就能治好啦?! 这能行吗? 再说我这么大的老板吃这么便宜的药，是不是太跌份了? 传出去不让人笑话吗?"但是转念又一想："这药既然是郭大夫开的，又是我来求的郭大夫，那还是试试吧。"结果吃了没有半个月，心绞痛就彻底消失了，又服用一个多月，冠心病的其他表现也都大有好转。后来他把当时的想法讲给郭可明听，两人都哈哈大笑起来。通过这件事，这位朋友更加佩服郭可明的医术和人品了。

郭可明看病很少开大方，一般一服不过十味八味药，就算是抢救危重病人，处方也不过十几味药，他说："药味少不等于不治病，用药的关键在精而不在多。尽量不要增加病人负担。药价低廉也不等于不治病，便宜又能治大病，这才是医生的本事。"郭可明自己创立了一个方子，叫"消水丹"，专治肝硬化腹水有奇效，服药几天后，腹胀如鼓的病人也能够很快把水消下去。很多病人慕名从很远的地方来求医，可等他们拿到药时才发现，就是这么神奇的"消水丹"才仅仅花费每天两角钱，还赶不上他们来时的路费。

新中国成立后，特别是石家庄联合中医院成立后，郭可明又接受了了"救死扶伤"的革命人道主义精神，树立以白求恩为榜样的思想，对工作更加认真负责，对病人更加热忱。郭可明每年都要到敬老院为老弱孤寡治病，从未收取过费用。在年过六旬时，他还带头下乡巡回医疗，为乡亲们送去高超的医术，解除他们的病痛。乡亲们听说郭大夫来了，都争相来看病。郭可明一人每天就要承担近 120 人次的治疗任务，根本没有时间休息，往往是眼睛熬得通红，人也累瘦了，但他却毫无怨言。

郭可明毕生的心血都用在中医事业上。他想的是病人，琢磨的是治病救人的方法，连平时聊天都是在谈论某种疑难病症该怎么诊治。

郭可明一生行医始终保持着高尚的德操，不求名利，不受诱惑，心中只有病人，他以实际行动履行了"大医精诚"的诺言。郭可明的高尚医德医风感动过无数病人和家属，他的超凡人格魅力和道德情操值得后世子孙永远学习。

石膏大王治乙脑，降服瘟神立大德

河北省地处海滦河流域，历年水灾严重。1954 年刚刚入夏，石家庄就遭遇了几十年不遇的暴雨。大暴雨接连下了整整七天七夜,致使石家庄周边水库和河流水位猛涨,7月11日石宁堤决口,洪水奔涌而来,迅速淹没了这个城市。当时石家庄的平均水深有1米多,城里的许多道路、房屋、工厂、学校,都被浸泡在水中,而大桥街、民族街和南马路一带是石家庄地势最低洼的地区,这里的洪水最深达到一人多高。石家庄几乎家家户户都受灾,形势非常严峻。

半个多月洪水退去后,蚊子孳生,当时的卫生防疫条件有限,各种传染病蔓延开来,流行性乙型脑炎暴发了。

流行性乙型脑炎病毒最早是1935年由日本的科学家最先发现的。乙脑病情往往比较急重,病人出现持续39℃以上高热不退,剧烈头痛不止,紧接着神志不清,出现抽搐,如果再不能控制就会陷入昏迷,危及生命。也有些病人虽然没有死,可是却留下了后遗症,变得呆呆傻傻,基本丧失了生活能力。

1954年的乙脑来势异常凶猛,患者死亡率极高,达到了50%,可以说比2003年流行的SARS还要厉害得多!它给人民的生命造成了很大威胁。

石家庄市卫生局紧急组织医务力量全力以赴应对乙脑。当时的卫生局局长袁以群当即决定召集以郭可明为首的7位石家庄名老中医到石家庄市传染病医院,投入乙脑的临床治疗工作。面对疯狂的乙脑病毒,面对被病毒痛苦折磨的病人及家属,面对领导深切期望的眼神,郭可明深知自己责任重大,一场抗击乙脑的战役即将打响。

可以说,在当时乙脑治疗是世界性的医学难题,中国也并没有成熟的中医治疗乙脑的方药,只有山东济南市有过用安宫牛黄丸治疗的个案。那该怎么办呢?难道要对这个疯狂的病毒缴械投降吗?当然不会!郭可明查阅了几乎所有的中医典籍及相关资料,然后又回过头来研究祖传的方剂,再根据临床观察的病情仔细研究分析,静下心来冥思苦想。

通过研究和分析,郭可明对乙脑的认识越来越明确,他确信来势汹汹的乙脑,其病机就是外感毒邪,暑病与瘟疫并致,燥热伤阴,所以要制伏乙脑,必须采用"清热、解毒、养阴"的方法。这个观点三句话六个字,是郭可明的技术和观念创新,后来被归入国家治疗乙型脑炎的医药经典和教科书,直至近日还被称为中医治疗乙型脑炎三原则。

病因病机搞清楚,治疗方案也就出来了。郭可明擅长治疗多种疑难病症,尤其擅长治疗温热病,使用生石膏堪称一绝,人送绰号"石膏大王",所以他提出了以"白虎汤和清瘟败毒饮"为主方,重用石膏的治疗方案,另外还要根据病人的体质和病况适度调整药剂,进行辨证加减。这个方案收到了极好的效果。治愈率达到了100%。石家庄经郭可明治疗的确诊病例34人,无一人死亡,且均没有后遗症。这创造了当时治疗乙脑的奇迹!

救治乙脑患者期间,郭可明和其他专家一道吃住在病房,昼夜守护在病人身旁,时年52岁的他每天只休息三四个小时。抢救急重患者他都跑在前面,病情危急的时候一个病人一天要开三次方子,并且是根据每个病人的不同病情分别开具的处方,还要亲自指导煎药和病人服药。

1955年,又是在乙脑流行季节,郭可明再次来到治疗一线救治患者,这一年的治愈率也达到了90%以上。连续两年都有这样突出的治疗效果,不但在中国,就是在当时的世界医学界都是不可思议的事情。石家庄市卫生局把传染病医院中医治疗小组的成绩上报到卫生部,引起了卫生部的高度注视。卫生部连续三次派工作组进驻石家庄传染病医院,考察中医治疗乙脑的真实过程和效果。经过两个多月的严格考察,卫生部工作组给予石家庄传染病医院中医治疗小组高度的评价,肯定了他们治疗乙脑的临床经验,并要向全国推广,全国医务工作者都要学习石家庄的中医治疗经验。后来天津、沈阳、长沙、西安、广州、上海等大城市使用石家庄治疗经验在当地也都取得了很好的治疗效果。

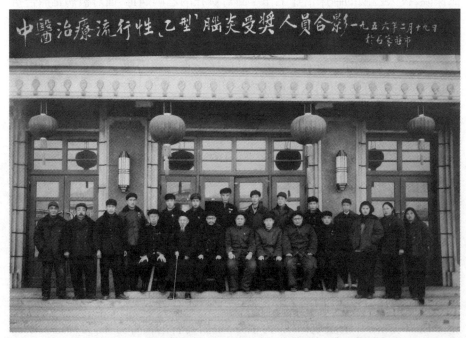

中医治疗流行性乙型脑炎受奖人员合影(第一排坐者左三为郭可明先生)

1955 年 12 月,在中国中医研究院成立典礼上,卫生部颁发了新中国成立以来第一个部级甲等奖,这个奖授予以郭可明为首的石家庄传染病医院中医乙脑治疗小组,授予奖旗、镜匾和奖金 1 万元。在奖旗上写着"赠给石家庄传染病医院,中西医合作治疗流行性乙型脑炎取得的辉煌成就"。《人民画报》上刊登了郭可明运用中医中药治疗乙脑的事迹和经验,向海外进行宣传;中央新闻电影纪录片厂还就此题材专门拍摄了电影纪录片。

时至今日,白虎汤加减方治疗乙型脑炎已经显得很平常了,任何医院的中医师几乎都能开出这个方子。但在当时无人知晓乙型脑炎如何治疗,甚至还不知道乙型脑炎是什么,没有思路没有办法的时候,郭可明创造性地提出了自己的观点,拿出了自己的办法,敢于做前人没有做过的事,他的果敢来自于扎实的基本功,来自于他的求实风格,更来自于他勇于创新奉献的精神。

救专家中医显神奇,受表彰"夸街"北京城

1956 年 1 月,郭可明被请到北京去为苏联专家看病,这件事在石家庄可是引起了不小的轰动,河北中医也因此在国家卫生部开始小有名气了,这个坐落于北京南部的二百多公里的小城,从此受到了国家领导人的关注。

郭可明是被当时卫生部李德全部长亲自点名到北京为苏联援华专家诊治重症乙脑的。这位专家挂职在邮电部,任邮电部副部长。这位副部长 1955 年 8 月发病,起病急骤,病势凶险,病人高热不退,直至开始出现昏厥。医院方面想了很多办法,都不见效。正在上上下下着急的时候,李德全部长想起了石家庄治疗乙脑的郭可明大夫。

经过几个小时的旅途颠簸,郭可明来到了北京。那位负责接待郭可

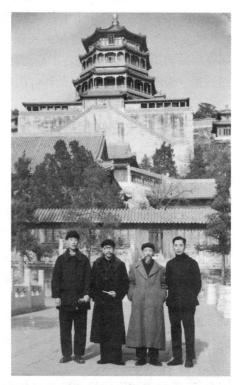

郭可明先生(左二)1956 年参加全国第二届政协会议期间,在颐和园留念

245

明的工作人员问:"您是先去驻地还是先去医院?"郭可明毫不犹豫地说:"当然是去医院,我想马上见到病人,时间不等人啊。"郭可明看到患者时他已经15天不能进食,7天昏迷不醒,同时还伴有高热不退,喉间痰声辘辘,严重肺部感染,半身不遂,情况十分危重。按照卫生部的安排,由郭可明和北京的中医专家曾兆耆、魏龙骧组成治疗小组,以郭可明为首。

郭可明仔细地为病人把脉,诊察舌苔,为患者开具了人参白虎汤和安宫牛黄丸为主方的方药。服药后第二天,病人喉间痰声就消失了,舌头上开始有津液;第三天开始神志逐步清醒;七天之后,患者甚至能够坐起来,并且用俄语说:"谢谢郭医生! 再见!"这位部长已经转危为安了。

中国的中医技术把一个濒临死亡的苏联专家抢救回来! 医院上下奔走相告,国家有关部门和领导纷纷祝贺医疗小组抢救成功! 卫生部对治疗结果非常满意,李德全部长高兴的总结道:"我们中医不但治乙脑好,治疗乙脑后遗症也有把握!"

为此卫生部还派专车带着郭可明在北京参观三天。郭可明自己半开玩笑地说:"这就像是古代得中了头名状元,要骑着大红马'夸街'三天,是一样的啊!"

也是因为治好了苏联专家的乙脑,郭可明受到特别邀请,列席参加了第二届全国政协第二次会议,并在中南海怀仁堂受到毛主席的接见,这才有了开篇那一幕令人激动的场景。至此郭可明的传奇中医生涯也已经达到了顶峰!

得宽慰郭氏有传人,自奋进再创新辉煌

1968年,郭可明在"文化大革命"中遭受不白之冤被迫害致死,享年仅66岁。一代名医陨落,他的家人也受到了很大牵连。但是值得欣慰的是,他的后代有4位是中医工作者,跟他在临床学习了十几年,继承了他的学术思想和临床经验。虽然家中遭如此惨痛的变故,但他们要继承和发扬郭氏中医世家精髓的决心没有变。他们都很坚强地选择继续走中医道路,一直坚持到现在,而且还创造出新的令人瞩目的成就。他们中的代表人物就是郭可明的长子——郭纪生。

郭纪生,中医研究生,主任中医师,郭氏中医世家第四代传人,享受国务院特殊津贴专家,国家第四五批名老中医药专家学术思想继承指导老师、河北省首届名中医、河北省中西医结合学会副会长、中华传统医学文化委员会副会长、美国中国医学科学院名誉教授、日本中日气功研究所顾问,欧洲科学院院士。

郭纪生曾深造于中国中医研究院中医研究班,60 余年来一直从事临床、科研、教学及卫生管理工作,在中医科研、教学等多个领域取得显著成绩。

郭纪生从 15 岁开始就跟随父亲在临床学习中医技术,参与过 20 世纪 50 年代治疗乙脑的全部过程,甚至郭可明关于乙脑的学术论文也是由他执笔撰写的。可以说郭纪生是继承先父郭可明学术思想最全面的一位,同时也是最得其真传的一位。

虽然在父亲遭受迫害致死的不堪回首的日子中,全家都遭受了近乎于灭顶之灾的难以想象的苦难,但是他从小立志学习中医、继承和发扬中医的痴心却从未更改过。直到现在他还经常说:"无论什么都不能阻挡我继承和发扬中医的决心和脚步。"就是这样坚定的信念才支撑着坚强的意志走到了现在。

郭纪生擅长治疗脏腑疾病,重视脏腑学说,创立了"调整阴阳,以平为期;调整脏腑,补泻兼施"的学术思想,这也是对郭可明学术思想的全面继承和再提高。郭纪生擅长治慢性支气管炎与哮喘。通过 3312 例临床实践及科学统计,对慢支、哮喘的预防、辨证治疗、扶正固本、防止复发进行了深入研究,研制出效果良好的咳喘的药物。经过万余例患者的治疗,使早期患者很快治愈,重症患者得到有效治疗。他的研究成果受到国内外患者及学术界的好评。

2003 年 SARS 暴发流行,突如其来的瘟疫严重威胁人民的生命健康。凭借着跟随父亲学习多年的治疗温病的经验,再加上自身在治疗呼吸系统疾病方面的高超造诣,郭纪生身先士卒,主动请缨上一线,亲自为 SARS 病人诊治。当时他已经 64 岁了。

经过一个月的治疗,中医中药再次显现出它的神奇,取得了非常理想的效果。经他治疗的 SARS 患者 23 例全部治愈,并且没有后遗症。后经证实,郭纪生是全国中医在一线救治病人中岁数最大、坚守岗位最长的专家。河北省卫生厅、河北省中医药管理局专为他颁发了铜匾,上书"父治乙脑立大德 子抗非典济苍生"!

由于在中医学术走向世界、国际学术交流以及深入一线治疗 SARS 的显著疗效以其他各方面卓越表现,郭纪生引起欧洲科学院关注。2005 年 6 月 18 日他当选为欧洲科学院院士,是目前欧洲科学院 9 位中国籍院士之一,也是迄今为止欧洲科学院中唯一的一位中医院士。

以郭纪生为代表的第四代传人可谓不负众望,凭着自身努力,不断地奋斗进取,已经创造出新的辉煌,达到了另一个高度。如果郭可明地下有知的话,也许可以感到宽慰了。目前郭纪生正在着力培养郭氏中医世家第五代传人,亲传弟子达到将近 20 人,他们正在努力全面学习郭可明学术思想的精华所在,为郭氏中医的传承和中医事业的发展继续贡献力量,续写辉煌的篇章。

郭媛

2005 年 2 月

缅怀郭可明先生的高尚医德 ◎

——在郭可明先生塑像落成典礼上的讲话

今天，我们隆重举行了郭可明先生塑像落成典礼，郭老师是悬壶济世的一代名医，他为人正直善良，医德高尚，技术高超，为了我国的传染病防治事业做出了巨大的贡献，我们给郭老塑像，就是为了纪念他，缅怀其卓越的功绩，学习他高尚的医德医风。

此时此刻，我的心情很激动，郭可明先生离开我们已经几十年了，但是，现在和大家一起怀念他，那五六十年代的往事又一幕一幕地展现在我的眼前。

石家庄市第五医院的前身是石家庄市传染病医院，我是一九五四年七月分配工作来传染病院的，当我刚刚跨进工作大门，石家庄市正是汛期，洪水泛滥，我们的国家那时候刚刚解放不久，国民经济落后，国家还很贫穷，"大灾之后必有大疫"，正是如此，随即发生了"乙脑"大流行，病人多且病情重，以现在看来，确实是一次标准的突发公共卫生事件，当时用西医观察抢救和治疗乙脑的疗效不是很满意，石家庄市卫生局于一九五四年八月从石市第一医院调郭可明来传染病医院参加乙脑救治工作，任中医治疗组组长，我也是小组成员，从那时起，我就和郭老在一起共事了。

郭老那时候五十多岁，看起来人很瘦弱，精神很好，面容慈祥，他给我最深印象的是其任劳任怨，兢兢业业的工作态度和严谨的医疗风范。那时候我们医院的条件很简单，全都是平房，床位很少，乙型脑炎大流行，一下来了那么多病人，最多的时候有102人，我们就把自己的休息室都腾出来作为病房用，就这样，一张床上躺2个小患者，我们的医护人员也不多，全院职工也就是50多人，工作量很大，郭老作为医疗组组长，深感责任重大，更是身先士卒，一连几个月都没回过家，吃住在医院，以医院为家，一天查房没遍数，所谓休息，就是和衣在椅子上靠一会儿，一昼夜也就是休息三四个小时，从不叫苦叫累，他在诊治病人，望闻问切过程中，非常认真而细致，从来不嫌弃病人，给病人用了"石膏"之后，病人要出现腹泻，他一个一个得去察看病人的大便，闻一闻大便的气味儿，根据气味的变化，大便量多少，大便次数，再来——调整该患者石膏的用量。药师轧药，煎药，他都亲自看着，指导着大家做。药轧的粗细是多少，煎药前要用多少水泡,泡多长时间,药煎到什么程度,都一一过目,他认为行了,才能给病人用,真是事无巨细必躬亲,几个月下来,眼熬红了,人更瘦了,但是,一个个脑炎患者得救了,一条条生命就这样从死亡线上硬是拉了回来。

他的勤劳令人难忘,他的节俭也令人难以忘记,记得有一次给一个患者煎药,药还没煎出来,病人就去世了。郭老就吩咐把这剂药保存好,免费留给适合用的贫困患者,一份份煎过的药渣,有时他都要一一检查,能再利用的都要回收利用,决不浪费一点药,决不浪费一分钱。这种艰苦朴素的工作作风值得我们每一个人学习。

郭可明先生勤勤恳恳为患者服务,他常说"作为医生,不得嫌贫爱富,对穷苦患者要施舍药品;作为医生,不得贪图安逸,严冬降雪,风雨之夜有求医者,多有急病,不可怠慢;作为医生,不可对患者言其所爱之物,不得索要财务"。他是这样说的,也是这样做的。在行医过程中,他以唐代大医学家孙思邈《大医精诚》为借鉴,对病人"见彼苦恼,若己有之……一心赴救。"解放前,凡贫苦之人求他医病,多免费诊治;乞丐找他医病,不但免费给药,还往往管饭款待。解放后,常为敬老院老弱孤寡免费义诊,供给药品。他牢记毛主席"救死扶伤,实现革命人道主义"的思想,一心一意为患者。他对患者不分地位高低一律平等,尤其对那些远道而来的农村患者,格外地热情,病人来了,他都要先站起来,等病人坐下来,再给其把脉诊治,看完病后,都要把他们送到大门外,可有一次,一位市长来找其看病,看完后也只是送出了几步远。真正体现出一个大医家的风范,总是同情那些最需要关心的人。

郭老治学严谨,学而不厌,年幼时,常常一边轧药,一边看书学习,繁忙的诊务之余,也总是深夜挑灯认真读书求知;花甲之年,仍总是手不释卷,一有空闲,就孜孜不倦地学习,正因他勤奋好学,所以获得了渊博的知识,掌握了丰富的治疗方法,许多论点、方剂、药物性能,他都能背诵得相当娴熟,并善于把所学的知识与临床密切结合起来,运用起来得心应手。有了他几十年如一日对中医的深入研究,他还有忘我的工作热情,加上那颗仁慈的心,于是,大流行的乙型脑炎疫情被扑灭了;那位濒临死亡的苏联专家被救活了。有了毛主席、周总理在怀仁堂的亲切接见。为我院、我市、我省赢得了莫大的荣誉。

郭老不仅自己勤奋好学,且诲人不倦,热心培养后人,积极传授医术,我们年轻的医务工作者不论何时何地的向其请教,他都会耐心地、仔细地给我们讲解,他非常认真地为来自全国各地的中西医师传授宝贵的经验,耐心教带大中专院校的实习学生,常常见他循循善诱地为学生讲课,介绍心得体会,跟他学习过的学生,无不为他的治学精神所感动。北京市中医院在送给他的镜匾上写道"郭可明老大夫,兢兢业业,废寝忘食抢救危重患者,并积极毫无保留地传授宝贵经验的精神令人钦佩,值得赞扬"。

郭老技术精益求精,对病人满腔热忱的精神,永远值得我们学习,是我们每个白衣战士的楷模。

岁月悠悠,我们五院已经由几十个人发展到了现在的几百个,已经由几间平方发展到现在,到现今十二层高的病房大楼,我们一起纪念郭可明先生,就一定要认真学习他高尚医德风范,学习他勤奋工作,一切为了病人的大家风范,我已经七十五岁了,建设我们五院的接力棒已经传到你们手上,希望大家像郭老一样,发挥我院艰苦奋斗的优良传统,勤奋好学的求知态度,待患如亲的高贵品质,把我们医院建设得更好。

谢谢!

姚惠芬

2008 年 4 月

◎ 温病学家郭可明首创中医治疗乙型脑炎奇迹

1954年,我调任石家庄市卫生局医政科副科长。时任石家庄市卫生局局长袁以群分配我去搞社会主义改造工作,就是把石家庄市150多名个体开业医生改造为公有化和集体化。经过半年多调查考核,把技术水平高和知名度大的中医分配到市级医院,如郭可明、闫全志分配到市人民医院,李增树、高辅汉分到机关门诊部,李墨林分到交通局诊疗所,别的人则组织了两个联合医院和几个联合诊所。

1950年以来,石家庄乙型脑炎发病人数逐年上升,到1954年发生病例154人,死亡44人,死亡率为28.57%。开始引起市领导重视。

1955年,时任国家卫生部副部长、党组书记贺成和副部长王斌提出中医不科学,应当废除中医的谬论。毛主席得知后,提出要求:"团结新老中西医药各部分卫生工作人员,组成巩固的统一战线,为开展伟大的人民卫生工作而奋斗!"并指示人民日报等媒体展开批判。我们石家庄卫生部门工作者非常拥护毛主席的路线和决策。

1954年,这年初夏,乙脑来势凶猛。袁以群局长提出主张启用中医治疗乙脑。但是在市卫生局内有人并不支持。于是袁以群局长便立即召集我和人事科王新波副科长,同市卫生工作者协会秘书赵景斌等人共同商议调集水平高的老中医及管理人员前往市传染病医院开展工作。当时我和赵景斌提出派市人民医院中医郭可明、闫全志前往。抽调市人民医院副院长齐致宜到传染病院临时担任院长,并组成医疗小组。

医疗小组由袁以群局长亲自主持。当时郭可明提出了重用白虎汤和清热解毒的中医治疗方案。其他老中医也提出了不同的方案。最后袁以群支持了郭可明的方案,并下令全体医生遵照执行。该方剂因我曾向郭可明请教过方解,所以至今仍记忆犹新。

方剂组成(基本方):生石膏、花粉、山药、黄连、黄芩、银花、连翘、大青叶、丹皮、茵陈、蜈蚣、全虫、犀牛角或羚羊角等。

方剂根据病人的年龄、高热、昏迷等症状而酌情加减。

犀角和羚羊角由专人锉粉,中药由专人煎熬,汤药由专护给病人灌注入口。全部医疗程序制定得非常严格,岗位分工很细,责任明确。

实践证明,中医治疗效果特别显著,郭可明治疗乙脑的方法得到了有效的临床验证,开创了历史性突破。

于是袁局长决定做好两件事:一是写一篇临床报告的论著或者是总结成一本书。研究这本书怎么写的会议我也参加了;二是向国家卫生部写一个报告,这个报告由袁局长亲自写成并送交。

后来,总结乙脑治疗经验的书出了。书的名称是《对流行性乙型脑炎治疗的观察及纪实》,由齐致宜和郭可明主笔,1955以卫生局的名义刊印。

书和报告写好后,直接送达国家卫生部。当时李德全部长正在主抓大力贯彻党的中医政策,看到了如此重大的中医成果,经研究决定奖励中医治疗乙脑小组1万元。石家庄市政府也召开卫生系统大会,对有功人员进行了表彰。

第二年,恰恰北京乙脑大流行。一位苏联援华的专家也罹患乙脑,病情十分严重,报告卫生部后,部长指示急调郭可明大夫前往诊治。不出意料,郭大夫果然妙手回春,苏联专家的病情很快得到了控制,逐渐好转。此事震动北京全城,党中央也知道了这一消息。恰逢当时正在召开全国第二届政协会议,遂令卫生部直接申报,经中央核准,郭可明成为特邀全国政协委员,列席会议。毛主席也在中南海怀仁堂亲切接见了郭可明大夫,并握手合影留念。后来这张照片刊登在《人民画报》上,誉满全国。

杨仲才

2016年5月14日,时年86岁

◎ 郭可明年谱（大事记）

1902 年 11 月 12 日,生于河北省正定县东仰陵村,取名郭克明,字大德;后因名字与同族长辈相同,而改为郭可明。

1908 年(7 岁),入私塾学习,私塾 8 年,从《三字经》《千字文》《百家姓》等启蒙教材开始,到《论语》《孟子》《大学》《中庸》等,接受系统中国传统文化教育。

1915 年(14 岁),入碧云堂药铺开始随父学医,同时将碧云堂药铺迁移至藁城县黄庄村,继开设碧云堂药铺。

1921 年(20 岁),父亲去世,自此开始独立行医,继承碧云堂百年老字号,继续在藁城黄庄行医。

1925 年(24 岁),将碧云堂药铺搬回故乡,正定县东仰陵村,继续在故乡行医。

1929 年(28 岁),应朋友之邀,将碧云堂药铺迁至石门电报局街,自此百年老号碧云堂落户石门。同年,参加公安局考试合格,加入石门医药研究会。

1937 年(37 岁),从石门南兵营(日本宪兵队)营救共产党员张曙光、郭凤山。

1939 年(38 岁),担任石门医士公会会长兼国医砥柱社顾问。

1946 年(45 岁),担任法院看守所医生,出面作保,从十九号机关(国民党特务机构)营救出中共地下党员王节礼、李星垣等 7 人。

1947 年(46 岁),担任药业公会理事长。

1953 年(52 岁),参加公私合营,碧云堂并入石家庄公共卫生体系;组织联合中医院,担任医生兼医务科副主任。

1954 年(53 岁),担任石家庄市人民医院中医科主任,参加石家庄传染病医院治疗流行性乙型脑炎工作,当年治愈率达到 90%,成绩卓著;石家庄市卫生局将治疗乙脑成绩上报卫生部,卫生部三次派专家团前来考察,最终肯定了石家庄治疗乙脑所取得的疗效。

1955 年(54 岁),12 月 19 日,在中国中医研究院成立典礼,卫生部向石家庄传染病医院中西医合作乙脑治疗小组颁发第一个部级科技进步甲等奖,奖旗 1 面,镜匾 1 块,奖金 1 万元。

1956 年(55 岁),奉卫生部李德全部长命令到北京治疗援华的苏联邮电部专家,取得了满意的疗效;同期列席全国第二届政协会议;2 月 5 日在中南海怀仁堂受到毛泽东主席、周恩来总理等党和国家领导人接见;当选石家庄市政协第三届常务委员;兼任石家庄科学技术协会委员、石家庄医药学会副理事长、中医学会主任,河北省医学科学研究院特邀情报员等职务。

1957 年(56 岁),出版著作《中医治疗流行性乙型脑炎纪实》,发表《流行性乙型脑炎的治疗及体会》《郭可明医案》等乙脑论治论文共计 10 多篇;6 月至 10 月间,受卫生部委派,在北京市中医院帮助北京市治疗乙脑,治愈率达92%;10 月 1 日,受周总理邀请,登上天安门,出席国庆观礼。

1959 年(57 岁),在全国医师进修班讲课,向来自全国各地的医生讲解白虎汤在乙型脑炎治疗中的应用。

1960 年(59 岁),当选河北省政协第二届委员会委员;在河北中医学院(保定)带教学生。

1961 年(60 岁),积极带教学生,努力培养后人,培养全国前来进修的中医骨干百余名,并为石家庄中医进修学校授课。

1963 年(62 岁),被评为四级教授。

1968 年 6 月 30 日,"文革"中被诬陷,以致被迫害致死,享年 67 岁。

1979 年 11 月 30 日,石家庄市政府为郭可明平反昭雪,恢复一切名誉。

2008 年 4 月 20 日,郭可明汉白玉雕像在石家庄市传染病医院落成并揭幕,同时首届郭可明国际学术思想研讨会在石家庄隆重召开,欧洲科学院秘书长AGAGGIO 夫人、欧洲科学院院士 GLIBOTA 先生、河北省政协副主席、河北省中医药管理局局长、石家庄传染病医院院长等领导以及郭可明家属、生前同事好友等 200 余人出席。

◎ 跋

著书本为达意。本书为纪念先父郭可明先生而作；为真实还原 20 世纪 50 年代中医中药战胜乙脑所创造的奇迹而作；为传播先父学术思想和临床经验，鼓舞中医同道树立中医治疗急症的信念，弘扬中医药学而作。

我在 1956 年开始跟随父亲学习中医。在接下来的 15 年中，不离其左右，学习中医理论，磨炼中医技能，逐步提高中医临床水平。我很有幸亲历了先父治疗乙脑的过程。记得当年乙脑属于新的急性烈性传染病，一开始大家对乙脑的认识都不甚清晰，尤其是中医典籍中并没有明确记载这种疾病，因此在进入乙脑临床治疗初期大家对治疗思路和方案还不能完全统一，有的主张用麻黄汤治疗，有的主张用小柴胡汤治疗，更有的对出现四肢厥冷的病人用四逆汤治疗。最后还是临床效果说明了一切，通过实践最终确定了郭可明的主张，以中医温病学中的暑温为理论依据，以清热解毒养阴为大法，使用白虎汤、清瘟败毒饮、安宫牛黄散丸，重用生石膏的治疗方案。这个正确的决定使得中医治疗乙脑走到正确的道路上，为最终战胜乙脑提供了可能。

作为历史的亲历者，在本书《中医治疗乙脑从石家庄开始》一文中，我首次披露了当年乙脑治疗的全部过程，这其中有精彩的故事，也有颇多波折，现在回忆起来怎不令人感慨。

本书收录的是 1954 年到 1955 年间治疗流行性乙型脑炎的部分典型病案。所有病案均为原始病例，包括辨证分析、治疗法则、用药、西药的配合使用，都忠实于当年病案，原貌呈现，原封未动。为了与时俱进地与现在中医临床特点结合，我们在最后特别添加了的新评注，从今人的观点和角度进行解读。同时，在本书中也收录了 1959 年王瑞堂（郭可明先生贤婿）和我帮助郭可明先生整理的《流行性乙型脑炎的辨证论治体会》《中医对流行乙型脑炎后遗症的辨证施治》《对温病的认识及治疗》三篇文章。这三篇文章完整总结了郭可明治疗乙脑的思路、方法、方药以及独到的观点，是郭可明先生治疗乙脑学术思想的充分体现。这些文章也是在散失了近 60 年后再度公开发表，在展现当年的学术水准的同时，也蕴含着一定的纪念意义。

由于历史的原因,郭可明先生治疗乙脑更多的病案很多都散失了。我们通过多方努力,才搜集整理到其中一部分。今后我们仍将继续做好挖掘整理工作,争取将郭可明先生珍贵的病案、医话,包括乙脑病案、其他疑难疾病诊疗病案等,更多地呈现在读者面前,以不负郭可明弟子之名。

为了便于大家更好地阅读理解本书,有几点事项请允许我特别说明。

首先,年代痕迹问题。请大家理解,本书中所录病例均发生在 20 世纪 50 年代,当时的西医与今天有很大区别,所使用的药物、护理、给药途径等各个方面都与今日已是大相径庭了,有些药物随着年代久远早已经被淘汰,有些护理操作手段是现在的医务工作者没有见过也很难理解的。但是为了最大限度还原当年的情景,呈现原汁原味的原始病历,我们选择保留当年的真实记录。所以如果您看到书中记载了类似"葡萄糖 500 毫升皮下注射"这样的说法,不必感到诧异,我们多方走访当年传染病院的老护士和老专家,证明当时没有静脉滴注,确实就是这样用的。我们认为,在这方面不必拘于今日的眼光去审视当年的事实,应该放在大时代背景下来看待。必须指出的是,虽然当年的西医诊疗手段非常有限,但当时对乙脑的诊断也是非常严格而慎重的,本书所录的所有病例诊断均是明确的,为流行性乙型脑炎无疑,这点毋庸置疑。

第二,中药使用的若干问题。现在很多已经禁用的中药,当年都是允许使用的。如犀角,犀角是治疗高热神昏谵语的要药,在乙脑治疗中发挥着非常重要的作用。但现在在动物保护的前提下,受到法律的限制,已经不允许使用了,可以用羚羊角或水牛角代替,但用量与犀角又不尽相同,在疗效上也有差别。再者,病案中多次出现的安宫牛黄散,是当年传染病医院的自制药品,是按照安宫牛黄丸的原方不加蜜制成的,主要是为了方便急危重症患者可以随时服用。1.5g 安宫牛黄散加 1.5g 蜂蜜即可配成安宫牛黄丸。现在受到法律限制,已经不允许医院私自配制药品,可以用成药安宫牛黄丸代替。还有,温病三宝中,除了安宫牛黄丸之外,还有局方至宝丹和紫雪丹,现在除了安宫牛黄丸,其他两种药比较难找到,临床使用会受到限制。

第三,关于剂量问题。本书中的"一分",为今日的 0.3g;"一钱",为今日的 3g;"一两",为今日 30g;以此类推。

第四,针灸施针的"一分"即十分之一寸;"寸"为同身寸。

第五,石家庄治疗乙脑的若干问题。1954 年郭可明先生治疗乙脑时,除了安宫牛黄散是方书中的原方外,白虎汤、清瘟败毒饮都是根据病情而化裁使用,查阅所有的病例处方,多数病例使用了广犀角、银花、连翘、黄连、茵陈和生石膏,以及安宫牛黄散,这种治法可以说是清热解毒、芳香开窍、芳香化湿、清热利湿同治。石家庄地区先是洪水泛滥,然后疫情肆虐,这种外部环境条件下所患乙脑的病机应该说是湿热俱盛的。当时用这些方药进行治疗,取得了很好的疗效。到了1956年,有的地方用石家庄经验治疗乙脑不成功,有些人就提出石家庄的经验是不是无效。在此我应该表明我的态度:我认为这些说法是不恰当,有失偏颇的。石家庄的经验原来就是治疗湿热俱盛的(从原始病例看可以证明这一点),那么他人再运用石家庄经验时,是否考虑了当下是个什么证的问题? 如果是湿热俱盛的证,用之无效,可归咎为经验有问题;如果是认证有误,却还责之于经验,那难免有失公允。中医最可宝贵的经验是辨证论治,治病易而辨证最难,借鉴前人的经验都是建立在辨证准确的前提下。辨证论治是关键中最为要害之处,必须反复推敲。此外,石家庄经验中最重要的部分之一就是生石膏的运用。生石膏的用法、用量以及煎服法都颇多讲究,是否少量频服,还是白虎汤的原方使用,还是加减使用等等,这些细节都与最后疗效息息相关,都需要仔细揣摩,不可大意。1956年蒲辅周老用治疗湿温的方法救治了许多寒闭热邪、寒凉下侵的乙脑重症,进一步完善了乙脑的治疗。1957年,郭可明在北京帮助北京治疗乙脑,当时我也随他在北京边学习边临床。北京儿童医院岳美中老和张菊人老用重剂银翘散取得良效;郭可明和宗维新老、岳正平老在北京市中医院用白虎汤、清瘟败毒饮加减治疗也取得了90%治愈率;刘志明老在西苑医院治疗用白虎汤和人参白虎汤治疗也取得了良效;蒲辅周老在传染病院用银翘散轻剂也取得了良效。所有事实都进一步肯定了石家庄治疗乙脑的经验。古人说,善学者学其全,不善学者学其偏。要想领悟中医技术的真谛,非得虚心学习,融通慧悟,经过反复思考认真研究而不可得;即便如此,尚恐学艺不精,以偏概全;况不思深究,只知皮毛而妄言乎?

第六,本书引用的病例均来自于1957年由袁以群局长主持编写出版的《中医治疗流行性乙型脑炎纪实》一书,此书目前已成绝版。今著新书,也为纪念前人功绩而作。袁局长虽已仙逝,但他为中医治疗乙型脑炎所做的贡献必将得到后人感念!

经过多方努力,今日本书已成。通过这本簿册,如果能够达到传播学术思想、填补空白的目的,则不枉所费心血。如果有中医同道能够因此受到鼓舞,心有所悟,并能与我们一起探讨中医学术,则我心甚慰。

心中感念国医大师路志正先生、张学文先生、王琦先生给予的大力支持和关心厚爱。感谢石家庄市人民医院齐致宜院长提供珍贵的照片资料。感谢路喜善教授、刘绪银主任医师给予非常有建设性的意见。感谢张国芳教授提供史实素材和建设性意见。感谢弟子毛宇湘教授的研究生张志威、孟宗德、管佳畅、魏美美、毛启远、盖红肖及梁亚飞等同学整理打印了所有原始病案并文字校对工作。感谢所有为本书付出心血汗水的同道、弟子。最后要特别感谢人民卫生出版社的大力支持。

　　向当年曾经与郭可明先生一起工作、战胜乙脑的领导和同志们致敬！
　　感谢大家！

郭纪生
2016 年 6 月 26 日于石家庄大德堂

◎ 补 记

　　《温病大家郭可明治疗乙脑实录》终于要出版了，编著本书的目的，诚如恩师郭纪生先生所说：为纪念其父郭可明先生而作；为真实还原 20 世纪 50 年代中医药战胜乙脑所创造的奇迹而作；为传播郭可明学术思想和临床经验，鼓舞中医同道树立中医治疗急症的信念，弘扬中医药学而作。

　　《左传》曰："太上有立德，其次有立功，其次有立言，虽久不废，此之谓不朽。" 1954 年、1955 年夏，全国多地发生流行性乙型脑炎，石家庄地区因洪水泛滥、蚊虫孳生，导致乙脑暴发流行，罹难人数很多，死亡率近 50%，社会恐慌。在西医没有特效疗法的情况下，郭可明老不避险恶，深入疫区，殚精竭虑，以其丰富的学识和临床经验，提出"清热、解毒、养阴"的治疗原则，配合透邪开窍、芳香化湿、熄风通络等法救治，获得了 90% 以上的治愈率；1956 年初又成功救治患重症乙脑的外国专家，轰动全国；1957 年赴北京帮助治疗乙脑也取得了同样的疗效。当时卫生部确认这一疗法，是国内治疗乙脑最有效的方法，并向全国推广，在医学界产生了重大影响，被定为新中国成立后第一个部级甲等奖。1956 年 2 月 5 日，郭可明老受到毛泽东主席、周恩来总理等党和国家领导人的亲切接见。

　　恩师郭纪生先生跟随其父郭可明老学习 15 年，尽得其传，亲历其父治疗乙脑整个过程，是继承其父学术思想和临床经验最全面的传承人，对中医药治疗多种传染病积累了非常丰富的经验。2003 年国内 SARS 流行，严重威胁人民的生命健康，在不断有医护人员感染患病甚至死亡的情况下，年过花甲的郭先生毅然请缨上一线，身先士卒，亲自诊治病人，制定救肺五妙汤救治患者，使得 23 例 SARS 病人全部治愈，且无任何副作用及后遗症。是全国中医在一线救治病人中岁数最大（64 岁）、坚守岗位最长的专家。河北省卫生厅和省中医药管理局专为他颁发了"父治乙脑立大德　子抗非典济苍生"的铜匾，国家中医药管理局授予他"全国中医药应急先进个人"称号。近十余年来，世界各地多次暴发大规模的疫病，严重危害人民的生命健康和社会发展，在西医没有特殊治疗方法的时候，人们寄希望于中医药。事实也证明，中医药对于许多即使是以前没有发现的传染病,也具有较好的优势,从而在世界范围内掀起了中医药热。为传承与发扬好中医药及名老中医治疗急性传染病的经验,造福于人类健康事业,郭纪生先生在 77 岁高龄时率诸弟子撰写《温病大家郭可明治疗乙脑实录》一书,将当年郭可明老治疗"乙脑"的经验公之与众,以启迪同道,造福苍生。郭可明、郭纪生父子这种世代传承,拯救罹患、不避险恶、扶危济困、著述立说的义举与精神,是对"立德以垂世范,立功以垂世则,立言以垂世教"的最好诠释,两位先生之德乃"大德",之功乃"大功",之言乃"大言",实乃"三大不朽也"!

我们在总结整理郭可明经验时,每当看到郭可明老治疗乙脑的病案时,感慨不已、思绪万千,郭可明老是在怎样的条件下取得的如此卓越疗效,付出了怎样的艰辛!为还原历史,展现当时历史原貌,在本书编写过程中,郭纪生老师要求将当年郭可明老治疗乙脑的部分典型病案原文原始托出,一字未动,让读者看到真实的原始病案,并在原始病案后加上现在的评注,供大家评判、研究,这是本书的一大特点。

郭可明老治疗乙脑时年不过五十多岁,正值中医学验俱丰的壮年,恩师路志正老当年参加考察鉴定时不过三十多岁,相当于现在的青年中医。当鉴定意见不一致时,正是由于路老据理力争的坚持,才有了卫生部第二次、第三次派专家来考察鉴定治疗乙脑的疗效。二老都以他们的真知灼见、历史担当,演绎出现代中医治疗急性传染病惊鸿的一笔,永载中医发展的史册。他们为中医药事业发展、救民于危难的壮举,真可谓是"为天地立心,为生民立命,为往圣继绝学,为万世开太平"!

本书的编写得到了许多著名中医学家的高度重视和关心。恩师、国医大师路志正老嘱咐我全力帮助郭老师把郭可明治疗乙脑的经验整理总结好,这是中医一笔宝贵的经验和财富。作为当年石家庄治疗乙脑经验的鉴证人和亲历者谈到此书的出版很有意义:一是可使郭可明老先生宝贵的经验得以传播,让现在的中医了解当年的中医是怎样治急症的,现在很多人不会治疗了,经验技术要失传了;二是中医要走独立自主发展的路,中医不但善治"慢性病"而且善治"急症",在重大疫情和卫生突发事件中,中医是一支不可或缺的生力军和中坚力量。书成后,路老亲自作序推荐。当代著名中医急症专家、温病专家、国医大师张学文老也多次提到,新中国治疗乙型脑膜炎的经验始于河北郭可明先生,欣然为本书作序,认为本书的出版对发扬名老中医经验,提高中医人员学习应用温病学说治疗外感热病及各种以发热为主的急症的能力,具有重要意义。国医大师王琦教授给本书提出了宝贵意见和指导,曾对我们谈到:

"这本书，你们一定要把它做好。是这样一个概念，中医对急性传染病究竟有什么贡献，在现代中医史上，它发生了什么事件？这个事件代表人物是谁？要回答这个问题。它不只是郭可明的问题，而是说明在重大急性传染病到来的时候，有一位医家，用了这些方法，解决了这个问题，它的意义不在于'看好了一个病'，也不在于'搞了治疗乙型脑炎一本书'，是中医在这个历史时段里，发挥了一个集群效应，回答的是整个大中医，能不能在急性传染病到来的时候，能否有所作为？有什么作为？这么一个问题。要把急性传染病重视起来，其实当时就是因为有了急性热病出现，才有《伤寒论》的，做好这本书非常有用，是很有意义的！"书成后欣然挥毫题词并为本书题写书名。王老谈到："你们不但为郭可明，也是为中医做了一件好事情！是很有意义的！"人民卫生出版社和编辑陈东枢先生对本书的出版给予大力支持帮助，在此一并表示衷心感谢。

然而，天妒英才，在本书即将出版之际，恩师郭纪生先生从外地讲学会诊回来的次日（2016年12月20日）凌晨于家中突然仙世了，令人扼腕，不胜唏嘘！在2016年夏与郭先生在长沙同台讲学，仅有一面之交却相见恨晚的北京中医药大学刘景源教授，闻讯后托人送来亲自拟定的挽联："世代传承誉满杏林君乃大国手　后继正兴痛失名师医界殒巨星"。情真意切、惋惜之至！

虽然，我们竭尽全力，力图真实全面反映郭可明老治疗乙脑的临床经验与学术思想，但由于学识有限，挂一漏万，甚至谬误之处在所难免，敬希专家、学者不吝赐教，则感激之至。

汉代王充在《论衡》中曰："为世用者，百篇无害；不为用者，一章无补。"愿本书能为世所用，为中医药事业发展添一份力！亦可告慰二位先生的在天之灵了！

毛宇湘
2017年2月20日于石家庄